「十一五」国家重点图书

中国现代百名中医临床家丛书

柴瑞霁

柴瑞霁 著

中国中医药出版社·北京

图书在版编目（CIP）数据

柴瑞霁/柴瑞霁著．—北京：中国中医药出版社，2016.7
（中国现代百名中医临床家丛书）

ISBN 978-7-5132-3501-3

Ⅰ.①柴… Ⅱ.①柴… Ⅲ.①中医学-临床医学-经验-中国-现代 Ⅳ.①R249.7

中国版本图书馆CIP数据核字（2016）第153199号

中国中医药出版社出版
北京市朝阳区北三环东路28号易亨大厦16层
邮政编码 100013
传真 010 64405750
河北省欣航测绘院印刷厂印刷
各地新华书店经销
*
开本 850×1168 1/32 印张 13.5 字数 290千字
2016年7月第1版 2016年7月第1次印刷
书 号 ISBN 978-7-5132-3501-3
*
定价 39.00元
网址 www.cptcm.com

如有印装质量问题请与本社出版部调换

社长热线 010 64405720
购书热线 010 64065415 010 64065413
微信服务号 zgzyycbs
书店网址 csln.net/qksd/
官方微博 http://e.weibo.com/cptcm
淘宝天猫网址 http://zgzyycbs.tmall.com

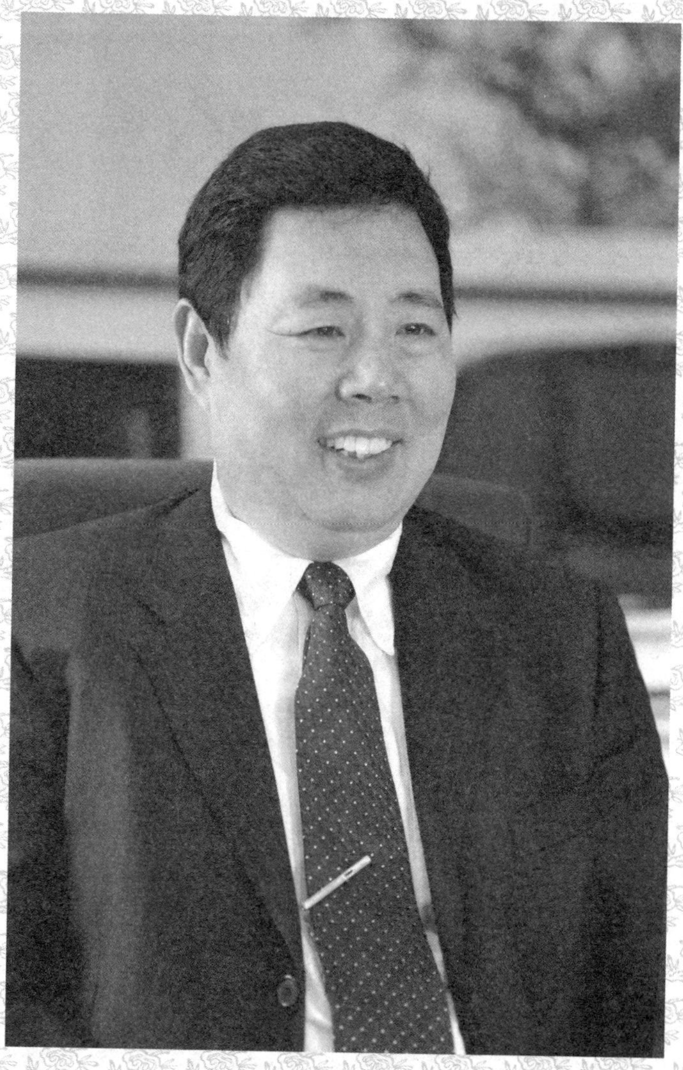

柴瑞霁近照

吾讀未
見書如
得良友
見已讀
書如逢
故人

旹辛未孟春
節錄陳繼儒句
瑞霽勉之
柴浩然書

柴浩然老先生书勉柴瑞霁（1991年）

"十一五"国家重点图书

中国现代百名中医临床家丛书

主编 佘　靖

专家审定委员会(以姓氏笔画为序)

王永炎　石学敏　史常永

朱良春　任继学　李今庸

陈可冀　周仲瑛　路志正

颜德馨

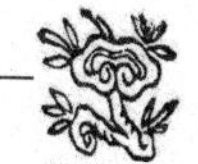

中医药学博大精深，是中华民族智慧的结晶，是世界传统医学的重要组成部分。中医药学有着系统整体的哲学思想，内涵深厚的理论基础，行之有效的辨证论治方法，丰富多样的干预手段，以及注重临床实践的务实风格，既是中医药长期发展的宝贵历史积累，也是未来系统医学的重要发展方向，受到了海内外各界的广泛关注。中华民族五千年的繁衍生息，中医药的作用功不可没。当前，中国政府从构建和谐社会、推动经济社会协调发展、加快自主创新的战略高度，确定了进一步加强科技创新、全面推进中医药现代化发展的战略方针，已将中医药现代化作为科技发展的优先领域列入国家中长期科技发展规划。但是，要发展中医首先是继承，继承是发展的前提和基础。准确把握中医药的发展精髓和深刻内涵，继承其宝贵知识和经验，并使其不断发扬光大是我们的重要使命和共同责任。

继承包括书本经验的继承（前人经验）与临床经验的继承（现代人经验）两部分。中国中医药出版社是国家中医药管理局直属单位，是唯一的国家级中医药专业出版社，中医药出版社始终按照国家中医药管理局领导所要求的，要把中医药出版社办成“弘扬中医药文化的窗口，交流中医药学术的阵地，传播中医药文化的载

体，培养中医药人才的摇篮”而不懈努力着。中国中医药出版社在《明清名医全书大成》《明清中医临证小丛书》《唐宋金元名医全书大成》《中国百年百名中医临床家丛书》编辑出版后，又策划了《中国现代百名中医临床家丛书》。

《中国现代百名中医临床家丛书》医家的遴选本着“著名”“临床家”的两大原则。“著名”以国家中医药管理局公布的5批全国老中医药专家为标准。“临床家”是指长期从事中医临床工作，具有丰富临床经验、有医疗特色与专长者。

本丛书正文主要分4部分，即医家小传、专病论治、诊余漫话及年谱。

医家小传主要介绍医家经历，着重介绍从医的经历及学术思想的形成过程。

专病论治以中医的病证或西医的病名统医论、医话、医案几部分内容，以病统论，以论统案，以案统话，即把与某一病证相关的医论、医话、医案放在一起，使读者对这一病证的经验有清晰全面的了解，从不同侧面、不同角度了解这一病证辨证、治疗的独特经验。

本丛书的最大特点是把笔墨重点放在医家最擅长治疗的病种上面，而且独特经验不厌其详、大篇幅地介绍，医家的用药、用方特点重点介绍，写出了真正临床有效的东西，写出了“干货”。

诊余漫话则主要是医家们的读书体会、用药心得等。

年谱则按照时间顺序，将医家经历中具有重要意义

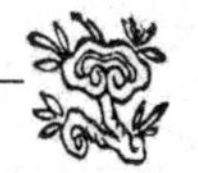

的事件逐年逐月列出。

本丛书较为系统地总结了现代著名临床家的临床经验，并介绍了其从医过程，是现代中医学术发展概况的反映，它带有浓浓的时代色彩。本丛书的编辑出版是对现代著名临床家经验的梳理，也为人们学习、继承乃至发展中医学术奠定了基础。

中国中医药出版社

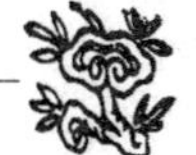

目　录

医家小传

从医历程…… 3
学术思想…… 23
治学方法…… 30
辨治特色…… 36
临证经验…… 44

专病论治

发热…… 53
慢性肾炎…… 61
中风病…… 75
历节病…… 102
高血压…… 114
胁痛…… 124
胸痹…… 129
泄泻…… 137
黄疸…… 142
奔豚气…… 144

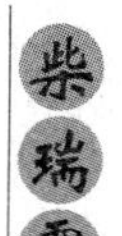

梅核气…………………………………………………… 156
脏躁……………………………………………………… 168
卑惵……………………………………………………… 181
百合病…………………………………………………… 193
狐惑病…………………………………………………… 196
肾结石…………………………………………………… 198
不孕症…………………………………………………… 203
半产身痛………………………………………………… 209
乳病……………………………………………………… 214
盆腔炎…………………………………………………… 225

诊余漫话

经典心悟………………………………………………… 235
太阳中风“营弱卫强”病机的研讨……………………… 235
《伤寒论》“柴胡证”与“一证”辨析…………………… 238
《伤寒论》第52条之我见……………………………… 242
阳明病成因刍议………………………………………… 243
试论小承气汤试探法…………………………………… 247
阴阳易证治管窥………………………………………… 250
百合病命名之我见……………………………………… 256
狐惑病命名及成因之我见……………………………… 259
经方求真………………………………………………… 262
《金匮要略》“蒲灰”的本草考证……………………… 262
论大柴胡汤无大黄……………………………………… 266
《金匮要略》大柴胡汤亦无大黄 ……………………… 271
《伤寒论》四逆散方证病机探析 ……………………… 276
桂林古本《伤寒杂病论》四逆散方证质疑…………… 280
桂枝汤“解肌”之我见………………………………… 282

重新认识桂枝汤方证病机与作用机理…………… 285
谈甘麦大枣汤“亦补脾气” …………………… 289
仲景方用桂枝为今之肉桂考……………………… 291
仲景方用人参考…………………………………… 297
桃核承气汤用桂枝小议…………………………… 302
麻子仁丸方证刍议………………………………… 304
名方管窥…………………………………………… 308
《千金要方》神曲丸更名小议 ………………… 308
鸡鸣散服药时间得失谈…………………………… 310
四物汤补血之我见………………………………… 311
苏子降气汤中当归析义…………………………… 315
玉屏风散之我见…………………………………… 317
越鞠丸释名小议…………………………………… 320
越鞠丸君药小议…………………………………… 322
病机商兑…………………………………………… 324
“透热转气”新识 ……………………………… 324
肝主疏泄源流考…………………………………… 326
肝主疏泄疑义析…………………………………… 329
木不虚中　虫何由萃……………………………… 333
张景岳虫病论治特色……………………………… 337
试论逆流挽舟法…………………………………… 341
张锡纯中风论治特色……………………………… 348
张子和论补探析…………………………………… 354
慢性肾炎“慎用涩药”临证体会……………… 358
本草新证…………………………………………… 361
《伤寒论》桂枝“去皮”解惑 ………………… 361
党参的本草历史探讨……………………………… 363
桂枝古今名实考…………………………………… 369
京墨止血小考……………………………………… 373

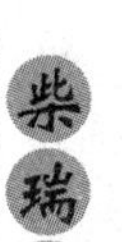

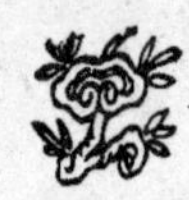

名方妙用桔梗举隅…………………………………… 375
祛瘀止血话荆芥…………………………………… 378
芍药古今名实考…………………………………… 380
茵陈蒿与绵茵陈之本草厘定……………………… 383
试论茵陈的宣湿开郁作用………………………… 387
重新认识肉桂“发汗解肌”作用………………… 390
桃仁“止咳”析议………………………………… 392
傅山运用荆芥穗经验……………………………… 393
温肾助阳化痰饮　摄纳肾气平喘咳……………… 396

年　谱

年谱………………………………………………… 401

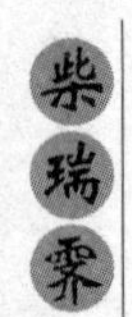

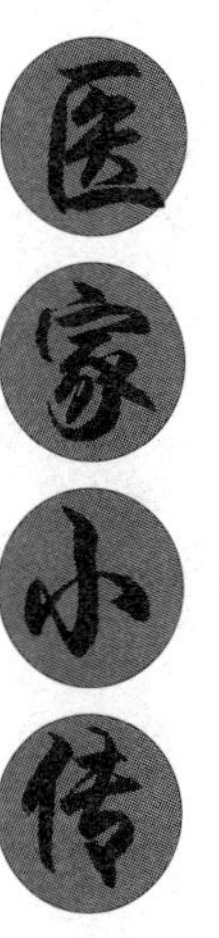
医家小传

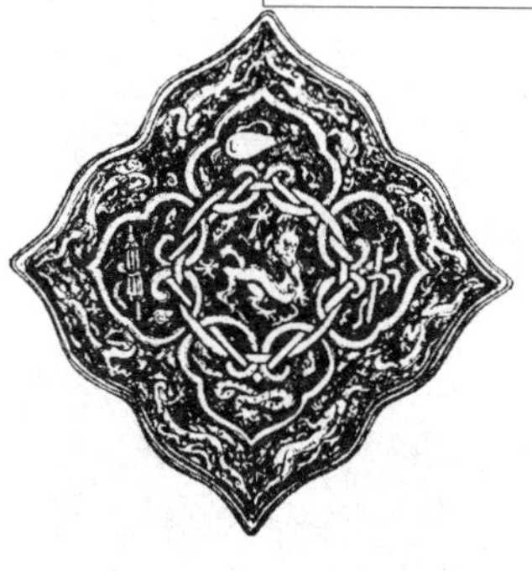

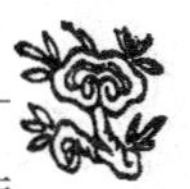

柴瑞霁，字晴初，男，生于1955年，山西省万荣县荣河镇人，主任医师，第五批全国老中医药专家学术经验继承工作指导老师，山西中医学院、山西医科大学教授、硕士生导师。原任山西省运城地区卫生学校校长，山西省运城市中心医院院长、党委书记，运城市政协第二届委员会常委。为山西省优秀专家，山西省委、省政府联系专家，山西省中西医结合学会副理事长，山西省医院协会副主任委员，中国医院协会理事。在国内期刊发表学术论文120余篇，担任主编、副主编或参编学术著作5部。与李飞教授合著《方剂的配伍方法》，由人民卫生出版社出版发行，并有“台湾版”及西班牙文版、英文版等多种版本；主编卫生部规划教材《中医基本常识》，由人民卫生出版社出版发行，并以《中医概要》书名，由台湾知音出版社出版。

从医历程

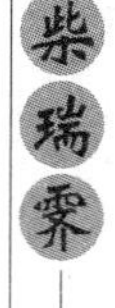

1. 家学渊源扎根基

我出生于山西省运城市万荣县荣河镇一个享誉当地的中医世家。柴氏医家，医传四世，崇尚医德，精研医术，泽被乡里，影响广远，在山西中医界素有“南柴”之誉。

我的祖父柴继羔，学识渊博，酷嗜岐黄之术。虽一生致力于教育事业，曾历任太原、临汾、长治、运城等地中学校长（山西名胜隰县“小西天”题额即其遗墨），但从教之余，耽于医典，手不释卷，热心仁术，常为人诊治。退职后，与当地伤寒名家谢荩伯、温病名家周紫薇等交往密切，切磋医道，专心于医。每遇疑难病症者求治，辄能应手取效，其学问与医道至今为人称颂。

父亲柴浩然，主任医师，首批全国老中医药专家学术经验继承工作指导老师，有突出贡献专家，享受国务院政府特殊津贴。对中医经典熟诵如流，临床上善用经方，融通百家，对各种外感热病及内、妇科疑难杂症，造诣独到，学验俱丰。著有《中国百年百名中医临床家——柴浩然》《柴浩然医论医案集》《柴浩然墨迹》等书传世，在晋及河东深受广大患者尊崇。

表兄李致重，主任医师、教授，全国著名中医软科学研究专家，原中华中医药学会副秘书长、《中国医药学报》常务副主编，曾受聘执教于香港浸会大学中医药学院。现任中国传统医学研究会副理事长。发表学术论文160余篇，著有《中医复兴论》《中医形上识》《医医——告别中医西化》《医理求真——中医形上特性还原》等。

家兄柴瑞霭，主任医师，第三批全国老中医药专家师承指导工作指导老师，历任中华中医药学会第四届、第五届理事，山西省中医药学会副理事长，山西省运城市中医医院院长，中医药研究院院长。著有《中国现代百名中医临床家——柴瑞霭》《全国名老中医柴瑞霭临床经验集萃》等。

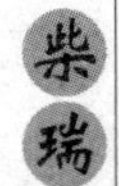

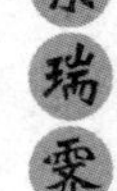

家弟柴瑞震，主任医师，曾任《中华名医论坛》杂志社总编辑，擅长针灸。编著出版了30本医学书籍，撰写了200余篇学术论文，著有《伤寒论心悟》等。

家姊柴瑞雪，主治医师，早年师承父亲学习中医，深得中医妇科真传。一直工作在基层，为百姓治病。

他们在各自的专业领域，埋首临床，刻苦钻研，著书立说，硕果累累。柴氏医家第四代已有五人毕业于中医院校或在攻读硕士学位，有的已从事中医临床。

从我记事起，每天看到的就是各种各样的患者川流不息地慕名来请父亲诊治。那时在乡村也不分什么医疗场所，即便是下班回到家里，登门求治的患者仍是接踵而来，络绎不绝。父亲从不厌烦，热心、耐心、静心、精心地为每一个患者诊治，常常耽误休息和吃饭。

因为父亲是中医名家，所以我从小所处的家庭环境就很特殊。眼里看到的都是人们对中医的尊重和信任，耳朵里听到的都是患者对中医独特疗效的感受、感悟和赞誉，还经常看到患者痊愈后到家里致谢，说没想到多年的病父亲一副药或几副药就给治好了等。所有这些零零星星在脑子里不断积累，自己便渐渐有了一个坚定的信念：中医能治病，中医能治好病，中医确确实实是对老百姓的健康有着不可替代的重要作用。

那时，根据国家“中医带徒弟工作试行办法”的政策，当地卫生主管部门举办“中医学徒班”，一个班三十名学生，父亲直接带教十七个徒弟，包括我大姐、大哥、表兄等。徒弟们对老师的那份虔诚和尊重，对中医学习的那种求知若渴的态度，以及他们时常传递着在跟师期间看到的一些奇特疗效和独特感悟，再加上患者看病时敬仰渴求的特定情景，这些儿时身临其境、深刻而强烈的感受和记忆，不断地重复，在我的脑海里逐步有了一个清晰的认识：原来父亲的医术是这样的令人敬仰，中医疗效这么好，中医的地位这么高！

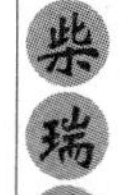

对于子女和徒弟们，父亲有着一套严格的教学方法，这种方法即使现在看来也不无启迪和借鉴意义。父亲的弟子、全国首批中医研究生李致重教授曾说：“我这一生最大的幸运是遇到了柴浩然老师。”他在北京中医药大学“学经典医著须‘猛火煮’‘慢火炖’”学术演讲中，真实地描述了当年跟柴浩然先生学习时的情景。他说自己是从

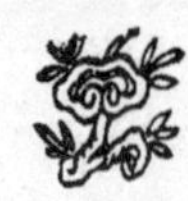

"师带徒"（师即柴浩然先生）的途径走进中医学殿堂的。读研究生之前，他没有上过中医药大学。"在'师带徒'之初，先用了一年半的时间熟背中医入门的基础读本，比如《药性歌括四百味》《药性赋》《针灸经穴分寸歌》《经络循行路线歌》《濒湖脉学》及《四言举要》《汤头歌诀》《医学三字经》《医学实在易》等。一年半之后开始背经典医著，主要有李士材的《内经知要》，张仲景《伤寒论》及《金匮要略》的全部，叶天士的《外感温热篇》和吴鞠通的《温病条辨》。那时候老师诊务繁忙，没有机会逐条进行讲解，让我们结合参考书自学、自背。比如《伤寒论》的参考书有成无已的《注解伤寒论》，尤在泾的《伤寒贯珠集》，柯琴的《伤寒来苏集》，当时南京中医学院出版的《伤寒论译释》及第二版《伤寒论讲义》等。在大体了解经典文意的前提下，要求学生逐条熟读熟记。用老师的话讲：'必须在嘴皮子上练好机械功，张口成诵。'考核时，老师要求我们把《伤寒论》手抄本放在他面前，他半闭着眼睛听我们背诵，从第一条背到三百九十七条。中间遇到不熟练处，他的提示不超过三处，三处提示之后再遇到不熟练处，就得从头再读、再记、再背，然后再考核验收。""经历了那一阶段的学习之后，在上述课目上基本上做到了'使其言如出于吾之口'。这为后来的继续深造和一生从事中医临床与研究，打下了坚实的基础。"到了临床上才能"使其意如出于吾之心"（引朱熹语）。

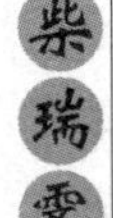

柴氏家族有崇德尚文的传统，大多从事医疗或教育职业，没有一个从商的，被乡亲们誉为"世代书香门第""礼仪之家"。逢年过节，走亲串门，聚在一起喜欢谈论的都是中医临证或治学等专业方面的话题。夏天在院子里乘凉时，父亲经常谈论他跟师学习的过程及跟师对他的影

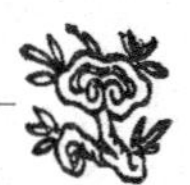

响。如谢荩伯先生治伤寒之学、周紫薇先生治温病之学，还有牛吉六先生治疗疑难杂症的一些特点等。我那时还小，父亲有时跟其他人闲谈，有时跟徒弟或致重兄他们讲述，有时回答我姐、我大哥的一些疑问，在各种轻松的场合里与他们随意聊天，我常在一旁好奇地默默聆听。父亲还讲他过去走访江南，到北京、上海拜师学习的经历。从他的口里经常可以听到当地的、省里的，甚至全国他所接触过的名医的一些特点、特长，如陆渊雷、张赞臣、叶橘泉、承淡安、陆瘦燕、蒲辅周等，父亲这些讲述，很多是在不经意之间，在平时闲聊之中，但却渗透和传递着那样一种中医的正能量。特别是讲他治疗一些疑难病症取得特效的过程，如当时是怎样与一般看法不同而准确辨证？如何巧妙地化裁和运用方药？几个大夫在讨论过程中，有的认为是这样，有的认为是那样，相互探讨，他如何据证析理，归纳病机，最后达成认识一致，后来果然取得预期疗效。这对我启迪很大，感受很深。

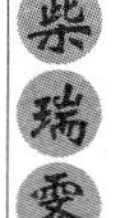

父亲力主在青少年时期，精力充沛，记忆力强，要尽量多背一些书，除了浅显的入门读物外，对“看家”的经典著作如《内经选读》《伤寒论》《金匮要略》《叶天士外感温热篇》《温病条辨》等必须熟诵如流，所谓“熟能生巧，巧则寓妙”，临证才会“起点高”“悟有翅”，机活法圆，左右逢源，终身受益不尽。他曾严厉地对徒弟说：“你们谁学不好中医经典著作，这辈子就别想端起中医这饭碗！”

当年，正值“文革”期间，我初中毕业后便辍学回乡参加农业生产劳动。未来的路究竟在哪里？这成了我不得不思考和面对的一个苦恼的现实问题。自幼家庭氛围的熏陶，又有父亲这个活生生的“中医榜样”，加上前来看病

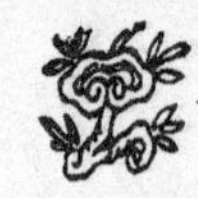

的乡里乡亲见了我都鼓励说要好好继承父亲的医术，这些因素潜移默化、渗透浇铸、濡养滋润，中医的种子慢慢扎根在了我的心灵深处，中医的基因慢慢融化在了我的血脉之中。我决定立志做一名像父亲一样医德高尚、医术精湛的中医，救死扶伤，服务百姓，亦可为己安身立命。在那个特殊的年代，这其实也是我唯一能走的人生之路了。

人生目标既已确定，我便付诸行动。在这种良好的家庭氛围中，我白天下地干农活，回家吃饭或晚上在父亲的指导下学习中医。父亲对失去升学资格和机遇的子女们，做了一个学习中医的成长规划。在当地的小天地里，几个子女都要以从事中医为生，应该有个分工或主攻。当时，就确定我大姐学妇科，我大哥以学内科为主，我以针灸为主。每个人都要全面学习，但各有侧重。父亲把他跟前学习针灸的书籍和资料都给了我，并给我布置每天的学习内容，严格要求，从针灸歌赋开始，十四经络经穴总歌、分寸歌、标幽赋、百症赋、玉龙歌等自然要求背诵，然后再背药性赋和汤头歌诀。记得那时还有陈修园的《医学实在易》、《医学三字经》、汤头歌诀等，每天勤读默记，专心致志，不论寒暑，从不间断。那时我学习的主动性很强，因为我深知未来只有这一条出路了。即使下地参加劳动，也要往手背上、胳膊上写几首方歌或几段经典条文，有空就背，干着念着，在汗水浸没字迹之前，我就已经熟诵于心了。后来，在父亲的指导下，我又进一步背诵《内经选读》《伤寒论》《金匮要略》《外感温热篇》《温病条辨》等中医经典，为以后的学术研究和临床实践扎下了厚实的理论根基。

2. 艰辛曲折升学路

1972 年，或许是父亲救治无数，德泽深厚，或许是

我立志学医，精诚所至，无论怎样，命运之门意外地为我开启了一条缝隙，透出一丝光亮，给了我一次升学的机会！

那时正值“文革”军管时期，运城地区、万荣县的领导都敬佩父亲的高超医术，经常请他看病。万荣武装部政委宋某曾介绍一位回乡的部队首长家属找父亲看病，共看了三四诊，疗效显著。该首长家属很是感慨，叮嘱父亲一定要把自己高超的医术传承下去。有一次复诊调方，正好碰见我从村林业队干活回家，当她了解到我一边在农村下地干活，一边业余学习中医，因为家庭出身不能正常上学的情况后，回县城后就立即建议县里按照政策，推荐我作为“可以教育好的子女”上学。

当时运城卫校正在招生，竞争相当激烈。如果能上卫校，那时的心情不亚于现在考上大学。推荐只是有了资格，要真正上学，还须经过简单的文化课考试和政治审核，然后择优录取，但最后还是因名额比例太少而未被录取。

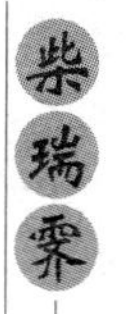

后来山西省中医学校又到运城招生，只有十几个名额，而我能争取的名额比例仅占0.5％。由于个人出色的表现和对中医深深的热爱，加上山西省中医学校来运城招生的负责人杨精华、白彩琴老师了解到我是当地有影响的名医子弟后，反复向学校请示、说明，最终被山西省中医学校录取。

山西省中医学校当时与中药材学校合在一起，学制两年。因为我有前边近两年在家庭的学习经历，在学校我尽可能多的学习掌握中医知识。渴望学习的不易，学习机遇的难得，客观环境决定了我再没有任何路可走，只有这一条路：就是当个中医大夫！啥也不想。在学校里，我非常

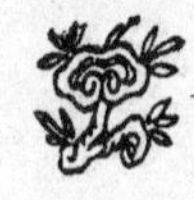

努力，勤奋学习，吃苦在先。一次，在双塔东街挖防空洞劳动中，我忘我地闯在前边，不怕苦不怕累，干活最积极最卖力，两三天干下来，厚厚的棉裤两膝盖处都被磨破了，我用自己的汗水赢得了师生的一致赞誉。1973 年，入学一年后，我光荣地加入了共青团，成为一名新时代的先进青年，心里感到特别欣慰！那年纪念毛主席 6.26“把医疗卫生工作的重点放到农村去”的指示，学校还组织我们在文水县刘胡兰纪念碑前宣了誓。

由此，我正式踏上了不断求索的中医之路。

3. 初涉临床露头角

1974 年毕业后，我被分配到河津县（现河津市）医院中医科工作。当时，中医科连我在内只有三名中医。一位是老中医吕雍斋先生，当时已经 67 岁了；还有一位是出身于河津中医世家的丁光祖医生，当时 50 多岁，其父丁振铎与施今墨有交往，在河津名气比较大，医术也好。与两位老先生对面而坐，各自接诊，虽然坐冷板凳是免不了的，但也跟二位前辈学到了不少临床经验。门诊患者少，我就主动进病房，观察患者，寻找中医诊治的机会。那时，医院下乡任务特别多，许多人因种种客观原因，都不愿意下乡，我总是主动要求，积极争取参加下乡。在乡下，中医的天地非常广阔，可以很容易接触到许多渴求救治的患者，内外妇儿各种各样的病证都能见到，让我能学有所用，得到更多的临床实践的机会。老百姓知道我是中医大夫，这个让看，那个让看，看了都要开方。我凭着从小家庭耳濡目染和两年学校专业教育的基础，在那里大显身手，赢得了一批患者的称赞和信赖。与此同时，我按照父亲的指点，从经典入手，坚持学习提高，继续夯实中医基础。每天都要背《伤寒论》《金匮要略》《内经选读》

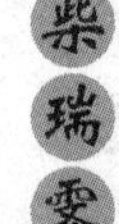

《外感温热篇》《温病条辨》等。下班没事，或早上上班前，就拿着书在医院后边的半坡上狠劲去读去背，到乡下一有空闲就见缝插针，手不释卷，沉浸其中。偶尔回家便趁机向父亲请教在学习和临床中遇到的问题或疑惑，老父亲的指导常常是要言不烦，启发点拨式的，每每使我有豁然贯通的感觉。这样，我凭着一点点地努力和一种“把冷板凳坐热”的决心，很快就在门诊上打开了局面，每天点名找我看病的患者渐渐就有了十多个人。一个刚出校门的年轻人，能在两位老前辈面前取得这样的成绩，实属不易。还是举几个当年的病例为证吧。

有一次，我在河津县清涧公社下乡，有个黄疸性肝炎患者，人们怕传染都不愿意接触，我就主动前去诊治。经过认真辨证，我辨证为湿热黄疸，就开了栀子柏皮汤加茵陈，或叫茵陈栀子柏皮汤。药味很少，组方简洁。先后吃了十几付药后就好了，当时化验黄疸指数和肝功都正常了。患者高兴地说：“没想到这么便宜的药方治好了我的大病！”

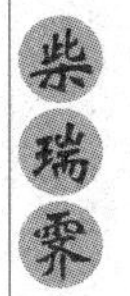

我在河津县樊村公社东光德村下乡时，房东是个老太太，七十多岁，经常胃疼。她说从二十五岁开始一直疼了几十年，隔三岔五，疼起来非常厉害。一次，正好碰上老太太病犯了，就请求我给治一治。经过四诊辨证，我认为病程几十年，久病入络、久病致瘀的病机是存在的，当时开的处方是丹参饮加味。丹参饮有砂仁、檀香，还加了香橼、佛手，心胃同治。老太太吃了几剂中药后，疼痛很快缓解，以后竟然再没疼过。老太太整天喜不自禁地坐在门口，见人就夸赞我的医术高，把她几十年的老毛病治好了。那时，正值夏收期间，每天在村里找我看病的就有二十多个人，领导就安排我专门在村里看病，不用去地里参

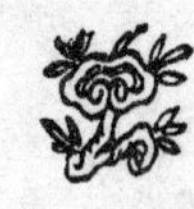

加收麦子了。

不孕不育症，大多按照冲任失调、肝肾不足常规调理治疗。“活血种子，祛瘀安胎”的特殊治法，牵涉中医对妊娠病治疗的禁忌，一般很少有人敢用。我在临床实践中发现，很大一部分不孕症患者属于瘀血阻胞。有些患者前医久用补益法，补得人都变形了，还是不能怀孕。1976年，在河津太阳村下乡时，我曾治过一个习惯性流产患者，每次怀孕一两个月就自行堕胎。这户人家在村里条件很好，就是媳妇怀一个掉一个，全家为此十分苦恼。我当时接诊时，患者已经怀孕一月余，阴道开始轻微见红两天，我立刻予以保胎治疗，用了类似泰山磐石饮之类，结果还是下血不止。见此情景，我预料胎已难保，就把底话给患者说了，建议她赶快去清宫。患者苦楚着脸说，提起清宫她是怕怕的了，就请我用中药给打下来吧。我给当时担任计划生育工作队队长的武院长（任公社医院院长）说明情况，请求合作。如果出现大出血，就请他做清宫手术。于是，我大胆使用“祛瘀安胎”之法，方用桂枝茯苓丸改汤加味，再做最后一次保胎争取，出人意料的是活血祛瘀药用下后，患者的出血止住了，胎也保住了。《金匮要略》上桂枝茯苓丸，丸药如兔屎大，最后一句说“以知为度”，这句话就是说主治医生要善于“觉察”，用药得度，也就是《内经》上说的“有故无殒，亦无殒也”。通过这个例子，我对桂枝茯苓丸，对妊娠病有了进一步的认识和把握。这些宝贵的经验只有在乡下那样的客观环境下才有可能获得。要是放到现在，没有这样的行医环境，大夫也不敢去冒此风险，也就不能取得这样的经验。

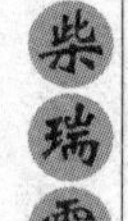

1977年，有个患者祁某，是北京知青，在河津石油公司开车。因重症黄疸，住河津医院内科。入院后，西医

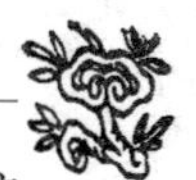

常规保肝治疗，也没别的药，就用中药退黄。那时各医院西医大夫都学些中医，祁某的主治大夫也是“西学中”，用的就是大剂利湿退黄的中药，一是剂量大，二是药味多。当时流行的理论就是以黄退黄，用的都是黄连、黄芩、黄柏，甚至大黄，栀子虽然没有“黄”字，但颜色也是黄的，还有茵陈等。用了一段时间后，黄疸指数不降反高，越用越黄，越用越重，患者恶心地都不能吃饭了，便溏一天好几次。而且黄到了深黄程度，有点像橘皮色，巩膜和全身皮肤都发黄。宋主任查房见到这情况，说西医用中药不一定“地道”，就让我给看看。宋主任虽然是西医，但相信中医，也很赏识我。我一切脉属于迟脉，每分钟六十次左右，舌淡苔白腻。进一步了解到患者本来就是脾胃阳虚体质，又加上司机职业饮食不规律，才造成黄疸。入院以来之所以病情加重，皆由不加辨证、过用寒凉之故。我当下果断辨证为阴黄，属寒湿黄疸。提出要用茵陈术附汤。主治大夫很不客气地说：“小柴，你这都是中医世家出身，一天还学得那样刻苦，你学的是个啥嘛?！你就不看那黄色深如橘皮色，那不就是阳黄吗？脉迟是因为血中胆红素过高以后，反射性地引起迷走神经兴奋出现的心动过缓。你也是科班出身，怎么就能看下个这呢？你重新换个方。”我说：“从中医辨证上看，当属阴黄，你要觉得合适就用，不合适就别用，我也不会再重开方子了！”主治大夫后来就没要我再开处方。可患者追着问柴大夫看了病，怎么不开方子呢？宋主任得知此情后，坚持让我重新开方。这时，我倒有点慎重了，要是万一病情再加重怎么办？为稳妥起见，也是对患者负责，我先开了三付茵陈五苓散改汤，做个试探。结果患者喝完后就跑过来找我，说肠胃马上就觉得舒服多了，黄疸明显地好了一些。那时患

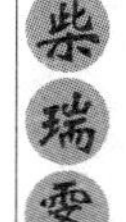

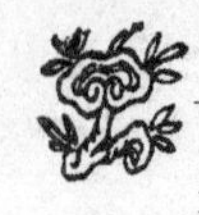

者还有手足不温的症状，我接着就大胆开了六付茵陈术附汤，药喝下去黄疸就开始退开了，一天比一天轻，一天比一天少，一直坚持用我开的中药，病就很快好了。黄疸退了以后，我用参苓白术、六君之类调理脾胃，后来就彻底痊愈了。主治大夫在临床事实面前也改口说："还是人家小柴这中医地道、专业，开的方子就是好！"后来，我看到《福建中医药》杂志主编俞长荣写黄疸的一篇文章，其中有一句"灿灿金黄色，并非属阳黄"，于是就把这次诊治黄疸的心得体会予以整理，写成"黄疸辨证一得"，寄给《福建中医药》杂志后很快就发表了。

黄疸一证临床上敢用附子的人确实不多，尤其是年轻人，不人云亦云，且敢于坚持，并取得显著疗效，得到同行由衷称赞，这让我又一次深深感受到中医辨证论治的巨大威力。

4. 广师名家开视野

1979 年，转眼我在河津医院从事中医临床已经六个年头了。这一年山西筹备成立山西中医学院，因师资短缺，省卫生厅决定专门设立一个中医师资班，从全省在职中医药人员中招 30 名学员，学制 2 年，带薪学习，入学考试主要考中医经典和医古文。我看准了这是一个提升自己的绝好的学习机会，一边在门诊上班，一边利用业余时间积极备考。

1980 年 5 月，我如愿以偿考入山西省中医师资班。该班课程设置以经典为主，配有医古文、哲学等，不学普通课程。任课老师大都是在省内外有一定声望的名家。如贾得道讲《内经》、李茂如讲《中医各家学说》、朱进忠讲《伤寒论》、王淑恒讲《金匮要略》等。期间，我初步将自己在中医临床与学术上的研究方向定位在方剂学上。

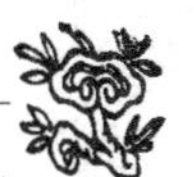

1982年7月，我利用师资班临床实习的时间，又想方设法参加了北京中医学院举办的全国方剂学师资班为期一年的学习。该班由全国方剂学名家王绵之教授主讲100余学时。我非常珍惜这难得的机遇，如饥似渴地学习，点点滴滴地领悟。因为有六年的临床实践做基础，加上王绵之教授启发点拨式的教学，我的学习不是被动的囫囵吞枣般地接受，而是研究式碰撞、思考、共鸣、质疑，听课过程中，思维活跃，认真笔记，体会深刻，收获很大。在北京期间，我不忍错过每一个求知的良机，还聆听了全国著名中医大家刘渡舟“伤寒论”、赵绍琴的“温病学”、任应秋“内经”、钱超尘的“医古文”，以及王渭川、程士德等教授的专业课程，一有机会就到这些名家的门诊临床实习。一年的学习，使我学术视野大大拓展，理论水平明显提高，临床见识得以深化。

1983年8月，省中医师资班毕业后，由于种种现实因素的制约，我调入运城市卫生学校，开始从事方剂学教学。这一年，我亲自出面邀请北京中医药大学赵绍琴教授及其研究生谢路，莅临运城地区温病学习班主讲“温病学”100个学时。尤其是赵绍琴教授主讲的七天，我前后陪同，请益问难，在思想和学术上都进行了深度交流，启迪良多。赵绍琴教授知悉我的处境后，爱护有加，给我详细讲述了其父由普通御医升为院判的曲折经历，并在一个笔记本上给我题写赠言“但行善事，莫问前程”。这句话成了我人生和从医路上的精神明灯，不断指引和激励着我，也养成了“只管攀登不问高”的性格特征。

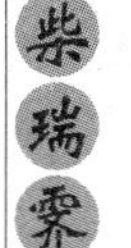

在卫校任教一年后，我得知南京中医学院要举办一个学期半年的全国方剂学师资班，招收30名学员。南京中医学院是我心目中仰慕已久的中医高等学府，那里云集着

一批在全国享有盛誉的中医名家，也是方剂学研究的一个学术重镇，求知的渴望再次撞击着我的心扉！通过了书面入学考试后，我就积极说服校领导，争取到了这次学习的机会，1984 年 9 月我得以顺利入学。

入学后，除了规定课程学习外，我主要跟随李飞教授开展方剂配伍方法的专题研究。李飞教授对我非常赏识，给我下任务、压担子，每周还请我到他家里聚餐交流，平时偶尔还亲自到学员宿舍送水果之类看望我，对我关爱有加，结下一段难忘的师生情谊和学术之缘。此后一直到离开学校的五年时间内，我与李飞教授书信往还，切磋学术。在他的指导下，我在专业期刊发表了一系列方剂配伍方法的学术论文，这些论文大都收入了李飞教授与我合著的《方剂的配伍方法》一书。这本书被学术界誉为填补了方剂学研究的“空白”，由人民卫生出版社多次再版，并在台湾发行，还被译为英文、西班牙文等多种版本。后来，我还应李飞教授之约，参加了《中医历代方论选》一书的编著，担任编委。

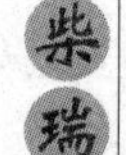
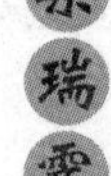

方剂学教材中有三分之一是经方。在南京中医学院学习期间，为了深入研究方剂学，我想方设法合理调配时间，学习了同期举办的由陈亦人教授主讲的伤寒师资班课程，并利用晚上的时间将陈亦人教授作为研究生教材的《伤寒求是》油印讲义认真工整地抄写了一遍，珍藏学习，受益匪浅。

5. 教学临床发新论

一个人成长过程中的关键其实只有几步。由于自己受客观环境限制，所以没有非分之想，不存分外之思。因为你想做什么都没有可能，剩下的就只有努力学技术、学本领、练内功，作为生存之道、立身之本。几次遇到了良好的进修机遇，也恰恰正是因为啥也不能想，啥也不敢想，才会让自己静下心来，抓住机遇，心无旁骛地成就一番事业。

在运城卫生学校的教师岗位上，我虽然主讲方剂学，但期间因其他课程任课老师请假，我主动承担，曾阶段性地兼任过“伤寒论”“金匮要略”等课程。每周我都要到父亲所在中医院的门诊去襄诊，在临床上摸爬滚打，强化和提升自己辨证施治的功力，这是我在中医学术和临床上全面快速发展的一个关键时期。

临床实践的磨砺感悟，教学实践的理论思索，使我对许多理论和临床问题，渐渐有了自己的见解。每当夜幕降临，万籁俱静，我伏于灯下，将所思所感，撰写成文。从1986年至1995年，我在全国各大中医专业期刊上，发表了一百二十余篇学术论文（见本书后“年谱”中的编年文部分）。这一大批学术论文，内容从中医经典的诠释到各家学说的评析，从方剂配伍的新悟到本草名实的厘正，从临床病机的精研到治法方药的拓展，均为自己在临床或教学上遇到的疑难困惑，通过写作，使自己对这些问题有了更清晰深刻的认识。

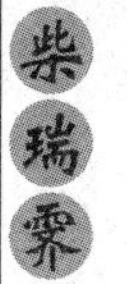

6. 师承传心悟真谛

1990年10月，我有幸被人事部、卫生部、国家中医药管理局确定为全国首批名老中医药专家柴浩然的学术经验继承人，在运城地区中医院正式按照要求，跟师临床，开展继承工作。其实，自从我踏入中医学的门径，父亲在医德医术上的悉心传承就一直没有中断过，师承的三年机遇，让我得以更专注地投入到对父亲临床经验系统全面的继承和整理工作之中。

由于理论功底和临床基础较为扎实，师承的起点就比

较高。父亲不仅是中医临床名家，而且非常善于带教，要求严格，因材施教，释疑解惑常常是点悟式的，但遇到关键问题，他也常针对一点旁征博引，说理透辟，举一反三，示人以圆机活法。父亲说：“跟师临床，要从点滴做起，门诊所遇到的病证，是不分科，不分系统的，不要急于整理完整的资料，随着时间的延长，集腋成裘，便可见其端倪。治病有常有变，常病用常法，似乎无多大的整理必要，若能从变入手，往往才能得到书本上没有的东西。当然，一般的、有规律性的东西比较好掌握，总结起来也容易些，而一些非常法常方的案例，虽然不易总结，但往往用处很大，这是继承工作的重点。随着时间的延长，自然就能掌握其中的规律。我当年跟随谢莣伯、周紫薇先生学习，也是渐得其方法的。师承协议上规定的内容要完成，但远远不够，临床学习的内容要不受协议规定内容的限制，如还有一些内容并不完全是我的经验，也有我从其他方面学习来的，临床用起来同样有效，这方面你也应该学习。以后无论是谁，只要确实是临床经验有得之说，都应该学习。只要是‘菜’捡到篮子里，总归是有用处的。”我谨遵父训，在每周跟师临床的三天里，不放过每一个请教问惑的机会，将父亲的点滴点拨详为记录，反复体会，务求消化吸收，并能掌握运用。在每周独立临床的两天里，又自觉地将所学用于临床实践，对父亲的临床经验理解和体会更加深刻，切实感到临床能力和水平在全面提高，面对疑难杂症的治疗有了自信和底气。尤其是父亲在临床上对经典条文的融会贯通，游刃有余地对经方的化裁运用，在临床上一切以疗效为旨归，毫无门户之见，博采兼纳的胸襟气度，渐渐融入了我的学术血脉之中。诊余我没有任何消遣娱乐，惜时如金，加班加点及时整理当天的

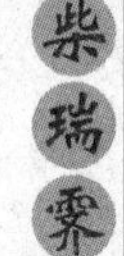

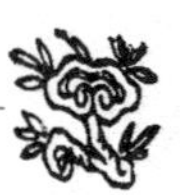

临床感悟和收获，三年来共写下十余本临床笔记。

与此同时，在父亲的指导下，我根据临床病案的积累，分类整理成文，在全国中医专业学术报刊杂志发表了一大批经验独到、可师可法、切合实用的临床研究论文。如“柴浩然运用麻黄附子汤治疗重症风水的经验”“柴浩然老中医治吐血验案四则”“柴浩然经方治下利验案举隅”“柴浩然经方治吐验案二则”“柴浩然运用经方治风水验案3则”“柴浩然治疗宫外孕验案二则”“柴浩然治疗急性肾炎的经验”“柴浩然治疗高血压病的经验”“柴浩然辨治高血压‘反跳’的经验”“柴浩然治疗高血压变法六则”“柴浩然治疗肾盂肾炎的经验”“柴浩然对慢性肾炎蛋白尿的辨治体会”“柴浩然运用三物黄芩汤验案举隅”“柴浩然治疗前列腺肥大合并尿潴留的经验”“柴浩然对慢性肾炎水肿的辨治体会”“柴浩然眼科验案二则”“柴浩然特技绝招”等。由于这些论文不发空论，总结的全是父亲多年临床反复验证的“干货”，至今在网络上广泛流传，深受好评。其中，有一位素不相识的中医大夫，多年在临床上使用三物黄芩汤治疗一些疑难病，很有效验和心得，欲撰写一文发表，当他看到“柴浩然运用三物黄芩汤验案举隅”一文后，赞叹道：“柴浩然先生才是真正善用三物黄芩汤的大师!”并在网络上转发推广。

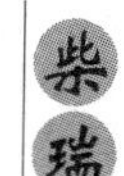

整理父亲经验的过程，就是最好的师承途径。在认真全面继承父亲的宝贵经验的同时，父亲进一步要求我跟师最重要的是要学到“圆机活法”，学活用活才能发扬光大，临床上才能应变无穷，这才是师承的真正目的。此外，我还将父亲的治学经验撰写成“柴浩然老中医治学一得”，参加了全国中医师承征文评奖活动，荣获一等奖。该文已收入中国中医药出版社1992年出版的《名医治学经验

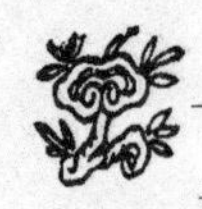

录》。

跟师临床后，我在辨证上更加精准细腻，在用药上亦觉心中有数，大胆得度。早在当代“火神派”热出现之前的1987年，我在临床上使用附子曾有一剂药最大量用到120～150g的记录。当然，这只是从一个侧面而言，其实在临床上遣方用药宜灵活，一切以辨证和病机为依据，把握虚实，轻灵为法，顺势而为，亦为大法之一。下面两个案例可以反映我临床辨证施治的一个侧面。

1990年4月，患者武某，男，52岁。因左下肢肿胀疼痛，皮肤颜色渐渐变暗变黑，跛行疼痛，难以行走，被诊为血栓闭塞性脉管炎，西药输液治疗效不明显，转请我用中药治疗。详细四诊辨证后，我从脾肾阳虚、寒凝血脉入手施治，方以麻黄附子细辛汤为主，附子从15g开始，逐渐加量，药后患者感觉平适，后来越用附子患者感到越能吃饭，且一点也不上火，假若停几天不用附子，患者反而食欲明显减退。一剂最大量曾用到120g。当时，运城药店附子几乎没人开没人用，患者先后共用附子十几千克，把药店几年库存的附子都用完了。随着附子用量的增加，患者的左下肢肿胀慢慢消退了，皮肤颜色也随之变淡变红了，坚持治疗数月，终于使顽疾获愈。至今，患者的儿子、儿媳及孙子还时常来门诊看病，提起当年治疗其父亲的顽症收到的奇效，总是赞不绝口。

大约是1989年，我的一个学生同村患者薛某，女，58岁，腹水重症，从运城转到西安某大医院，诊断是：卵巢癌广泛转移。西安说没什么好的治疗办法，患者和家属回家路过运城，托该学生找我想从中医上再给看看。诊时，患者躺在车上，腹大如鼓，下肢肿甚，已不能从车上下来，进入衰竭阶段。我认真切脉察舌后，亦觉不抱希

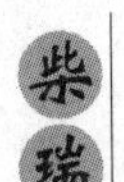

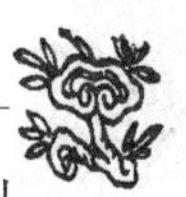

望。为了尽心，处以薏苡附子败酱散改汤为基础加了些利水活血之药。因患者相距较远，病情又如此危重，来回不方便，应家属要求一下开了十剂。我对家属说："如果吃了这个方子，病回头，见轻了，就再来看看。如果喝药后病没有变化，就不要来回折腾了。"结果，药后疗效出乎意外，十天后，患者来了，说喝下我开的药后，腹水大减，小便增多，浑身轻松。后来调治数月，诸症尽失，能吃能睡，还能下地干活了。后到医院复查，各项指标均未见异常，患者感激不尽，坚持给我做了一身当时珍贵的毛料衣服。2014 年 10 月，事隔 23 年后，我听同村某患者说薛某还健在，已八十六岁高龄，便忙中抽暇专程前去回访看望。

师承的催化和提升使我在临床上有了一种得心应手、左右逢源之感。受父亲的影响，善用经方治疗疑难杂症，方精药简，效验彰彰，口碑传颂，赢得了广大患者的信赖和好评。虽门诊量不断增加，慕名求治者仍颇有应接不暇之势，我常采取提前上班或推迟下班的办法，尽量满足患者的要求。当时我的年龄才三十七八岁，在运城的医疗界一度出现了"年轻的老中医"的奇特现象。1995 年，我被评为"中国百杰青年中医"，并出席了在人民大会堂举办的授奖仪式，受到党和国家领导人的亲切接见。

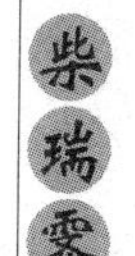

7. 回归中医启征程

1997 年 9 月至 2013 年 6 月，我先后担任运城卫生学校校长、运城市中心医院院长兼党委书记等职。但我始终坚守在临床一线，即使偶尔因事误了门诊，也要找时间补上。这一阶段在领导和管理岗位上历练，所积淀的精神财富是珍贵的，我获得了在专业之中难以得到的综合素养的全面提升，在中医临床上站得更高、看得更远，面对疑难

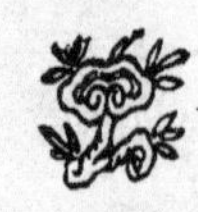

杂症更加游刃有余。退职之后，我全身心地投入到中医的传承和临床科研当中。

目前，我所带的三名中医临床硕士已先后毕业，现正指导两名硕士研究生完成学位论文；作为全国第五批名老中医专家师承工作指导老师，我还带教两名徒弟，并担任省级科研项目“五子黑豆汤治疗慢性肾炎的临床研究”“中医治疗糖尿病合并肾病的临床研究”的负责人，重新开启了传承和开拓中医临床及学术研究的新征程。

四十年来，我曾获得多项荣誉。1991 年被评为“运城地区知识分子拔尖人才”；1992 年、1993 年两度获得“山西省优秀科技工作者”称号；1995 年荣获“山西省劳动模范”“中国杰出青年中医”称号；1996 年获运城地区特级劳动模范；1996 年被山西省委、省政府命名为“山西省第二届优秀专家”；2000 年卫生部授予“全国卫生系统先进个人称号”；2001 年运城市委、市政府授予“河东科技英才”称号；2001 年 7 月山西省委授予“优秀共产党员”称号；2002 年中华医院管理学会授予“优秀医院院长”称号；2006 年获得全国“优秀医院院长”称号；山西省卫生厅授予 2005—2006 年度省卫生系统有突出贡献人才奖，两度荣获“山西省优秀科技工作者”称号；2009 年国家卫生部授予“全国医药卫生先进个人”。在担任山西省运城市中心医院院长、党委书记期间，在极其困难的条件下，大胆改革，着眼发展，为新院建设和管理做出了突出贡献，2010 年 9 月中共运城市委、市政府授予“运城建市十周年十大功臣”称号。

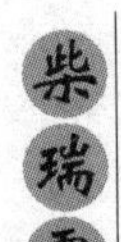

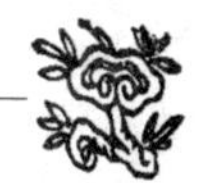

学术思想

学术思想是一个医家对医学的根本性认识，是对医学的整体把握，也可以说是他系统性的医学观，是渗透和体现在他的医学实践和医学研究全过程中的一种理念，是临证中依循的指导思想和原则，也是一个医家成熟的标志。我的学术思想除了来源于“家学”的传承外，更多地来源于自己的医疗实践，主要表现在以下几个方面：

1. 德术一体

医乃仁术，是历代医家的共识。我从父亲的身上看到，医德和医术是有机统一在一起，不可分离，相得益彰的。医德修养的纯粹与否，直接关系到医术的高下优劣。我常常告诫徒弟和学生：如果没有高尚的医德修养作为前提基础，没有一种敬重生命、呵护人格的胸襟情怀，你在临床上的思路就打不开，老师给你的经验或点拨，你也接不住，因为你被名缰利锁所羁绊，难以承载济世活人这样一种大气而神圣的职业。可以说，一个人的医德修养直接影响着他医术水平的高度。正如近代著名医家张锡纯所说：“人生有大愿力，而后有大建树。”“故学医者，为身家温饱计则愿力小；为济世活人计则愿力大。”说到底，医德其实是一种道德的心理稳态，如果没有这种心理的稳态，心灵就不会纯净，思维就不会伶俐，医术就不可能精湛，思辨的利斧就难以劈开临床上盘根错节的疑难顽症。心不旁骛，才能业专术精。

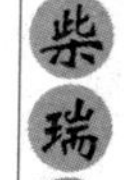

几十年来，我始终恪守家风，将孙思邈的“大医精诚”作为座右铭，无论是做一个普通大夫，还是在领导岗

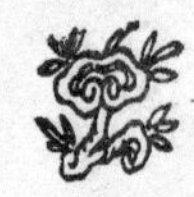

位，我都不会放弃自己的立身之本，以专心于临床要求自己，兢兢业业，认认真真，尽职尽责地为患者服务，不论贵贱贫富，一视同仁。为了满足患者的需求，耽误吃饭，带病出诊，推迟下班，已经习以为常。我的门诊量超出规定人数的好几倍，一日门诊量常达一百余人之多。我深深体会到，我们的许多经验都是从患者身上获得的，患者才是我们真正的“老师”，我们要怀着感恩的心，在医术上精益求精，来回报患者的信赖。我的患者群呈现以下几个鲜明的特点：一是平民化，老百姓多，农民多，穷苦人多，本院职工或同行多，这主要是因为我的处方方小药精，价廉有效；二是家族性或同地域性，一个家庭中有一个人的病看好后，家庭成员甚至邻里亲戚就都来求治，这些人取得疗效后，又会辐射到更广远的区域，有的从北京、上海、广州甚至国外专程赶回运城来请我诊治；三是持久性，大部分患者都是在久治不效的情况下请我诊治的，取得疗效后，便信赖有加，视我为其生命的“保护神”，有许多患者几十年来只要遇有疾患，都是首先请我诊治，一些慢性疑难病症患者更是如此。患者群体的这些特点，其实是有医德和医术作为支撑的。

学术乃天下之公器。济世活人的中医学尤其是这样，绝不能允许保守自密，仅在家族中传承。因为这些宝贵经验的获得，本身就是吸收了无数前贤和同行的智慧，所以它不是柴家一家之私学，而是国学，是民族的，是人类的，甚至是世界的。我们有责任将它不断传承下去，发扬光大，为百姓的健康造福。我的第一个徒弟就收外姓人为徒，对于所带的研究生我也倾心传教，毫无保留。

2. 崇尚经典

中医经典是古代医家在长期反复的临床实践中，不断

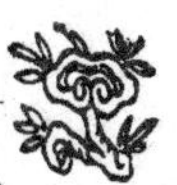

地积累总结而形成的治病心法和临证精华，是指导临床的圭臬，言简意赅，理奥趣深，启悟后人。大凡在中医史上有独到成就的医家，莫不从经典中汲取智慧，而成一家之言，立一家之说。

在学术上，我受父亲柴浩然先生的影响甚深，崇尚中医经典著作的学习，把对经典医著的掌握和运用视作一个中医最基本的“看家本领”。经典医著的学习是一个中医终生不辍的“基本功”，首先要做到熟诵如流，理解记忆。《汤头歌诀》《药性赋》《医学三字经》《针灸歌赋等》“四小经典”当然不在话下，《内经》《伤寒论》《金匮要略》《温病条辨》等“四大经典”的条文，更要烂熟于心，反刍消化，时时温习。为医者若不从经典入手，则学无根底，理不明则识不清，临证游移，漫无定见，临床施治，绝难取效。受家父的督导，我从小就打下了扎实的经典基础，养成了纯正的中医思维，在以后的长期临床实践和学术研究中，面对纷纭繁杂的各家学说，总能扬长避短，取舍得当，避免盲从，陷于一偏。

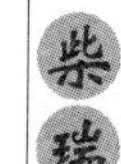

对中医经典的学习固然极其重要，但关键在于不能死搬书本，将经典条文当成僵化的教条，胶柱鼓瑟，守株待兔，刻舟求剑，移的就矢，而是要在理解经典条文内在精神实质的基础上，在临床上根据具体病证灵活运用，得其心法而活用其方。现在“经方热”所倡导的“方证对应”，不失为学习经方的便捷法门，是柯琴和日本汉方医诸家所倡导的一种临床运用经方的方法，有着很深的学术渊源和背景，对初学者非常有用。但容易导致“于谱对弈”的弊端，只看到疾病的阶段，而忽略整个疾病的过程，只讲战术，不讲战略，只见树木，不见森林，造成临床思维的固化或僵化。疾病是复杂多变的，“方证对应”须在六经辨

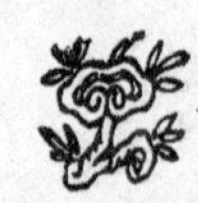

证的框架下，立足经方，据证化裁，方能与实际病机丝丝入扣，若合符契，取得预期疗效，真正发挥出经方的生命力。

徐灵胎说："经方之治病，视其人学问之高下，以为效验。"(《医学源流论》) 中医经典中，单就《伤寒论》而言，千百年来注家就多达数百家之众，形成了经络学说、脏腑学说、气化学说，还有六部说、地面说、阶段说，以及现代的病理层次说、三部六病说、系统论说等，百家争鸣，各擅其长，但也常使初学者目迷五色，无所适从。我认为，在初步理解《伤寒论》条文意义的基础上，要特别注重"白文"的诵读和理解，自己动手对《伤寒论》下一番类证、类法、类方、类药的功夫，会受益终生，从根本上把握《伤寒论》的真正含义，然后随着临床阅历的增加，选择一二有代表性的注家学习，验之于临床，养成自家见识，再去博采众家之说，就会心有所得，悟透大经大法的内涵，不会为众说所迷。

3. 临床为根

朱熹诗曰："问渠那得清如许，为有源头活水来。"临床实践可以说是一切医学理论的源头活水，从最古老的中医经典创立，到后来中医史上的各家学说兴起，再到现代中医临床研究的新说和成果的出现，以及一个医家独到经验的获得，无不是来源于长期艰辛的临床实践。

临床实践才是获得真知的唯一途径，即使是从先辈名家中获得的辨证思路或用药技巧，也必须经过临床实践，才能真正掌握，化为自家血肉。临床实践是中医学赖以生生不息、发展壮大的生命之根。基于这种清醒的认识，我在学术上，对于中医学上争讼不已、悬而未决的问题，从来不发空论，不人云亦云，不随声附和，而是独立思考，

验之临床，脚踏实地，做出自己的评判。如当年发表的“论大柴胡汤无大黄”，“《金匮要略》大柴胡汤亦无大黄”，“百合病命名之我见”，“狐惑病命名及成因之我见”，“阳明病成因刍议”，“肝主疏泄纵横谈”，“四物汤补血之我见”，“试论逆流挽舟法”，“越鞠丸君药小议”，“桂枝汤解肌之我见”，“太阳中风营弱卫强病机探讨”，“阴阳易证治管窥”等一系列学术论文，均是在治学临床中，遇有困惑，有感而发，以解决临床实际问题为旨归，廓清了一些被人忽视、莫衷一是的理论问题。

中医的精华在于临床。因为许多难以言传的东西，许多原汁原味的“活”的心法，许多临证过程中的灵感，在写成经验总结后，就往往丢失了。中医论著包括经典，在某种意义上，只是到达中医真实彼岸的一个媒介或向导，并非真实的中医，古人讲的“到岸舍筏，见月忽指”就是这个意思。即老子所谓“道可道，非常道，名可名，非常名”。仅仅注重书本的研读，而忽视临床上的体会、磨炼，就像一出戏只看书面的剧本，而没有观赏现场的舞台演出，所得所感差距就太大了。只有把读书和临证有机地结合起来，才有可能得到中医的精髓和活的灵魂。这也许正是院校教育无法取代师承教育的主要因素之一。

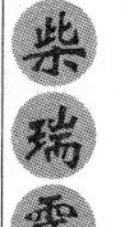

临证上的日积月累、不断修炼，是每个中医的基本功，只有这样才能具备中医的临证功夫和道行，就像打太极或练书法一样，如果只是每日沉迷于看拳谱或读法帖，而不去实际操练或临池，是很难达到技艺高境的。中医理论博大精深，但九九归一最后必须落实到临床上，体现为一种技能，而这种技能的获得，除了在临床上摸爬滚打、不断历练外，没有其他捷径可走。这也正是现代有一些学者教授，读书盈箧、口辩滔滔，但一到临床却一筹莫展，

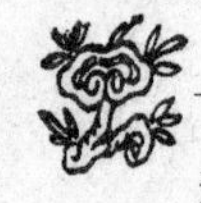

看不了病，其症结就在于脱离了临床实际，成了一种只善于高头讲章的“空头”中医。

临床实践必须贯穿于一个中医的终生，追求不已，探索不穷，艺无止境，有了量的积累，才会出现质的飞跃。这是中医之根，是每一个中医必须具备的“硬功夫”，来不得半点马虎。

4. 融通百家

我在学术上主张各学派之间的“打通”或“贯通”，倡导寒温统一、内伤外感合论，中西汇通，一切以取得实在的临床疗效为核心。不可存门户之见，不可拘泥派别之偏，以求得病证最本质病机为立足点。

中医药学源远流长，流派众多，名家辈出，著述薪积，这是中医药学得天独厚的临床资源，但也给后来的学习者带来一定的困难，其中不乏派别之间，门户森严，各持己见，相互攻讦。正如徐灵胎所说：《内经》以后，支分派别，人自为师，不无偏驳。更有怪僻之论，鄙俚之说，纷陈错立，淆惑百端，一或误信，终身不返，非精鉴确识之人不可学也。”习医者若没有一双慧眼，不能鉴别，胸无定见，必然砆玉难辨，朱紫不分，无所适从。我们应善于结合临床来研读经典和各家学说，在学术上形成自己的一套主张，但又不存丝毫的门户之见，广采博取，为我所用。

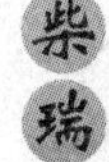
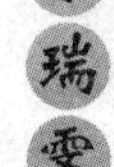

我在临床上比较推崇“三张”，即张仲景、张景岳、张锡纯。汉代的张仲景不用说，是中医辨证论治开天辟地的人物，其创立六经辨证、脏腑辨证和传承经方、活用经方的杰出贡献，为后来的中医树立一个“万世轨范”，是临床取之不尽、用之不竭的源泉。明代的张景岳敢将自己的著作称为“全书”（即《景岳全书》），本身就表现出一个医家的学术自信和学术气魄。他以《内》《难》为宗，邃于《易》理，补偏救弊，倡导温补。他的著作丰富，说理明晰，叙述圆通，持论公允，富有辩证思维，无论其学问的广度或深度，还是在中医学术上达到的高度，在历代医家中，可以与其比肩者寥寥无几，是中医学史上一座突兀的高峰，对后世影响至巨，被誉为“医门之柱石”。清末民初的张锡纯则是西医进入中国后，中医学术蜕变之际，中西汇通派中一个特立独行的关键人物。他不是汲汲于中西医的寸长尺短的口舌之争，而是衷中参西，立足临床，创立新方，勤于著述，表现出一个中医人与时俱进、海纳百川的卓越识见和宽阔胸襟。

“三家”奠基之外，由于我的专业主攻是方剂学，所以对于晋代葛洪的《肘后方》，唐代孙思邈的《备急千金要方》《千金翼方》，王焘的《外台秘要》，甚至近代发现的敦煌卷子《辅行诀脏腑用药法要》（陶弘景著，张大昌传）等，非常重视，其中保存了许多唐代以前《伤寒论》和《金匮要略》中没有收载的古方，值得认真加以研究，应用于临床。对于金元四大家学说，我将其置于当时特定的历史环境中予以研读，用其所长，避其所短；其他明清医家如王清任的“五逐瘀汤”，王旭高的“治肝三十法”，温病学派“四大家”的名篇，以及中医史上有独到理论或临床见地的医家，我都旁搜远绍，悉心研读，并将他们的学术观点和临床经验有效地应用于临床实践中。

5. 探本求真

医学关乎性命，医生任重司命，容不得一丝一毫苟且马虎，为医者必念兹在兹，谨言慎行。病证变化多端，须时时怀如履薄冰、如临深渊之心。我常以岳美中先生“治心何日能忘我，操术随时可误人”二语自策自警，并劝勉徒弟和学生。学术研究上，推崇严谨务实、探本求真的学

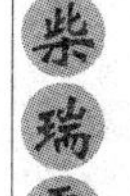

风，反对道听途说，以耳食为尚。

我早年发表的一系列考证论文中，就是本着这种严谨务实、一丝不苟、探本求真的精神而撰写的。如“桂枝古今名实考”“芍药古今名实考”“仲景用人参考”“《金匮要略》‘蒲灰’的本草考证”“马王堆医书文物与仲景若干本草用药的考证”“茵陈蒿与绵茵陈的本草厘定”“仲景用桂枝为今之肉桂考”“桂林古本《伤寒杂病论》四逆散方证质疑”“桂枝‘去皮’解惑”“重新认识肉桂的解肌发汗作用”等，都是于一般人习以为常、司空见惯之处发现问题，深入下去，求得正解。

治学方法

1. 治学贵在质疑，坚持独立思考

我们在继承历代中医先贤和博采当代中医名家各种理论观点和临床经验的过程中，要勤于思考，善于打破各种陈规陋习、条条框框的羁绊，反对盲从权威，反对教条主义，敢于突破前人经验包括自己的经验的束缚，不发高论，不涉虚理，一切以临床实践为检验标准。

一般来讲，学问大都起于疑惑。有时候提出问题比解决问题更难，也更重要。大多数情况下，不是说我们能不能解决问题，而往往是提不出问题，或根本想不到问题的存在。如果善于发现问题，那么就有了解决问题的前提和基础。

做一个中医首先要学会质疑，敢于质疑，善于质疑，养成独立思考的习惯。质疑就是发现问题，质疑就是独立思考，质疑就是辨伪存真。只要能发现问题，提出问题，

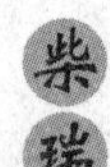

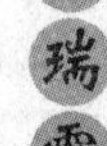

解决问题就很有可能。当然，也不是说提出问题就一定能够解决。如我发表的论文“论大柴胡汤无大黄”“《金匮要略》大柴胡汤亦无大黄”“桂林古本《伤寒杂病论》四逆散方证质疑”“越鞠丸释名质疑”等，都是本着敢于质疑、独立思考、求真务实的精神而完成的。

2. 推崇“三种思维”，倡导创新精神

（1）水平思维。这种思维方法，可以突破我们认识问题的局限性。在思考问题、解决问题的时候，要学会“水平思考法”，培养创新精神；要冲破传统思维方法的束缚，打破传统思维方法的桎梏，废除传统思维方法的枷锁。只有这样，学术才可能不断发展。

水平思考法是英国心理学家爱德华·德博诺博士针对垂直思维（即逻辑思维）提出来的一种创意思维方法，又称为德博诺理论、发散式思维法、水平思维法。传统思维方法称之为“垂直思考法”，又称逻辑思维、垂直思维、纵向思维。垂直思维是以逻辑与线性为代表的传统思维模式，这种思维模式最根本的特点是：根据前提一步步地推导，擅长于分析和判断，按照因果关系产生结论，也不允许出现步骤上的错误，例如归纳与演绎等。人们普遍关注“为什么”而不是关注“还有可能成为什么”，于是人们的创造力就受到了局限。为了拓展人的创造力，德波诺博士提出了“水平思维”和“平行思维”等概念。

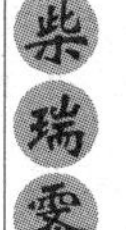

所谓水平思考，就是换位思考、高位思考和换向思考（逆向思考与侧向思考）。它是指冲破常规或摆脱某种事物的固有模式，从多角度、多侧面去观察和思考同一件事，善于捕捉偶然发生的构想，提出富有创造性的见解、观点和方案。其特点表现在不是过多地考虑事物的确定性，而是考虑它多种选择的可能性；关心的不是完善旧观点，而

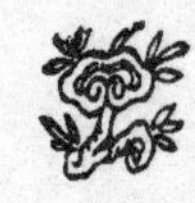

是如何提出新观点；不是一味地追求正确性，而是追求丰富性。这种方法的运用，一般是基于人的发散性思维，故又把这种方法称为发散式思维法。

中医学上的一些问题，千百年来众说纷纭，各抒己见，莫衷一是。如果一个问题能列出三条以上不同观点和看法，这时就要考虑分析，这个结论是从什么地方得来的？我们可以把得来这个结论的过程还原一下，看他怎么会得出这样的结论？思维方法究竟是什么？他的思维路径是什么？如果我们发现他只能说明问题的一半，说明不了全部问题，就会知道他这个结论是局限的，不能完全解释这个问题。如果三到五个观点都有一定道理，那你就要考虑，再不能用产生这三到五个观点的那个思维方式了，必须要考虑综合，或在这个基础上再构架一种全新的思维方式，积极运用“水平思考法”。尽管运用这个思维方式提出的设想一时看上去显得稚嫩，但它毕竟为解决问题带来了新的转机和可能。如我在教学过程中被阳明病成因所困扰，查找了一些资料，没有得到满意的答案，也请教了一些前辈，都只是局限于书本上的内容。后来我打破传统思维，重新思考这个问题，写出了“阳明病成因刍议”这篇论文。虽然这不是什么大的理论问题，但把这个问题表述地较为清晰，而且前后一致，符合实际。还有“试论小承气汤试探法”，也是这种思维方式的产物。有时候，往往你会发现这几条路都不能走，那就要另辟蹊径，你才有可能走出来。或者这几条路都有可能，但都只能说明一点，你把它们并合起来就会形成一条宽阔的大道，然后你才能够走入一片新的学术天地。这是水平思考法给我的开悟和启迪。

（2）逆向思维。古人讲：顺之则凡，逆之则圣。逆向

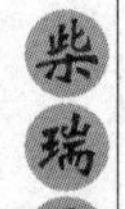

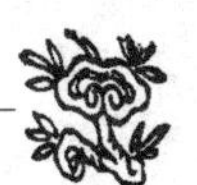

思维如鸟之双翼、剪之两刃，往往可以纠正和避免我们在认识上的片面性。我提倡的逆向思维法，就是倒过来看问题的方法。从中医学术来讲，其基因就是逆向思维。这种倒过来看问题的方法，有助于我们在学术上多说几句自己的话，而不是人云亦云。不管是什么家、什么经典，都不能不加思考地去盲目接受其观点或经验，在学术上要敢于多说几句自己的话。现在看到一些所谓的中医学论著，许多内容还是原来那些东西，抄过来抄过去，搬过来搬过去，缺乏自己的独到见解，没有说出自己的话，大都是前人或别人已经说过的。只要是自己的话，哪怕只有几句，才是价值所在。

我们每一步提升、攀登或突破，都是在前人基础上进行的。前人已经为我们搭建了平台，打好了基础，有的问题能解决的就解决了；而有的问题受历史条件或个人客观实际的局限，当时解决不了的也提了出来，并尽可能地做了相应的探索，给后来人留下了“接力棒”。在这个基础上，我们运用逆向思维可以再往前走。如我看到一篇论述病机十九条的文章，认为作者在解释病机十九条的时候，基本思维方式错了。作者是从常见病上来解释病机十九条的，认为好多病是一般的情况，是我们应该认识的。而我则认为恰恰相反，病机十九条是讲疾病的特殊性，而不是一般性、普遍性。如病机十九条中，有些我们明明看上去就不像是“火”，为什么硬要说它是“火”呢？所以，它是讲疾病的特殊性的，不是“常”而是“变”。从“变”的角度理解的话，在临床上的认识意义会更大。我以前所写的论文，都有自己的新思考点和思维突破点。如我们都知道金元四大家之一的张子和是“攻下派”的代表，但我却从“补法”的角度去认识他，写出了“张子和论补探

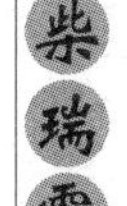

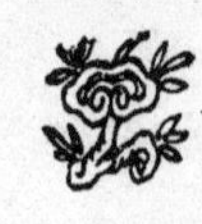

析”一文；再如小儿虫病大都从“治虫”着眼，而我运用逆向思维写出了“木不虚中，虫何由萃”一文，从脾虚体质上去认识疾病成因，完善了对虫病的认识。

（3）拐弯思维。这种思维可以有效防止我们孤立地去看某一个问题，有助于系统地、联系地去认识疾病、诊治疾病。拐弯思维是中医的基本功底，是识病辨证的一个重要方法。证候与病机的关联有时候要拐几个弯，辨证与用药，有时也要拐个弯或者拐几个弯，这样才会“屡用达药”。

比如从方剂配伍上来讲，就需要有拐弯思维。若是只从正面去治疗疾病的话，有君药就够了。臣药、佐药、使药都是用来拐弯的。如果总是兵来将挡的话，那就太正了。在临床上，有时兵来将不挡，水来土不掩，才能诱敌深入，聚而歼之。如泄洪一样，要因势利导，分消走泄，来了就堵，到一定时候就堵不住。

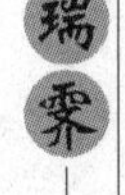

另如我在“《内经》中风病的理论梳理”一文中，也运用了这种拐弯思维。中风病在《内经》“风论”中主要是讲中经络，而中脏腑的内容是在讲“厥”的相关篇章。我从外风可以引动内风，风气通于肝，拐弯到病机十九条“诸风掉眩，皆属于肝”，而肝属于足厥阴，又与手厥阴心包经联系起来，心包经又与脑相关，《内经》中的脑分属于各个脏腑。所以说中医是一个理论体系，运用拐弯思维才能认识到中风病的内风与外风、各个脏腑与脑的联系。

再如痰湿，一般来说，不是阴虚所致，但有一种痰是虚火灼伤阴津，可以使阴津成痰。温病中的痰热、实火、虚火等火邪灼伤阴津，就可以灼津为痰。为什么说用大黄急下存阴呢？因为实热内蕴就伤耗阴津，用急下法就可以保护阴津，阴津不再被消耗了，就达到“存”阴的目的，而不是说“大黄”本身能够产生津液，这里也是拐了个弯的。

从上述举例中可以感到学会拐弯思维的重要性。一定要记住中医辨证，有时就需要拐个弯，这个弯拐对了、拐到了，这个道理就清楚了，就知道怎么用药了；如果这个弯拐不到，就永远不会用，也不可能收到好的疗效。拐弯思维有无穷奥妙，初学中医可能一时难以理解，临证多了便自然会有所感悟。

3. 学会“一分为三”，认识复杂病机

老子在《道德经》中说：“一生二，二生三，三生万物。”这句话是讲大“道”在事物的运行和发展过程中，有对立有矛盾，也有融通有化合，会出现新的事物新的情况。“三生万物”的时候就是各种可能性都有可能出现的时候，所以就有了这个纷繁复杂的大千世界。在中医学的发展史上，《内经》提出了“一分为二”认识疾病的阴阳学说，到了张仲景则在《伤寒杂病论》中创造性地运用了“一分为三”的三阳三阴“六经辨证”，成为启迪后世取之不尽、用之不竭的辨证论治典范，至今仍然难以超越。我在治学上积极倡导“一分为三”，因为临床上的许多病机，不像教科书上讲的那样，非黑即白，非阴即阳，黑白之间还有许多丰富的颜色层次。我在“子夜观花”一诗中彻悟到：“原来粉白花色之间，没有了明显的色泽界限，而且变幻地朦胧不堪。刹那间，我竟然失去了以往的颜色概念……所谓的（颜色）界限，多是人为的、非自然的界定……”比如我们常说的肾阴虚或肾阳虚证型，单纯地在临床上是很难见到的，大都是偏于某一个方面。不仅如此，还有的牵扯到与其他脏腑的关系，还有夹瘀夹湿等情况，如果以“一分为二”就很难认识，运用“一分为三”

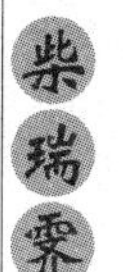

就能更真实地认识病机所在。

4. 汲取佛学智慧，时时扫相破执

我在治学过程中体会到，凡是表述清晰的东西往往有时候是失真的。现在中医院校教育大都来自于教材书本，且现行教材体系是依据西医而构建起来的，存在着不足或缺陷。但一旦成为教材，学生得到的都是概念，都是标准，都是知识，都是经验，都是金科玉律，这在很大程度上限制和僵化了临床思维。中医最重经验，但也最忌套路，能做到有经验而无套路方为高手。我常常不断地提醒徒弟和学生，也警醒自己：无论治学还是临床，一定要善于冲破牢笼，打破枷锁，废除桎梏，解开束缚。对自己的经验和别人的经验要吸收，但也保持高度的警惕，慧眼观照，能够鉴别，切忌让这些经验成为我们认识疾病过程中的障碍。

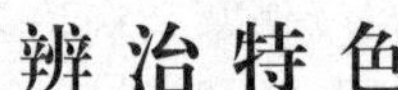

辨治特色

现在对于中医的学习，普遍存在着一种倾向，就是注重理论的阐发和知识的传授，而忽略了临床能力的提高。这种倾向导致高等中医院校培养出来的学生，甚至是硕博士，临床能力严重退化或缺如，到了临床上茫无所措，不会辨证论治，有的连最基本的方剂都开不出来。张仲景早就批评过“省病问疾，务在口给”。俞根初也曾告诫人们，中医不是“口耳之学”，最忌纸上谈兵，坐而论道。彭坚教授引述其二伯彭崇让的话说：“中医的生命，不在于做学问，在于能看病。”陈瑞春教授曾感慨道：“现在真正运用中医思维看病的中医，比熊猫还要稀少。”其实，思维

与临床能力之间还是有一定距离的，知识不等于能力。思维或知识要转化为能力，必须经过严格的临床训练和长期的临床磨炼过程。“轮扁不能言”的典故，就是说明非“知”之难，而是“能”之难。

辨证论治不纯粹是一种理论特色，更多地表现为一种理论指导下的临床实践技能和功力。面对现代中医临床上的种种“异化”倾向，我们这一代的中医人必须首先要做一个中医“标本”，否则，将来学习中医的人都不知道真正的中医究竟是如何看病的。成为一个中医“标本”，这是对一个中医的基本要求，同时也可以说是最高的标准。通过临床磨炼和积淀，使自己具备全面而丰富的中医辨证思维、纯正而灵活的中医辨证功力、高超而精准的中医辨证水平，形成自己的一套临床辨证施治的圆机活法。

1. 灵敏的觉察

在临证过程中，并不是按部就班地、机械地运用四诊，去呆板地收集辨证所需的证据材料，而是要充分发挥一个医生综合的、全面的、灵敏的“觉察”能力。

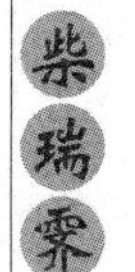

许多患者说我在看病的时候，有一种“气场”。其实，这只是他们的一种感觉而已。这种看不见的“气场”是由静气、明辨、自信和患者的信赖等共同营造出的一种氛围。这种“气场”也具有辐射力，患者一进入这种“气场”，便少了许多浮躁之气，静静候诊，秩序井然。许多患者都表示，还没有等到看病，就觉得心情愉悦，感觉病痛减轻几分似的，给人以战胜疾病的信心。在这种“气场”中临证，我们才可能气定神静，灵敏觉察，细心辨证，精细地捕捉能够反映真实病机的蛛丝马迹，透过表象或假象，发现思维的盲点，见人所未见，察人所未察。具备了这种“觉察力”，医者就像一部配置精良、辨识率极

高的智能疾病“探测仪”，觉察所探之处，病无遁形。如果临证现场嘈杂混乱，医者漫不经心，就不会有灵敏的觉察力。

这种“觉察力”其实就是对四诊的一种综合运用的功力，除了要做到临证时心智专一、凝神静虑之外，须有雄厚的中医理论基础、丰富的临床经验、熟练的辨证技能、良好的天赋悟性作为支撑，再加以长期临床实践的磨炼才会渐渐养成，不是可以一蹴而就的。具备了这种“觉察”能力后，辨证诊断的效率、准确率就会大大提高。当然，有的疑难杂症也需要反复“觉察”才能明确辨证。

“望诊”功夫是这种“觉察力”的体现之一。有时候，我在切脉或处方，下一个患者进入诊室的一刹那，我习惯用眼一瞥，因为这第一眼的接触，往往可以得到最真实的信息，等坐下认真去看的时候，视觉也许就容易“常见则不疑”，而相对变得迟钝。一般而言，肺气不足可见面色㿠白，肝气郁滞则见面色青滞，心脉瘀阻则见面色虚浮，脾虚化弱则见面色萎黄，肾气不足则见面色黧黑。还有一些特殊的面相，如“赤绺在面，其病在肝”，多属肝热之兆。这只是辨证过程中的一个基本的初步判断。临床上的情况比较复杂，面色的表现并不是那样分明，常常是多种面色错杂在一起。比如面色暗青兼有萎黄多属肝郁脾虚，面色萎黄兼有黧黑者多属脾肾两虚等。临证时还要与患者的神态、气色、眼神、表情、体质、皮肤斑疹等综合而观，甚至患者不经意的一个习惯性肢体语言，落座前的步态、动作等，都应及时察觉，纳入辨证范畴，再结合具体病证表现，四诊合参，察微知著，予以精细辨证。

当然，“觉察”不仅仅是“观察”，还应与闻、问、切诊等有机结合。闻诊时，对患者的呼吸、体味、口气、语

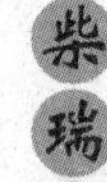
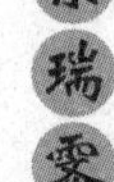

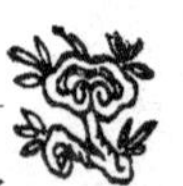

言、叹息等的“觉察”也要非常仔细。同是一声叹息，深深吸气多为气虚，长长吁气多为气滞；同是口气臭秽，夹有食腥之气者多为脾胃虚寒，夹有腐烂之气者多属中焦湿热；同是咳嗽，声音重浊者多为寒饮阻肺，声音干燥者多为肺阴不足或木火刑金。问诊则要言不烦，斩钉截铁，常是病机鉴别的关键要点。切脉宜潜心体会，细辨寒热真假之所在，明察五脏六腑之虚实。诸如此类，不一而足，都要经过长期大量的临床体会，逐渐积累而转化为一种不自觉的、下意识的、习惯性的灵敏觉察力。这种觉察力，使临床症状信息的收集全面详实，纤毫不遗。同时，这些信息在我们的脑海里，相互印证，归类鉴别，分析推究，很快便会形成准确的诊断。

临床上患者提供的信息太丰富了，只是由于我们缺乏应有的觉察力，有的不能捕捉，有的不能识别，有的视而不见，有的被表象所迷惑，有的只按照自己设想的辨证去收集材料，这样就很可能导致辨证偏离真实病机，更不要说精准入细了。有时一个隐微的症状的发现，就可能推翻既定的辨证。

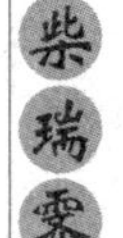

柯南道尔在《福尔摩斯探案集》中说：“推断和分析的科学也像其他技艺一样，只有经过长期和耐心的钻研才能掌握；比如遇到了一个人，顷刻之间就要辨识出他的历史和职业。这样的锻炼，能够使一个人的观察能力变得敏锐起来。”该书还提示人们：应该从哪里观察，应该观察些什么。“如一个人的手指甲、衣袖、靴子和裤子的膝盖部分，大拇指与食指之间的茧子、表情、衬衣袖口等，不论从以上所说的哪一点，都能明白地显露出他的职业来。”福尔摩斯说的是侦破疑案，但与中医通过对外在临床表现的觉察，“以外揣内”辨证疾病的思维方式极为相近，故

亦可作为中医辨证“觉察力”提高的启迪和借鉴。

有了这种灵敏的觉察力后，在临证过程中，有时候辨证论治就是瞬间完成的，就像神枪手打飞碟一样，枪起碟落。你说他不用眼睛瞄准吗？盲人肯定不行。你说他用眼睛瞄准吗？等你瞄准的时候，飞碟早过了。这里需要的就是一种全方位、综合性的“通感”觉察，我常常体会到，越是这种瞬间完成的辨证论治，其疗效越好。

2. 精准的辨证

病机之“机”字的含义，《说文》曰：“主发谓之机。”疏为“关机也。动於近，成於远”。《韵会》释“机”为“要也，会也，密也”。智者《法华玄义》卷六上说：“机有三义，机是微义，是关义，是宜义。”综合来看，“机”包含三层含义：一是事物发生、发展的关键、枢纽、核心、原动力；二是含有动态、变化之当然的意思；三是具有无形、隐微的特点。“病机”亦应涵盖上述三层意思。

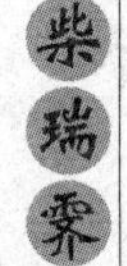

中医上各种辨证，从本质上讲，归根到底都是病机辨证。在临床上对病机的辨证是一种对疾病全方位、多角度、多层次、多变量的一种综合、立体、动态审视过程，运用鲜活的中医临床思维，宏观扫描，微观透视，究病因、审病势、辨病机、识兼夹，察病之源，谨守病机，涉及病机含义的各个层次。

一要善察机。对病机的辨析和觉察，就像一个太极拳高手，面对纷繁的症状，察其症结所在，要善于“懂劲”，善于“听劲”，施治更宜“趁劲”，顺势而为，待势而发，达到中医辨证的较高境界。太极拳所说的“劲”就类似中医辨证上的“病机”。临床见症明显的病证一般易于辨识；对于临床见症复杂，各症之间相互矛盾，甚至一症突出，而其他见症被暂时掩盖，还有虚实真假难辨的病证，则须洞察其中病机变化，反复辨析，方可求得其真实病机；还有更进一层难辨之病机，隐幽不显，更需深察。“机”与“几”同义，《易·系辞传》曰：“知几其神乎！几者，动之微。”《注》：“几者，去无入有，理而未形，不可以名寻，不可以形睹也。唯神也，故能朗然玄照，鉴于未形也。”《正义》：“几是离无入有，在有无之际。”正如曾几《探梅》诗所云：“雪含欲下不下意，梅作将开未开色。”如果在临证时能够看到病机的这一层，辨证就达到了深微细腻的觉察境界，那么再复杂的病证亦可洞若观火，精准把握。

二要明辨机。临床上常常可以见到这样一种情况，两种或两种以上病机混杂交织在一起，依其之间的关系，大致可分为主从关系的病机、因果关系的病机、并列关系的病机、交叉关系的病机、隐显关系的病机等。在临床辨证时，不能只见其一，不见其二，顾此失彼。就拿最常见的肝郁脾虚来说，要辨清肝郁与脾虚何主何从，何因何果？抑或并列？何为原病机，何为主病机？现病机中肝郁占几成？脾虚有几分？不能笼统一概辨为肝郁脾虚，要进一步精确细化，明察秋毫，施治才可能把握分寸，准确到位。

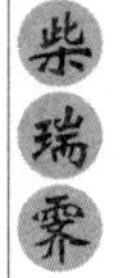

三要活待机。病机有相对静止的一面，但也受各种因素影响，不断地发展变化着，可以说病机就是一个“活靶子”。在辨证时既要看到它相对稳定的一面，也要预测到其发展变化的一面，切忌刻舟求剑。还有一种情况，即本质病机非常明显，但不能直接去依照本质病机予以施治。如妇科癥瘕，但气血虚弱，就不能浪施攻伐；或气血亏损，但脾虚化弱，亦不可一味去峻补蛮补，而需要予以铺垫，等到时机成熟，才可以做除本之治。这好比排球比赛一样，必须灵活地等待一传手接传给二传手，二传手再递

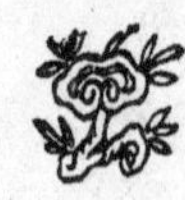

球到位，时机正好，扣球手才能完成那重重的一扣。

四要巧用机。在临床上，有些疑难杂症常常涉及全身内外上下的脏腑气血，有时连患者自己也难以尽述，或表达清楚。此时，我常用一种简单的方法予以辨证，即让患者回答自己最痛苦、最迫切需要解决的病症，要求患者按照程度轻重说出三个主要症状，不允许多说。然后，根据患者所述，切脉察舌，参以其他见症，推究出这三个主症背后的内在联系和潜藏的病机。有时病机不难辨识，但不宜正面施治，我便会认真揣摩能够撬动全局的切入点或角度，四两拨千斤，巧用病机，顺势而为。根据多年的临床经验，我提出辨证中要避免孤立静止去看待病机，还要注意运用“三服从”的原则：即微观服从宏观，局部服从整体，病检服从证候。我们还应对张景岳提出的“独处藏奸”用心理会，在辨证过程中，观察那些被一般人忽视的症状，从而发现新的辨证思路，使久治不效的顽症柳暗花明。

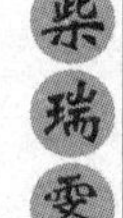

总之，病机千变万化，辨证须灵活精准，方可占有主动，立于不败。

3. 巧妙的化裁

选方用方可以说是临床中的一个核心。中医的理、法、方、药四个环节，最终都要靠如何“用方”来体现。我在学术上的主攻方向是方剂学，早年曾跟随王绵之、李飞等教授深造，与李飞教授合著的《方剂配伍方法》一书，突出方剂配伍方法的阐释，被誉为填补了方剂学的空白，有较高的临床实用价值。主张在病机相合的情况下，一般尽量使用原方及其剂量，若须化裁，则要吃透原方的奥义，以不损失原方的治法主旨为前提。临床上要做到选方准确，合方得当，化裁巧妙。

《傅青主医学全书》祁尔诚序中说："执成方而治病，古今之大患也。昔人云：用古方治今病，如拆旧屋盖新房，不经大匠之手经营，如何得宜?"现在一般中医专家因为诊务繁忙，病历和处方都有学生代写，多年来我则一直坚持自己亲手来写处方、写重点病历，其中原因主要是选方、合方、化裁是一个融合"瞄准"的过程，所谓"运用之妙，存乎一心"，尤其是在药味上调换加减，药量上斟酌轻重，处方的过程中，时时会有灵感闪现，随时都有可能调整变化，相机融入方中。我常把这种过程比作一种"对接"的技巧。我们常常可以看到，临证用方，有的纯粹就对接错位了，有的仅可以对接三分之一，有的可以对接到一半，有的可以对接百分之八九十，高明的中医，常能无缝对接，丝丝入扣，纤毫不爽，若何符契。其实，看病很简单，就是把常见适合的方剂用给具体合适的患者。但要知道是不是适合，必须要经过"量体"化裁，这就需要一种眼光、技巧和功力了。如同样的脾胃虚寒，用小建中汤，若兼有寒凝气滞，则加入香附、荔枝核；如疼痛明显，则加大饴糖的剂量；如有筋脉失养，下肢酸楚，则加大白芍、甘草用量，合入芍药甘草汤。有时候，面对复杂的证候，一个药味不多的处方中，我常可以化裁融入六七个经方，以复杂对复杂。但亦有以简单对复杂的，这要根据具体情况而定。这一方面的具体例证，可以参看本书专病论治部分。

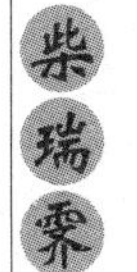

吉益东洞在《类聚方》序中说："医，方焉耳。"《汉书艺文志》专门有"方技类"。从某种意义上讲，中医就是"用方"的艺术，这也是检验一个中医是否合格或成熟的重要标尺之一。

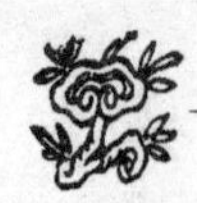

4. 施治的次第

在临床施治上，面对轻重缓急不同的病证，要通观全局，依次而治，治法灵活，讲究战略的谋划，重视战术的技巧。有的病证可以重拳出击，一战而胜；有的病证则应先理一头，根据变化再不断调整，渐次解开；有的病证则要守方稳进，量变引起质变，功力绵长；有的病证先轻量试探，再投以重剂，扭转病势；有的则急宜先捅开症结，再条分缕析，依次治疗。无论如何，我们都应立足辨证，谨守病机，合乎法度。如曾治疗一例多年难愈之乳腺结节，前医多从疏肝理气、化痰散结为治，久难取效，我在辨证时发现，患者素有背部恶寒、颈强不舒一症，即先用桂枝加葛根汤，解其经输不利，然后再以常法治疗，收到显效；再如治一老年下肢冰冷、胃脘胀满又常上焦火盛患者，前医从运脾消痞、温肾潜阳久治不效，我抓住上热下寒之大的病机态势，用附子泻心汤三剂，诸症尽失，再调摄固本，终告痊愈；再如我常于上焦见症纷繁，常法久治难以收效，用血府逐瘀汤数剂，驱散症结后，再依次施治，收效显著。诸如此类，在临证中，宜注重施治之次第，循其先后缓急之法，灵活应变，不株守一隅。

临证经验

从医四十年来，我从来没有脱离过临床一线，出诊时每天门诊量常达一百余人之多，为数以万计的患者解除了病痛。长期临床实践，使我在中医治疗外感热病及内、妇科疑难病症方面，积累一定的经验。对慢性肾病、类风湿性关节炎、冠心病、脑中风后遗症、肿瘤、慢性肝病、脾

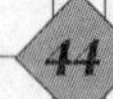

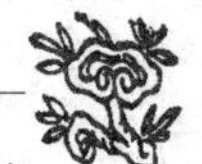

胃病、高血压、糖尿病并发症、前列腺炎、乳癖、乳痈等专病疗效较为突出。下面略做举例，以窥一斑。

1. 中医一定要敢治和善治外感热病

一部中医史，从某种意义上说，就是一部中医先贤同外感热病做斗争的历史。中医治疗外感热病，理论独特，经验丰富，弥足珍贵，可惜随时代的发展，中医渐渐退出了这一阵地，这些宝贵的经验也慢慢随之丢失了。我父亲常告诫说："不会看外感就不会看杂病，看不了外感病就不可能看好内伤杂病。"蒲辅周先生曾说过："外感热病是中医学宝库中最为可贵的部分，中医辨证论治水平的提高，关键在外感热病的证治过程，脱离外感热病，只治内伤杂病，难以铸就高水平的中医。"我在临床上，常常应邀参与各种西医久治不愈的外感热病会诊，运用《伤寒论》和《温病学》等理论和方药，融通寒温，精细辨证，每每收到"一剂知，二剂已"的疗效，对中医在治疗外感热病方面的特色优势，体会较为深刻。另外，临床上常见内伤外感兼而有之的病证，我倡导外感内伤合治论，亦常收到满意的疗效。

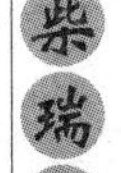

2. 肾病慎用"涩药"

涩药，是指性味酸涩，具有敛汗、固精、缩尿等作用的一类药物，如五倍子、桑螵蛸、金樱子、覆盆子、五味子、诃子、山萸肉等。在临床上一般用于久病体虚、肾精不固等病证，与补益药物配伍，以敛其耗散、防其滑脱。现代临床上常用于慢性肾炎的治疗。

在多年的临床实践中，我的体会是：蛋白尿是西医学对慢性肾炎的一个重要的检验指标，在治疗过程中为什么要"慎用涩药"呢？这是由于蛋白尿是清浊相混的一种病机反映，水中有精，尿中有蛋白，清中有浊，所以通过尿

液排出来的蛋白，它已经不再是人体精微，而成为一种肾浊之邪。临床辨证时，可以根据蛋白尿指标的高低，划分为湿、浊、毒三个不同的病机层次，分别施治。但无论是湿、浊或毒哪个层次，都需要及时通降利排。因此，只有通过培补脾肾，利水渗湿，才可以分离清浊，而达到浊阴外泄，肾精被藏。若使用收涩药物，就会留住水湿之邪，清浊相混所致的病机状态不能得到改变。这样，不仅蛋白尿难以消除，甚至还会使其指标升高，加重水肿的程度。这一认识是我在临床中长期反复观察体会得来的。早年曾治疗一慢性肾炎患者，方剂中加入收涩类药物，很快即加重水肿。有时补益类方药稍嫌滋腻，气机涩滞，也会出现病情反复，甚至个别患者轻用五味子也不能耐受。由此，我提出治疗慢性肾炎蛋白尿“慎用涩药”的观点，而且作为用药原则贯穿于慢性肾病治疗的全过程。

3. 老年慢性肾病治疗要点

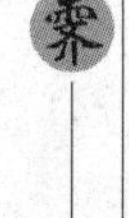

对于老年人的慢性肾病，治疗把握四个字：一是要“全”。老年人的肾病，不仅肾脏虚衰，其他脏器也大都虚损，治疗上一定要整体兼顾，不能只着眼于肾。二是要“淡”。选用药物要从清淡平和入手，处处要有“中和”之意。三是要“轻”。就是说处方用药剂量要轻，不能或不宜重剂，既要顾及脏腑俱虚的体质，也要借力用药，依人却疾，体现“四两拨千斤”之意。四是要“缓”。治病要量力而为，宜“缓”而不宜“急”，缓则渐复，急则增疾，切记“欲速则不达”的要义。

4. 中风病宜“内外风合论”，重视“风药”的使用

现在中医临床治疗中风病后遗症，大多善于使用活血化瘀的治法。我在临床上发现，有时一味运用活血化瘀法，即使加大药物剂量，效果并不明显，古人治疗中风病

使用“风药”的经验渐渐被人们淡忘。在中风病的治疗史上，唐宋以前多从外风立论，唐宋以后多从内风立论。我在对中风病的理论进行了全面梳理后，倡导“内外风合论”，在治疗中风病及其后遗症时，将“风药”融入活血化瘀、益气温阳诸法之中，大大提高了临床疗效。风药大都性味辛温，辛能行能散，温能化能通，加入方中，常可使活血化瘀的力量成倍增强。另外，中风病的发生，多与肝气疏泄失常有关，风药亦可有利于肝气的疏泄，使逆乱之气血得以复常。临床上我常将风引汤、小续命汤、侯氏黑散、大羌活汤等广泛用于治疗中风病及其后遗症，使这些“冷僻”的经方重新被人们所认识。

5. 顽痹从“寒凝”论治

类风湿关节炎属于中医“历节风”范畴，被视为“不治之症”。我从“寒凝”的病机入手，运用经方辨治此病，风寒表实常用乌头汤，风寒表虚多用乌头桂枝汤，表证不明显多用桂枝芍药知母汤，湿邪重则合麻杏薏甘汤，虚象明显则用防己黄芪汤、济生肾气丸、独活济生汤等，亦常将《金匮要略》治疗风湿的“附子三方”等穿插其中，均从散寒除湿、解散寒凝为治，收到明显的临床效果。对于长期使用激素有化热趋势所导致的瘀热痹，可变通加入石膏、知母、黄芩、青风藤、海风藤、络石藤、忍冬藤等，予以灵活施治。在治疗此类病时，对乌头、附子的运用，用量常达 30g 以上，有时川乌、草乌并用，常能扭转病机，疗效显著。但临床使用乌头、附子时，必须注意饮片品种及质量，讲究煎煮方法。

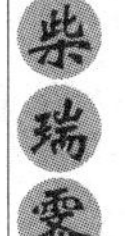

6. 补血心法重在温阳

在治疗再生障碍性贫血、缺铁性贫血等血虚病证时，我的体会是：从中医上讲，不管各种原因引起的贫血或血

虚，现在思路都是认为，脾胃为气血生化之源，补脾就能生血，补气亦可生血，吃得少，血的原料也不足，这种贫血可以用补气补脾胃的治法；再者，精血互化，精能转化成血，血能转化成精，有时补精也能生血，不能光看到脾，有时补肾也能生血。临床上用羊骨髓、牛脊髓等，就是这个意思，这种贫血则从补肾益精上进行辨证治疗。值得注意的是，我们还应该看到血液生化过程中阳气的气化作用，阳虚则气化不能正常进行。《内经》说："中焦受气，取汁变化是谓血。"唐容川在注解《内经》时，在这句话里边填了四个字："上奉心火。"强调血液生化过程中心肾阳气的作用，温阳即能化血。所以，我在临床上补益气血的药中，常加入桂枝或肉桂一味，就是源于这一认识。总之，补气能生血，培补脾胃能生血，补肾益精能生血，但只有温补心阳，才能化血。

7. 妇科癥瘕，宜用温散

临床上常见妇科手术后，出现无菌性炎症，形成腹部包块，属于妇科癥瘕范畴。主症疼痛发热，少腹拘急，里急后重，痛苦不堪。一般西医多用抗生素输液治疗，有的中医用清热解毒、活血化瘀治疗，病程缠绵，难以奏效。我在临床上体会到，这种腹部包块，用抗生素或寒凉中药会使包块包裹更严，形成癥瘕积聚，难以治愈。经多年临床验证，此证必须用温散之法，从汗而解，方可收效快捷。临床上常用薏苡附子败酱散合桂枝茯苓丸改汤，关键是要注意加入麻黄一味，使患者药后常遍身浸浸汗出，症状很快缓解，腹部包块逐步消失，达到临床彻底治愈。

8. 复发性口疮，多从中焦湿热或相火上扰论治

复发性口疮虽不属重症，但疼痛剧烈，反复发作，

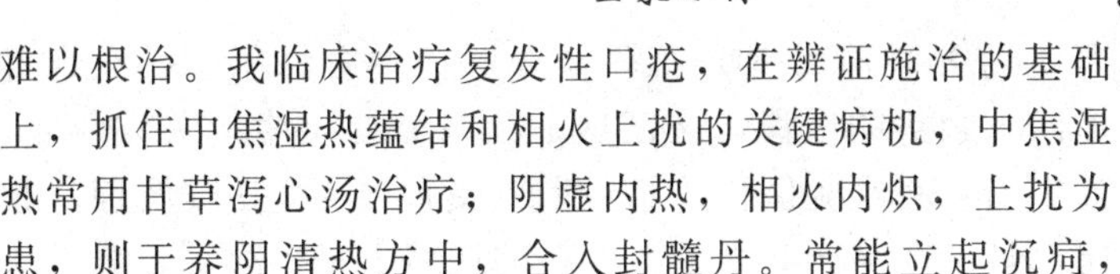

难以根治。我临床治疗复发性口疮，在辨证施治的基础上，抓住中焦湿热蕴结和相火上扰的关键病机，中焦湿热常用甘草泻心汤治疗；阴虚内热，相火内炽，上扰为患，则于养阴清热方中，合入封髓丹。常能立起沉疴，很快治愈。

9. 久病多瘀，久病入络，怪病多痰

临床上病程较久的一些疑难杂症，我在辨证的前提下，立足病机，多从久病多瘀、久病入络、怪病多痰的角度予以施治，常用王清任的五个“逐瘀汤”及温胆汤加味治疗，并加入一些善于通络散瘀的“风药”，如桂枝、麻黄、细辛、防风、天麻、丝瓜络、全蝎、地龙、秦艽、豨莶草等，常可收到满意的疗效。

10. 妇科杂症依月经周期，立足调肝

在治疗妇科杂症上，我常根据妇女月经周期的气血变化及生理特点，立足调理肝气，一般经前冲任虚寒多用当归四逆合吴茱萸生姜汤，气滞血瘀多用四逆散和桃红四物汤、桂枝茯苓丸、少腹逐瘀汤，上热下寒多用温经汤；经后气血虚弱，常用八珍汤、归脾汤、十全大补汤；经间期则多用加味逍遥丸改汤。在此规律的基础上，再结合具体辨证，常中有变，灵活施治。对青春期少女气血旺盛或更年期妇女气血虚衰，则要忌用或慎用活血化瘀药物。调理肝气、肝风、肝火、肝热、肝郁等，则多依王旭高治肝三十法。

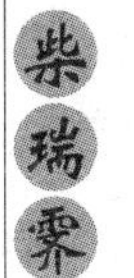

我深深体会到，鹰的“重生”过程对一个久历临床的中医来说，是颇有启迪意义的。鹰是世界上寿命最长的鸟类，大约可以活到70岁。当它活到40岁的时候，不惜忍痛磨掉老喙，拔净羽毛，去除老爪，获得重生，轻捷矫健，重返蓝天，自由翱翔，赢得了新生。

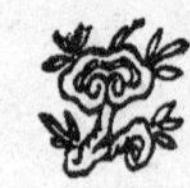

我从 1974 年参加工作至今，在中医临床上已经走过了四十余年的历程，这正是一只鹰需要重生的关键年轮。其中当然有经验值得总结，但更要看到与中医先贤前辈相比，自己在临床和学术上存在的许多不足、教训，需要认真反思、汲取和改正。无论是经验还是教训，都需要像鹰那样，进行一番毫不留情地自我否定、自我扬弃的过程。这个过程可能是很痛苦的，但却是延长和提升学术生命所必需的。

一个临床医生，只有像鹰那样，敢于跳出过去经验的泥潭，敢于打破自己固有的思维方式，敢于从新的角度审视以往的经验，挣脱枷锁，打破桎梏，跨越障碍，才有可能提升自己，面对纷繁复杂的疑难病症，辨证才会更加机敏准确，施治才能更加精细巧妙。

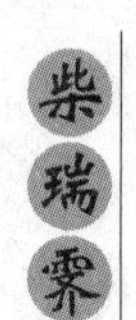

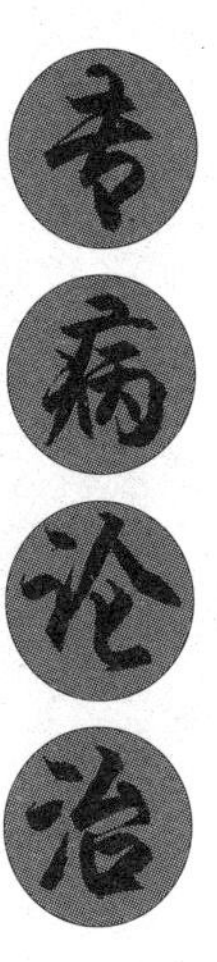

杂病论治

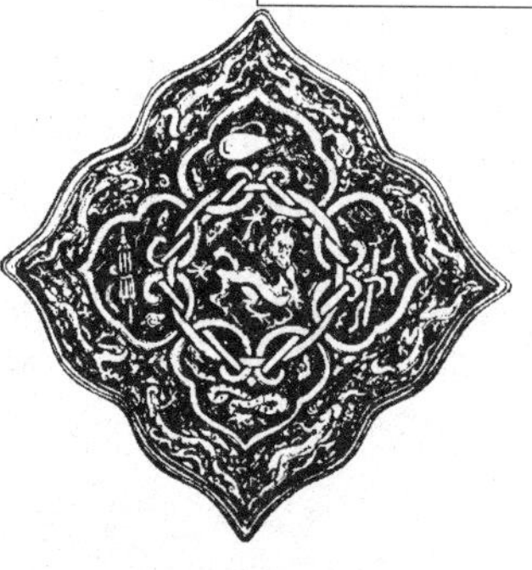

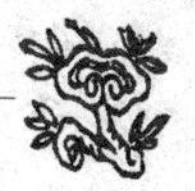

发　热

发热有外感、内伤之别。外感发热多由感受风、寒、热、湿等外邪所致，起病较急，病程较短；内伤发热则多由肝经郁热、瘀血阻滞、中气不足、血虚失养、阴津亏虚等所致，起病徐缓，反复发作，病程较长。

对发热的治疗是中医的特色和优势，更是一个中医的基本功。柴浩然先生常说："善治外感才有可能治好内伤。"蒲辅周先生也曾说："外感热病是中医学宝库中最为可贵的部门，中医辨证论治水平的提高，关键在外感热病证治过程，脱离外感热病，只治内伤杂病，难以铸就高水平的中医。"二老所述，均是在长期临床实践中得出的结论。

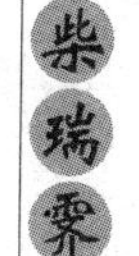

笔者在临床上所治发热，除运用常方常法治疗一般外感或内伤发热外，有相当一部分患者是经过常规西药治疗而难以取效，病机较为复杂，内外皆有兼夹，故运用中医辨证论治思维，把握外感和内伤的辨治要点，辨证与辨病结合，立足病机，融通寒温，内外兼顾，灵活权变，分层次施治，不拘一格化裁处方，常收到很好的疗效。

病例1：姜某，女，36岁。2014年3月21日初诊。

患者4个月前出现发热，时作时止，劳累后易作。近每作时间较前延长。体温37.5℃左右，不出汗，怕冷，发热时伴体乏、眼困、懒言少动，及食欲不振，晨起腹泻。月经规律，以前量多，近2年来量少，色红，行经小腹时有下坠感。末次月经：2月18日，现推迟3天未至。

舌淡红苔薄白，脉沉。排除结核病。辨证属气虚发热。方用补中益气汤。

处方：炙黄芪 25g，党参 10g，炒白术 15g，当归 10g，柴胡 5g，陈皮 5g，升麻 3g，炙甘草 3g，生姜 5g，大枣 2 枚。6 剂，每日 1 剂，水煎分两次服。

3 月 27 日二诊：服药 1 剂后经至，3 日即净，行经期间未停中药。以前经后发热稍重，此次未发热。经后气血虚弱，改拟十全大补汤。

处方：炙黄芪 25g，桂枝 10g，党参 10g，炒白术 15g，茯苓 15g，当归 15g，熟地黄 15g，川芎 5g，炒白芍 20g，炙甘草 5g，生姜 5g，大枣 4 枚。6 剂，煎服同上。

4 月 3 日三诊：药后时有发热，但时间较短，有轻微汗出，身已不觉怕凉。精神转佳，食欲旺盛。再用一诊处方加桂枝 10g，炒白芍 10g。6 剂，煎服同上。

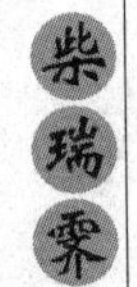

4 月 10 日四诊：服药期间发热未作。自觉已愈，请求调理月经。

按：气虚发热是李东垣在《脾胃论》中首先提出的，是临床辨治中的一个难点，也是许多疑难杂症的基础病机，常常与不典型的阴虚发热表现相似，又与肝郁、痰热、血瘀等病机兼夹，加之气虚发热一般宜用甘温补气的方药来治疗，如果识证不准，用药不当，常会适得其反。笔者除从具体临床上予以辨证施治外，总结辨识气虚发热四要点，谨供参考：①身觉大热，用寒凉药常规治法不能祛除，或收效轻微；②用中药清热类方药不见轻而反觉加重；③发热病程时间比较长，几十天甚至用年来计；④用西药退热剂或抗生素效果不佳，病情反复。另外，对李东垣所论“大热”的“大”要灵活看，可以是高热，也可以是低热反复发作不退，此案四个月一直发热即是大热。此案治疗过程中，融入补益气血、调和营卫之法，收效更为快捷。

病例2：王某，女，47岁。2014年5月30日初诊。

子宫内膜癌术后16天，持续发热，每至下午5～6时体温高达39.5℃。现住本院妇科。曾先后请中医会诊，从少阳郁热论治，方用小柴胡汤加桃仁、金银花之类，药后不效，转请于余。询知下午发热明显，但热不冷，热作突然，发作频繁，稍动即汗，呕逆作酸，甚觉乏力，口苦甚。便溏，每日2～3次。小腹手术部位隐隐作痛。舌体大，舌质暗红，苔厚腻，脉沉弦滑数。此案少阳郁热是存在的，但还有湿热为患。辨证属湿热蕴结少阳，方用蒿芩清胆汤合三仁汤化裁。

处方：青蒿10g，黄芩10g，半夏10g，茯苓20g，陈皮10g，青黛10g，杏仁10g，白蔻仁5g，厚朴25g，薏苡仁25g，通草5g，甘草5g。3剂，每日1剂，水煎分两次服。

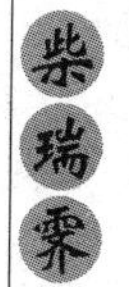

7月12日该患者主管大夫马某因自己口唇干，身燥热，眼红，咽痛，颈部淋巴结肿大，甲状腺结节，服西药不效，想起所管患者王某经余处方三剂而愈出院，专程到同德医院门诊求治。余详问其王某服中药后情况如下：当天下午第一次服药后体温略降至39℃；第二天早上服药后，上午未发热。下午计划于5～6时高热发作之前组织会诊，结果下午发热一直未作；第三天也未再发热，药服完即出院。一个月来院复查，询知患者回家后亦一直未再发热。

按：小柴胡汤与蒿芩清胆汤均治少阳郁热，但主治病

机是有区别的：小柴胡汤主治邪在少阳，正邪纷争，经气不利，郁而为热，症见往来寒热，胸胁苦满，心烦喜呕，口苦，咽干，目眩，舌苔薄白，脉弦者，故和解少阳，疏邪透表，降逆消痞；蒿芩清胆汤则主治寒热如疟，寒轻热重，口苦较甚，呕逆脘闷，舌苔厚腻，脉有滑象者，故清胆利湿，和胃化痰，分消走泄。此案蒿芩清胆汤见症外，湿热较为明显，故合入三仁汤，宣畅气机，清利湿热，病机相合，三剂热退。

病例3：刘某，女，58岁。2014年7月9日初诊。

患述发热半月，伴口苦，大便干燥（服泻药通便），身上不出汗，发热时牙关打战，身发冷，口不渴，食欲差。热作前自己能感觉到，赶紧用被子捂住身体。白天不发热，从晚上8～9时开始，持续到凌晨3～4时热才可渐退。发热时体温为39.5℃，用冰块夹在腋下降温。已经用过各种退热药，效果不明显。舌体胖大，舌质淡暗，苔白滑微腻，脉浮弦而数。既往史：糖尿病合并肾病。辨证属太少两感，兼夹湿热。宜分而治之。先予柴胡桂枝汤去党参。

处方：柴胡30g，黄芩10g，半夏10g，桂枝10g，白芍10g，炙甘草5g，生姜10g，大枣4枚。3剂，每日1剂，水煎服。

7月12日二诊：患告当夜服药1袋，即热退未再作。此后，服药期间发热一直未作。但舌象湿气明显，宜用三仁汤原方，否则发热会有反复。

处方：杏仁10g，白蔻仁5g，薏苡仁25g，厚朴25g，滑石10g，半夏10g，竹叶10g，通草5g。6剂，煎服同上。

7月16日三诊：患者喜告药后至今未再发热，服药

后全身出汗，原来下肢不出汗，药后也出汗了，汗是凉的，全身轻松舒适，食欲显著改善。此为湿祛后胃气复、脾运健之表现。以香砂六君汤善后。

按：此案为糖尿病患者，湿热蕴中是糖尿病的基本病机之一。患者见症虽属太少两感，但热退后，须虑及湿热兼夹，逐邪务尽，驱除余热。

病例4：张某，女，77岁。2014年7月10日初诊。

患者发热数十年，反复发作低热，近20天加重。现自觉持续发热，最高体温达40℃。口服瑞芝清出汗退热。现口干甚，但不欲多饮，愈饮愈干。并发现手掌发斑，有散在出血点，间有外发，可见斑点。小便频，量少。腰椎疼痛。舌质红，尖边有瘀斑，苔薄白，脉弦数有力。既往史：宫颈癌、结肠癌术后多发骨转移，未做治疗。辨证属热毒入营，宜用清营汤加味为治。

处方：生地黄20g，玄参15g，黄连10g，丹参15g，麦冬15g，金银花30g，连翘10g，竹叶10g，地骨皮15g，桑白皮15g，牡丹皮10g，赤芍15g。6剂，每日1剂，水煎服。

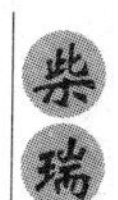

10月18日：患者之子董某因血糖高到同德医院请余诊治，顺告其母服余所处之方后效果神奇，未料数十年发热顽疾，6剂药竟然消退无踪，随后热作，服上方一二剂即安，至今病情平稳，连声称谢。

按：此案素体阴虚，复被癌毒耗津，发热加重，属热毒入营，耗津动血，急则治标，以清营汤为治，发热消失。若能坚持门诊治疗，结合癌症辨证论治，效果更佳。

病例5：郭某，女，46岁。2012年6月6日初诊。

患者手足心发热10年，伴面部色斑明显8年，逐渐

增大加深。少腹拘急，排便有不尽之感。眠食尚可。舌淡苔白有齿痕，脉弦。辨证属冲任虚寒，瘀阻血脉。宜以温经汤合桂枝茯苓丸化裁为治。

处方：当归 20g，炒赤芍 20g，川芎 10g，吴茱萸 5g，桂枝 10g，半夏 10g，牡丹皮 10g，麦冬 10g，党参 10g，茯苓 30g，桃仁 10g，甘草 8g，生姜 10g。6 剂，每日 1 剂，水煎分两次服。

6 月 13 日二诊：药后手足心热减轻，大便次数增多且通利。改拟当归芍药散合桂枝茯苓丸改汤加味。

处方：当归 25g，炒赤芍 25g，川芎 10g，炒枳壳 10g，泽泻 10g，桃仁 10g，桂枝 10g，茯苓 20g，牡丹皮 10g，益母草 15g，丹参 20g，甘草 5g。14 剂，服法同上。

11 月 14 日三诊：药后手足心热消失。大便正常，面部黄褐斑大面积消失，面色由晦青转红润，精神转佳。头晕偶作，少腹拘急。

处方：当归 20g，炒白芍 20g，泽泻 10g，炒枳壳 10g，炒白术 20g，茯苓 15g，天麻 5g，甘草 5g。14 剂，煎服同上。

11 月 29 日四诊：药后上症痊愈，转治乳腺增生。

按：此案始终从虚寒和瘀血论治，或重于温通冲任，或重于活血祛瘀，前者温阳散瘀，后者祛瘀复阳，总是两轮共驱，互济互促，使病邪无藏身之所，终使病症消除。另可注意，手足心热，阴虚常常出现，但不全是阴虚所致，此案手足心热即未从阴虚论治。本案冲任虚寒、瘀阻血脉，病情更为复杂，用温经汤、当归芍药散、桂枝茯苓丸等化裁治疗而愈。

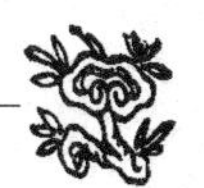

附：热入血室

热入血室，病名见《伤寒论》。指妇女在经期或产后，感受外邪，邪热乘虚侵入血室，与血相搏所出现的病证。症见下腹部或胸胁下硬满，寒热往来，白天神志清醒，夜晚则胡言乱语、神志异常等。《金匮要略》条文记载“妇人中风，七八日，续来寒热，发作有时，经水适断，此为热入血室，其血必结，故使如疟状，发作有时，小柴胡汤主之”；“妇人伤寒发热，经水适来，昼日明了，暮则谵语，如见鬼状者，此为热入血室，治之无犯胃气及上二焦，必自愈”；“妇人中风，发热恶寒，经水适来，得之七八日，热除，脉迟，身凉和，胸胁满如结胸状，谵语者，此为热入血室也。当刺期门，随其实而取之”；“阳明病下血谵语者，此为热入血室，但头汗出，当刺期门，随其实而泻之，濈然汗出者愈”。上述条文原则性地指出了热入血室的主要见症及其治法。期门穴，为肝经之募穴，肝经为多血之经，刺期门亦泻血中之热也。

在临床上，女性患者经期感冒的情况比较多见，除伴有发热外，还会出现月经失调、情志异常的“怪病”，从肝郁血虚、冲任失调、气滞血瘀等病因病机上治疗，难以取效。若不从“热入血室”的角度去辨证把握和认识，有的病症几个月甚至几年都难以治愈。但临床上单纯的热入血室比较少见，一般见症较为复杂，不能单纯套用小柴胡汤治疗，要据证化裁，灵活施治。

病例1：吴某，女，30岁。2013年7月5日初诊。

患诉间断发热近2个月，寐浅多梦，且做噩梦。2个月前因感冒正值经期，输液7天后，发热未退，又增颈下触之热灼，咽部痒，有热灼感，出气热，体温在37℃～

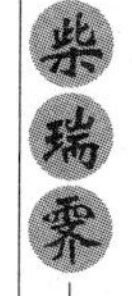

37.5℃之间，恶风咳嗽，有痰难以咯出。舌淡暗尖微红，苔白润微黄，脉沉细寸浮。辨证属热入血室，兼夹风热。师小柴胡、桑菊饮之意加减化裁。

处方：柴胡10g，黄芩10g，牡丹皮10g，荆芥10g，栀子10g，豆豉10g，天花粉15g，菊花10g，桑叶10g，甘草5g。5剂，每日1剂，水煎分2次服。

7月11日二诊：药后两剂，热退寐安，5剂服完，咽部热灼感消失。仍有痰咯吐不利。以黄连温胆汤加味。

处方：黄连10g，茯苓20g，法半夏10g，枳壳10g，竹茹15g，陈皮10g，菊花10g，牡丹皮10g，栀子10g，甘草5g。6剂，煎服同上。

8月8日三诊：患者因月经不调前来治疗。询知上方服后，咳痰消失，诸症悉平。

按：此案患者热入血室，兼有风热见症。

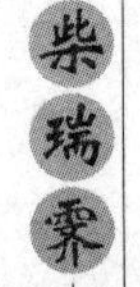

病例2：刘某，女，24岁。2014年6月26日初诊。

患述经常发热半年，平素面色红，发热时红色明显加深。询知以前曾于经期发烧12天，最高体温40℃，经水减少。2013年11月21日在本院行人流术后第4天，两少腹疼痛伴发烧，输液半月，发烧仍然不退；出院后在当地医院又输液10天后发烧方退。人流术后第4个月行经量大，本月12日行经伴发烧，量少，2日即净。舌质淡，尖边红，苔白厚，脉弦。辨证属热入血室，瘀血阻滞。以小柴胡汤加减化裁。

处方：柴胡10g，黄芩10g，半夏10g，桃仁10g，牡丹皮10g，赤芍20g，甘草5g，生姜10g，大枣4枚（掰）。5剂，每日1剂，水煎服。

7月31日二诊：药后未再发热，周身感觉爽适。此

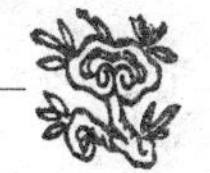

次经间期调理，处逍遥散改汤原方。

按： 此案患者热入血室，兼有瘀血阻滞。

慢性肾炎

一、概述

慢性肾炎包括原发性肾炎与继发性肾炎（包括狼疮、乙肝、类风湿、糖尿病等）等各种肾病，是临床上的一种多发病、常见病和疑难病，包括了中医的水肿、尿浊、肾痨、关格等病证。中医辨证治疗慢性肾炎经验丰富，具有一定优势。

二、病机特点

慢性肾炎的病机特点是：脾肾两虚，阴阳两虚，水湿停聚，本虚标实，虚实夹杂，以本虚为主。由于人体水液的代谢其本在肾，其标在肺，其制在脾，肾气的主司和调节具有关键作用，故虚指肺、脾、肾三脏尤其是肾脏的不足或虚损；实是指水液代谢异常所导致的湿、浊、毒停聚体内。临床治疗中以培补脾肾和通利水湿为其关键。

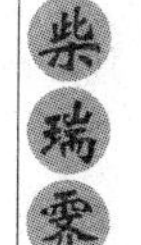

三、临证要点

慢性肾炎主要临床表现：一是程度不同的水肿，甚或高度水肿，以眼睑和下肢踝关节水肿最为明显；二是肾功或尿检化验指标异常，有程度不同的各种脾肾两虚的临床表现；三是无明显临床表现或自觉症状，但尿检持续异

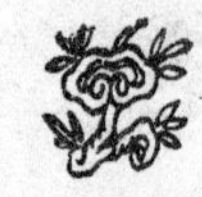

常；四是到终末期表现有明显的肾功能衰竭见症，出现尿毒症。临证时要把握以下要点：

1. 辨病与辨证相结合

慢性肾炎的疾病发生和发展及病程变化有一定的规律，但不同的发病过程中，表现的证候却不尽相同。所以，临床上要辨病与辨证相结合，在辨病的基础上突出辨证治疗。

2. 宏观辨证与微观辨证相结合

慢性肾炎发病过程中主要表现为水肿和蛋白尿。水肿形之于证，可以辨证论治；蛋白尿为尿检而来，虽属于微观见症，但除尿中有泡沫外，也会有相应的临床表现。因此，对慢性肾炎蛋白尿要结合宏观辨证进行治疗。

3. 突出体质辨证

在慢性肾炎发病过程中，确有一部分患者仅见尿检时蛋白尿等，并无明显的临床症状，患者自己也无法觉察。在这种没有明显临床症状可辨时，体质辨证显得尤为重要。

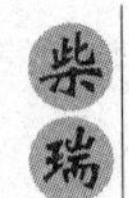
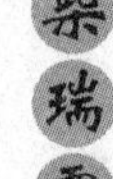

四、辨证治疗

（一）水肿

1. 风水重症，宣肺利水

慢性肾炎复发或加重，以水肿（风水）为临床特征，属风水重症者，宣肺利水是治疗的关键。症见恶寒发热，头痛无汗，身重腰痛，咳嗽气喘，颜面浮肿，或延及全身，舌淡、苔薄白，脉浮紧。治宜辛温解表，宣肺降气以利水。方用自拟麻桂五皮饮。

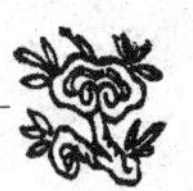

处方：麻黄5～15g，桂枝5～10g，茯苓皮15～30g，大腹皮15～30g，桑白皮10～15g，陈皮5～10g，生姜皮5～10g。

病发于夏月者，去麻、桂，代之以香薷10～15g，名香薷五皮饮。

病例：路某，女，63岁。2012年1月19日初诊。

患述发现慢性肾炎10个月来，曾先后3次病情加重，急性发作，在我院肾内科住院治疗。24小时尿蛋白定量：2360mg/24h。因畏惧长期服用激素及利尿剂副作用，转请中医治疗。一诊患者因长期服用激素治疗，化热伤阴的症状比较明显。眼睑及颜面发红虚肿，肿势明显，下肢浮肿。口干，不欲饮食，微觉呕恶，小便不利，尿中泡沫多，尿量少。舌质红苔白，右脉滑数，左脉略沉。以养阴清热、利水消肿为治，逐步减少激素用量。

经五次调理，伤阴及热象渐平，肿胀减轻，余症改善。

8月2日六诊：患者因外感缠绵，微恶风寒，无汗，颜面及下肢肿势加重，脘腹胀满，进食即吐，小便少，大便溏。腰膝困重，精神疲惫。舌淡胖微红，苔薄白，脉微浮，右浮弦。已成风水重症，遂以麻桂五皮饮合五苓散加味，宣肺利水。

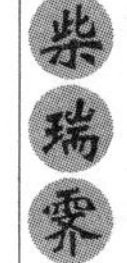

处方：麻黄10g，桂枝10g，茯苓皮30g，桑白皮30g，陈皮10g，大腹皮30g，茯苓30g，生白术20g，猪苓10g，泽泻10g，半夏10g，生姜皮15g。14剂，每日1剂，水煎分两次服。

8月16日七诊：药后尿量显著增加，下肢浮肿消失，体重减少20斤。

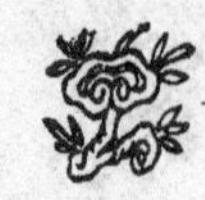

后续六诊中，守麻桂五皮饮为基础方，随症加减，其余症状亦明显减轻，24 小时尿蛋白定量为 1000mg/24h，比初诊指标下降大半。

后患者坚持治疗四年余，停服激素药 2 年余，在本院检查肾功、尿常规、24 小时尿蛋白定量均未见异常，精神转佳，食欲正常，自觉身体无明显不适感。断续来门诊调理巩固。

2. 水肿夹表，证分虚实

（1）慢性肾炎水肿，见恶风畏寒，自汗或汗出不畅，属表虚阳弱，常用《伤寒论》桂枝汤合真武汤加味，解肌和卫，温阳利水。

病例：郑某，女，29 岁。2011 年 2 月 16 日初诊。

患诉 3 个月前发现慢性肾炎，入住本院肾内科，经治疗后自觉无明显不适感。近月来，因感冒输液后引起眼睑浮肿，面胀，下肢脚踝轻度水肿，全身畏寒恶风，动则汗出，四肢酸困，疲惫乏力，饮食不佳，小便不利。舌质淡暗，苔白而润。脉沉弦略滑。今日本院尿检：隐血（+），蛋白（++）。一诊辨证为：脾肺气虚，外感风寒，营卫失调，水湿内停。方用桂枝汤合真武汤加味，并化入五苓散、五皮饮之意。

处方：桂枝 10g，白芍 10g，茯苓 30g，白术 20g，熟附子 10g（先煎 30 分钟），桑白皮 15g，陈皮 10g，大腹皮 15g，泽泻 10g，白茅根 30g，甘草 5g，生姜 10g，大枣 4 枚。7 剂，每日 1 剂，水煎分 2 次口服。

2 月 23 日二诊：药后小便通利，畏寒恶风及汗出显轻，面胀减轻，自觉肿有退势。上方加山药 30g，车前子 10g（包）。7 剂，煎服同前。

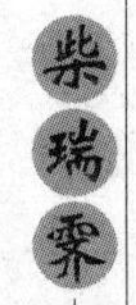

3月1日三诊：眼睑及足踝肿消失，乏力显轻，饮食改善。改拟五苓散、玉屏风散改汤合五皮饮加味。14剂，煎服同前。

3月16日四诊：自觉无明显不适。今日本院尿检：蛋白（—），隐血（+—）。上方加白茅根25g，14剂，煎服同前，巩固善后。

（2）慢性肾炎水肿，见恶寒无汗，身重而紧。属表闭阳虚，多用《金匮要略》麻黄附子汤加味，温经助阳，发汗解表，宣泄水湿。

病例：郭某，女，42岁。2012年8月2日初诊。

患者10天前面部浮肿，手肿，双下肢水肿。就诊于闻喜五四一医院，诊断为慢性肾炎。给予口服穿王消炎胶囊等药，双手肿略轻。现颜面及四肢肿胀，下肢冰冷，足心发凉，全身恶寒、困重、无汗，腿沉，如感冒状，乏力明显，小便不利，大便两日一行。舌质淡嫩，齿痕明显，苔水滑，脉沉滑。五四一医院尿检：蛋白（+++）。一诊辨证为：肾阳不足，风寒束表，水气不化，湿邪停聚。治宜温振肾阳，散寒解表，宣通水湿。以麻黄附子汤化入四苓散、真武汤之意。

处方：麻黄10g，熟附子10g（先煎30分钟），茯苓30g，陈皮10g，桑白皮30g，茯苓皮30g，大腹皮25g，猪苓10g，生白术20g，泽泻10g，甘草5g，生姜皮15g。6剂，每日1剂，水煎分2次口服。

8月9日二诊：药后全身明显热感，微微汗出，二便通利。四肢渐渐转温，恶寒及乏力显轻，现已肿消过半。上方去麻黄，生姜皮改为生姜10g，加桂枝10g，成真武汤、五皮饮合五苓散改汤。7剂，煎服同上。

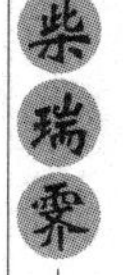

8 月 19 日三诊：上症及浮肿续轻，微觉口干。病退药减，以五苓散改汤合五皮饮续服 14 剂。

9 月 4 日四诊：浮肿消失，自觉无不适。本院尿检（—）。处以济生肾气丸改汤去五味子善后。

3. 脾肾两虚，当有侧重

慢性肾炎水肿，总由脾肾两虚为本，水湿内停为标，故健脾补肾是慢性肾炎水肿治疗的根本。但临证有偏于脾虚或偏于肾虚及轻重主次的不同，所以治疗亦应有所偏重。若偏于脾虚，见食少神疲，脘腹胀大，可用《金匮要略》防己黄芪汤（防己、黄芪、白术、甘草、生姜、大枣），合《伤寒论》五苓散（茯苓、猪苓、桂枝、白术、泽泻）。间或穿插参苓白术散（党参、茯苓、白术、莲子、薏苡仁、白扁豆、砂仁、桔梗、山药、甘草），或五味异功散（党参、茯苓、白术、陈皮、甘草）。若偏于肾虚，见腰膝酸软，畏寒肢凉，多用《伤寒论》真武汤（茯苓、白芍、白术、附子、生姜）加味；或用济生肾气丸（熟地黄、山萸肉、牡丹皮、山药、茯苓、泽泻、肉桂、附子、牛膝、车前子）改汤加利水消肿之品。

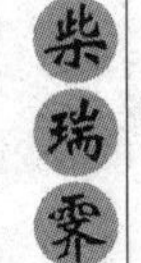

病例：侯某，女，24 岁。2012 年 7 月 26 日初诊。

患者在运城市中心医院诊断为慢性肾炎 5 年。现眼睑浮肿，下肢轻度浮肿。食纳欠佳，手足冰冷，四肢乏力。2005 年曾口服激素治疗，现服用“百令胶囊”“正清风痛宁缓释片”。舌质暗紫苔白，脉沉微弦。辅助检查：24 小时尿蛋白定量 312.5mg/24h（正常值为 0～150mg/24h）。初诊辨证：脾肺气虚，水湿内停。治以益气健脾，利水除湿。方用防己黄芪汤合五味异功散改汤加味。

处方：黄芪 30g，茯苓 25g，白术 20g，防己 10g，陈

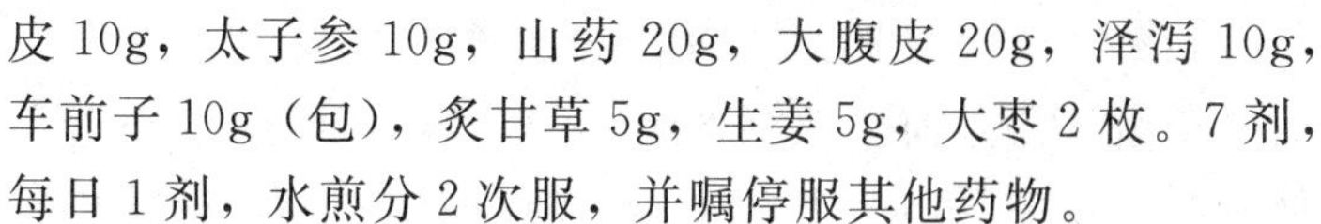

皮10g，太子参10g，山药20g，大腹皮20g，泽泻10g，车前子10g（包），炙甘草5g，生姜5g，大枣2枚。7剂，每日1剂，水煎分2次服，并嘱停服其他药物。

8月1日二诊：药后食纳好转，乏力减轻，于上方中化入五苓散，以强化膀胱气化。即上方加猪苓10g，桂枝10g，桑白皮15g。14剂。

8月16日三诊：药后小便通利，食欲转佳，水肿减轻，径用五苓散合五皮饮加白茅根30g。14剂。

8月31日四诊：服药1个月后肾功检查（—），24小时尿蛋白定量73.1mg/24h，明显下降至正常值范围。病退药减，单用五苓散改汤加白茅根30g。14剂。

9月15日五诊：水肿消失。今日在本院查24小时尿蛋白定量：49.2mg/24h，更比前下降至正常值范围。后两月病情平稳，调方兼顾治疗患者感冒、闭经等痊愈。

11月18日十诊：药后食纳正常，乏力消失，精神转佳。本院查24小时尿蛋白定量为27mg/24h，比前又大幅度下降至正常值范围，培补脾肾善后。

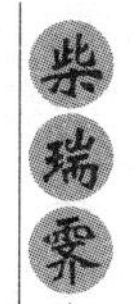

处方：炙黄芪25g，党参10g，炒白术20g，枸杞子10g，车前子10g（包），泽泻10g，沙苑子10g，当归15g，菟丝子10g，川断15g，炒杜仲10g，炙甘草5g。7剂，隔日1剂，服完停药观察。

4. 阴损络瘀，养阴活血

慢性肾炎水肿，经久不愈，水气及血，或屡用、过用温燥渗利之品，伤及阴分，渐致阴血受损，络脉瘀阻，病情复杂难解。据此，治当养阴活血与甘寒利水并举，其中活血祛瘀药的选用，则宜药性偏于寒凉者为佳，如赤芍、牡丹皮、益母草之属。常以清营汤合猪苓汤加减治疗。

病例：贾某，男，55岁。2012年5月27日初诊。

患者8个月前出现双下肢水肿，未予重视。2个月前体检时发现尿蛋白（+++），在运城市中心医院肾内科住院，确诊为慢性肾炎。予激素治疗，现服激素10片/日，浮肿消退。现自觉全身燥热，口干黏腻，食欲减退，疲惫乏力，小便色黄。舌质暗红，尖边内部隐隐透红，苔白微腻，脉弦洪数大。辅助检查：本院24小时尿蛋白定量1400mg/24h；尿检：尿蛋白（+++）。一诊辨证：瘀热内阻，湿浊瘀滞。针对服用激素后伤阴化热，治以清热养阴，通利湿浊。以清营汤合猪苓汤之意化裁。

处方：生地黄20g，赤小豆15g，猪苓10g，白茅根30g，桑白皮20g，茯苓30g，炒赤芍20g，泽泻10g，车前子10g（包），玄参15g，金银花25g，连翘10g，甘草5g。10剂，每日1剂，水煎分两次服，并嘱按要求递减激素。

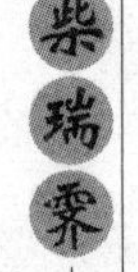

6月10日二诊：药后小便通利转清，身热口黏减轻，仍乏力。以归芪四苓散改汤加味。

处方：茯苓30g，生白术20g，猪苓10g，桑白皮15g，泽泻10g，车前子10g（包），当归15g，生黄芪20g，陈皮10g，女贞子10g，甘草5g。14剂。

后两诊药后平适，上症续轻，以上方加减出入治疗。

7月9日五诊：本院查24小时尿蛋白降至396.7mg/24h。舌质红微绛，苔白，脉弦数微涩。处以猪苓汤合增液汤加味。

处方：生地黄20g，玄参15g，麦冬10g，茯苓25g，猪苓10g，白茅根30g，泽泻10g，桑白皮20g，赤芍20g，益母草15g，泽兰10g，滑石10g，阿胶10g（烊化），甘

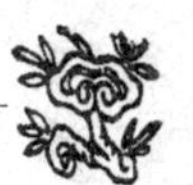

草3g。14剂。

7月23日六诊：身不觉热，仅夜半口干，食欲不佳，乏力腰困。舌尖边略红。本院尿检：尿蛋白微量；24小时尿蛋白定量再降至262.8mg/24h。停服激素半月，脾肾两虚之本渐现。处方以五苓散加益母草、泽兰、白茅根、牡丹皮、车前子、桑白皮。14剂。在后续治疗中，以培补脾肾为主，兼清利残余湿热，自觉无明显不适，在当地多次查肾功、尿检均正常。24小时尿蛋白定量因感冒、劳累略有反复，经坚持治疗接近正常值，仍在断续巩固治疗中。

（二）蛋白尿

慢性肾炎蛋白尿的治疗颇为棘手，不仅短期内不易消失，而且转阴后又多反复出现。有临床症状时，尿蛋白不消，一般症状消失后，尿蛋白也可能长期存在。所以，积极有效地控制或消除蛋白尿，有重要的临床意义。

1. 清利湿热，祛邪务尽

慢性肾炎蛋白尿久不消退，或反复出现，伴有轻度浮肿，纳呆口苦，脘腹胀满，腰部酸困，尿少而黄，大便黏滞不畅，身困倦怠，舌质淡红或暗红，苔薄白微腻，上罩浮黄苔，或薄黄微腻，脉沉细滑，或弦滑略数等症。此多由湿热内蕴，流连下焦，困遏脾气，清浊相干，漏泄尿中所致。其中，湿热流连为因，脾虚清浊相干为果，故治疗应审证求因。根据湿热流连，如油入面，难解难分的病因特点，以清利湿热为主，祛邪务尽，使邪去而正自安，达到消除蛋白尿的目的。临床上常随证自组方施治，若伴颜面或四肢浮肿，小便不利者，加茯苓皮25g，桑白皮15g，

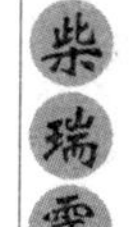

大腹皮15g，陈皮10g，生姜皮5g；若夹外感，恶寒发热，周身不适者，加香薷10g，生白术15g；若伴头晕头痛，血压偏高者，加珍珠母30g，钩藤15g，菊花10g，夏枯草15g；若有心烦不寐者，加竹茹15g，建莲子15g；若病久不愈，湿阻络瘀，舌质暗红或有瘀点、瘀斑者，加泽兰10g，丹参15g，赤芍10g，牡丹皮10g。

病例：王某，女，51岁。2011年8月7日初诊。

患者确诊为慢性肾炎1年半，曾在运城市中心医院肾内科住院治疗。现疲乏无力，面部烘热，头闷不舒，双手麻木发胀，情绪易波动，饮食不馨，下肢微肿，小便频数量少，泡沫较多，大便正常。激素面容，咽红，可闻及呼吸音粗。血压不稳。舌质暗红，苔薄白花剥，脉弦数。2011年6月在运城市中心医院诊治为高血压、冠心病。现服治疗冠心病及高血压药物（不详），服泼尼松每日4片。血压不稳。尿检：蛋白（+++）。一诊辨证为血虚肝郁，化热上扰，水湿内停。治以清肝养阴，兼利湿浊。

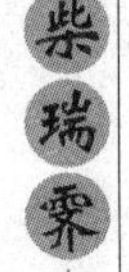

自组方：桑白皮15g，钩藤15g，车前子10g（包），茯苓30g，白茅根30g，猪苓10g，草决明子15g，牡丹皮10g，炒栀了10g，生地黄15g，怀牛膝15g，白芍20g，生白术20g，天麻5g，甘草5g。7剂，每日1剂，水煎分2次服。

8月15日二诊：药后自觉全身爽适，上症均轻。调整处方，加强利湿通络之力。

处方：桑白皮15g，猪苓10g，白茅根30g，茯苓20g，茯苓皮15g，泽泻10g，车前子10g（包），生地黄15g，炒栀子10g，牡丹皮10g，怀牛膝15g，菊花10g，赤小豆15g，竹茹15g，丝瓜络15g，甘草5g。14剂，煎

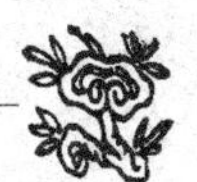

服同上。

9月2日三诊：药后血压平稳，情绪改善，小便通利，下肢肿消，尿中泡沫减少，双手麻胀减轻，唯觉乏力。上方加黄芪20g，当归15g。14剂，煎服同上。

9月17日四诊：乏力觉轻，上症续减。本院当日尿检：蛋白（+）。调整处方，平和稳进。

处方：菊花10g，桑白皮15g，茯苓30g，白茅根30g，猪苓10g，车前子10g（包），牡丹皮10g，草决明子20g，泽泻10g，茯苓皮20g，竹茹15g，赤小豆15g，甘草5g。14剂，煎服同上。

10月8日五诊：药后平适。上方加丹参15g，益母草15g。15剂，煎服同上。

10月23日六诊：尿检：蛋白（+-）。上方去丹参、益母草，加麻黄5g，连翘10g。合入麻黄连翘赤小豆汤。14剂。

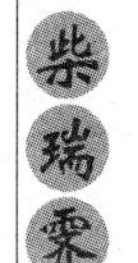

11月9日七诊：药后尿检（-）。自觉无明显不适。处方四君子汤合五子黑豆汤（沙苑子、枸杞子、车前子、菟丝子、女贞子、炒黑豆）14剂，每日1剂，嘱停药观察。

2014年5月22日因更年期综合征，前来就诊。告一年来多次尿检均正常。本院当日尿检（-）。

2. 培补脾肾，益阴扶阳

慢性肾炎蛋白尿久不消退，或反复出现，伴有轻度浮肿，倦怠无力，精神萎靡，腰膝酸软，饮食减少，小便不利，面色无华，舌淡苔白，脉沉细弱等症。此为久病正伤，脾肾亏损，致阴阳俱虚，使精气失于摄藏。若脾肾受损，精微外泄，久而久之，精亏不能化气，累及脾肾阳

虚；阴精外泄耗散，不能补充阴血，累及脾肾阴虚，最终导致脾肾不足，阴阳两虚。此时，除急性发作，或感受外邪，饮食失调，兼夹湿热之邪，治疗暂用清利湿热之剂外，一般则以培补脾肾、益阴扶阳治疗为本，使正气渐充，固藏复常，达到控制或消除蛋白尿的作用。

临床常用柴浩然先生家传经验方“五子黑豆汤”，即女贞子 10g，沙苑子 10g，枸杞子 10g，菟丝子 10g，车前子 10g，童便制黑豆 30g。此方为培补脾肾，平调阴阳之剂，可长期服用，而不失偏颇。

由于蛋白尿久不消退，使人体精微物质大量漏泄，故在阴阳俱虚的前提下，因人而异，有的偏于气虚，有的偏于阴虚，有的偏于阳虚，有的偏于阴虚阳亢，故根据临床常见的不同证型，又在“五子黑豆汤”基础上加减衍化为四首经验方。

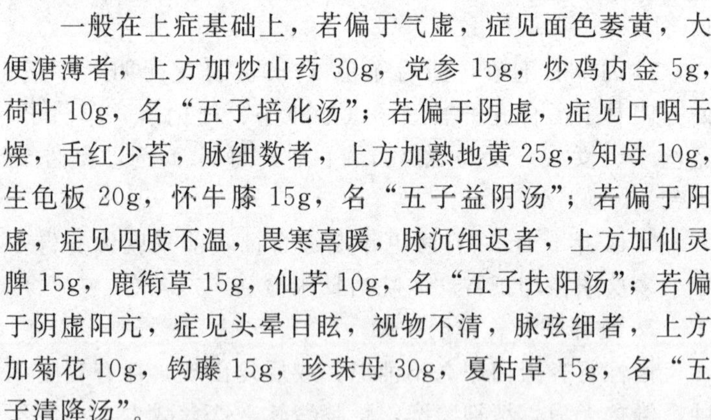

一般在上症基础上，若偏于气虚，症见面色萎黄，大便溏薄者，上方加炒山药 30g，党参 15g，炒鸡内金 5g，荷叶 10g，名“五子培化汤”；若偏于阴虚，症见口咽干燥，舌红少苔，脉细数者，上方加熟地黄 25g，知母 10g，生龟板 20g，怀牛膝 15g，名“五子益阴汤”；若偏于阳虚，症见四肢不温，畏寒喜暖，脉沉细迟者，上方加仙灵脾 15g，鹿衔草 15g，仙茅 10g，名“五子扶阳汤”；若偏于阴虚阳亢，症见头晕目眩，视物不清，脉弦细者，上方加菊花 10g，钩藤 15g，珍珠母 30g，夏枯草 15g，名“五子清降汤”。

病例：王某，女，63 岁。2014 年 7 月 31 日初诊。

患者诉诊为慢性肾炎 2 年。断续服用黄葵胶囊、百灵胶囊等中西药物，但多次尿检蛋白尿仍为（+）、（++）

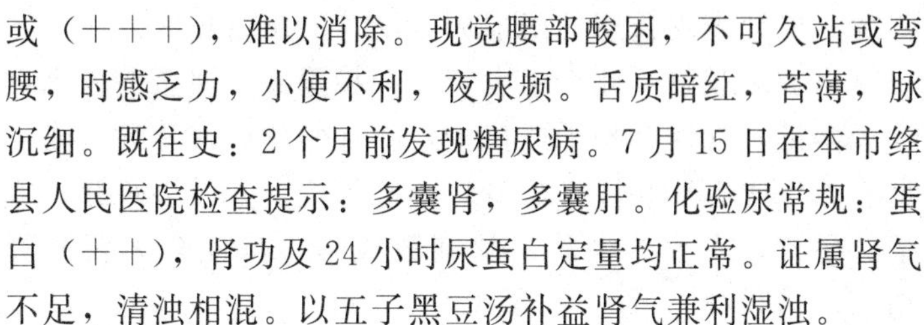

或（＋＋＋），难以消除。现觉腰部酸困，不可久站或弯腰，时感乏力，小便不利，夜尿频。舌质暗红，苔薄，脉沉细。既往史：2个月前发现糖尿病。7月15日在本市绛县人民医院检查提示：多囊肾，多囊肝。化验尿常规：蛋白（＋＋），肾功及24小时尿蛋白定量均正常。证属肾气不足，清浊相混。以五子黑豆汤补益肾气兼利湿浊。

处方：车前子10g（包），枸杞子10g，菟丝子10g，沙苑子10g，女贞子10g，草决明子15g，炒黑豆皮15g。7剂，每日1剂，水煎分早晚温服。

8月8日二诊：药后觉腰困减轻。8月7日在绛县化验诊所（编号2163）尿检：蛋白（＋）。上方加炒山药25g，白术15g，泽泻10g。14剂，煎服同前。

8月23日三诊：药后在绛县尿检（－）；24小时尿蛋白33.5。上方加鹿含草15g，7剂，续服。

9月2日四诊：服药期间8月29日在绛县尿检：蛋白（－）；24小时尿蛋白定量33.5mg/24h。上方加怀牛膝15g。14剂，嘱隔日一剂，服完停药观察。

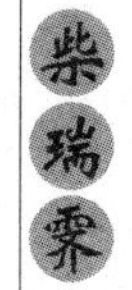

上述经验各有侧重，亦有联系。若湿热之邪清利后，虚象渐露端倪，或脾肾亏虚又复感外邪，湿热兼夹未解，可根据具体病情变化，灵活权变运用，关键在于权衡虚实之间的主次轻重，在突出重点的同时，将二者兼顾起来。此外，慢性肾炎若以水肿为甚，可在利水消肿之后，再按上法辨治。

（三）隐血尿

一般来说，慢性肾炎隐血尿与蛋白尿同时出现，辨证治疗不做单独考虑。但是，某些慢性肾炎，特别是IgA

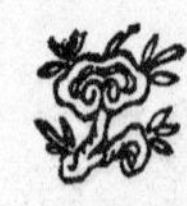

肾病，单纯表现长期的隐血尿，治疗的难度较大。

据临床观察，此类患者持续尿检隐血，而蛋白为阴性或者微量，常伴有咽干或口干，腰膝酸软，或耳鸣，或手足心热，或心烦寐浅，或身热夜甚等症。舌质多暗红，或暗红微紫，或舌绛少苔，脉细数或涩。辨证多为营阴耗伤，水热互结。

对此，常用《伤寒论》猪苓汤（猪苓、茯苓、泽泻、阿胶、滑石）加白茅根、小蓟、丝瓜络、荆芥、焦地榆等，或用六味地黄汤合二至丸改汤。如偏于营热伤阴，可用《温病条辨》清营汤（犀角、生地黄、玄参、竹叶、麦冬、丹参、黄连、金银花、连翘）加味化裁。

病例：王某，女，62岁。2012年3月18日初诊。

患者1年前于体检时发现隐血尿（＋＋）。尿急、尿味大，下肢困重，眠浅梦多。舌质红，苔薄，舌根部苔腻，脉弦细微数。口服黄葵片、肾炎平片，效果不明显，转请中医治疗。一诊辨证为：肾阴不足，气化不行。以六味地黄丸合二至丸改汤化裁加味。

处方：生地黄20g，女贞子15g，熟地黄20g，茯苓15g，炒山药30g，泽泻10g，牡丹皮10g，枸杞子10g，小蓟10g，白茅根30g，旱莲草15g，甘草5g。7剂，每日1剂，水煎分2次服。

3月26日二诊：药后尿急、尿味大均显轻。据证以四苓散改汤加丝瓜络、小蓟、白茅根、荆芥等，调理治疗十余诊，小便通利，睡眠佳，精神明显好转，下肢困重减轻。但隐血化验指标续减为（＋），难以消除。

11月21日十三诊，改用猪苓汤加味以专力治疗隐血尿。

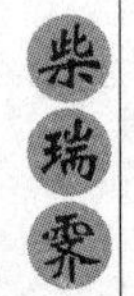

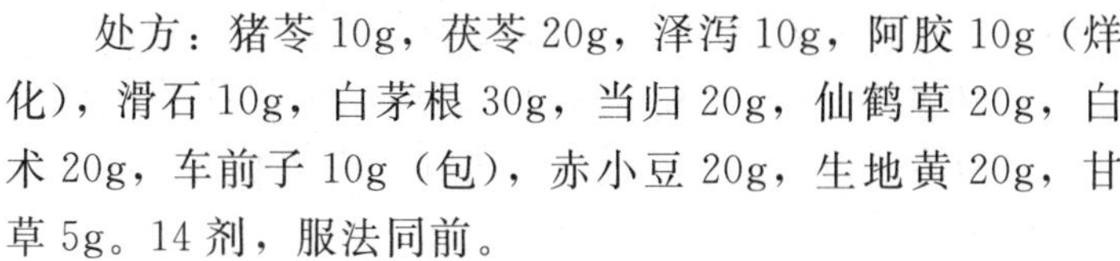

处方：猪苓 10g，茯苓 20g，泽泻 10g，阿胶 10g（烊化），滑石 10g，白茅根 30g，当归 20g，仙鹤草 20g，白术 20g，车前子 10g（包），赤小豆 20g，生地黄 20g，甘草 5g。14 剂，服法同前。

药后隐血消失。为巩固疗效，续在上方基础上化裁并加入荆芥、焦地榆、丝瓜络等，连服 30 余剂。期间，两次尿检隐血均为（—）。

中　风　病

一、概述

中风病，又称脑卒中，是肝失疏泄，气血逆乱，进而产生风火痰瘀，以致心（脑）窍闭塞，或经络痹阻，出现突然昏仆，不省人事，手足瘫痪，或半身不遂，口眼㖞斜，舌謇语涩，偏身麻木为主症的一种常见病和多发病。

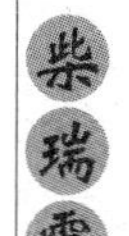

由于中医对中风病的概念和中风病因学说的不断演变和发展，中风病的治则和治法在历史上产生了巨大的改变。约而言之，唐宋以前是以外风立论，治疗以祛风为主；唐宋以后多以内风立论，治疗以息风为主，并进行正虚发病与治疗的理论与临床探索；近代和现代对中风病的治则和治法开展了多元化的研究，并对滋阴潜降法和补气活血祛瘀法十分重视。

由此，出现了“三个过程”：

1. 中风病的发生、发展、演变及预后，是一个极其复杂的发病过程。每个人因发病的轻重、缓急与兼夹病证

的不同，其临床表现和治疗方法也不尽相同。

2. 历代医家对中风的病因、病机、病证及辨证诊治方法，经历了一个相当长的认识过程，逐渐形成了各具特色的临床经验。

3. 千百年来，中风病的内涵与概念，经过了由广义到狭义；中风的病因经历了以外风为主到以内风为主；中风病的治疗经历了演变与融合、继承与发展的过程。

因此，对中风病的理论梳理和临床厘定，成为中医临床上必须面对的重要学术问题，从源头上和经典中寻找对现代临床治疗中风病的有益启迪和借鉴，是十分必要的。

二、《内经》对中风病的本质认识

1. 《内经》所论“中风”非现在所指的中风病

《内经》所论“中风”一词，均为外感病或外感重症，而非现在所指的中风病。如《素问·风论》记载“新沐中风，则为首风”；“入房汗出中风，则为内风”；“饮酒中风，则为漏风”等，均为“风邪中人”或“风邪伤人”的外感病证。其中“入房汗出中风，则为内风”的表述，亦为内虚风中之意。即便《素问·风论》又及“风中五脏六腑之俞，亦为脏腑之风”的“五脏风”，皆有风病“多汗恶风”的症状特点，也是一类外感病影响脏腑功能失调的重症，与今所指中风病完全不同。

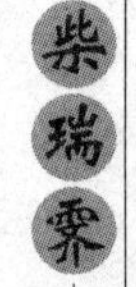

2. 《内经》以外风立论中风病的“中经中络”

尽管《内经》“中风”的表述为外感病证，但对“中风病”的描述确有脉络可循。如《素问·风论》在风病的系统论述中，即有五脏风、脑风、内风、漏风与泄风、偏风与风痱、劳风、疠风等风病。其中偏风即今所讲的“中风病”范畴，偏风又称偏枯，及半身不遂。如《素问·风论》谓：“风中五脏六腑之俞，亦为脏腑之风，各入其门户，所中则为偏风。”又谓：“风之伤人也……或为偏枯……或内至五脏六腑。”《灵枢·刺节真邪》亦谓：“虚邪偏客于身半，其入深，内居营卫。营卫稍衰则真气去，邪气独留，发为偏枯。”后世医家张景岳指出：“偏枯者半身不遂，风之类也。”不难看出，偏风（偏枯）或由风邪侵入人体一侧，使营卫虚衰、肢体失养所致。由于《素问·风论》所论之中风病为较轻浅的中经或中络的中风病证，而且是在广义的风病中加以阐述，始终留有“内外风合论”或“内外风不分”的痕迹或烙印，多少给后学的认识和理解带来歧义，或为后世医家所诟病。

至于风痱，《灵枢·热病》谓：“痱之为病也，身无疼痛，四肢不收，智乱不甚……甚则不能言，不可治也。”既有对中风病或中风后遗症的描述，也有对现在神经系统其他疾病的认识。

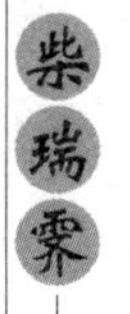

总之，《内经》风病除外感病外，也囊括了现在的中风病。

3.《内经》以内风立论中风病的“中脏中腑”

中风病之中脏与中腑的病证类型，主要表现为忽然昏厥、不省人事、手足瘫痪或半身不遂。《内经》的有关论述是散在于《素问·风论》以外的相关篇章。其病证表现主要有厥、大厥、暴厥、薄厥、煎厥等。

如《素问·厥论》：“厥……令人暴不知人。”对此，后世医家张景岳指出：“厥者，逆也。气逆则乱，故忽为眩仆脱绝，是名为厥。甚至猝倒暴厥，忽不知人；轻则渐醒，重者即死，是为危候。”

《素问·调经》云："血之与气，并走于上，则为大厥，厥则暴死。气复反则生，不反则死。"可见，大厥是由气血并逆于上所致突然昏倒、不省人事的病证。

《素问·大奇论》云："脉至如喘，名曰暴厥。暴厥者，不知与人言。"《素问·通评虚实论》又云："暴厥而聋，偏闭塞不通，内气暴厥也。"说明暴厥即猝暴之昏厥。其脉来滑疾，多由痰火上壅所致。

《素问·生气通天论》："大怒则形气绝，而血菀于上，使人薄厥。"《素问·举痛论》又云："怒则气逆，甚则呕血。"进一步说明薄厥是大怒气逆所致昏厥的病证。

《素问·生气通天论》："阳气者，烦劳则张，精绝，辟积于夏，使人煎厥，目盲不可以视，耳闭不可以听……"《素问·脉解》又云："肝气当治而未得，故善怒。善怒者，名曰煎厥。"对此，后世医家吴昆认为此乃："怒志煎熬厥逆也。"

以上所论，《内经》虽未明确说明是中风病，但从其描述猝然或暴发神志昏仆的病证，以及气机逆乱、脏腑失调的病机，符合中风病中脏中腑的病证类型。

4.《内经》中风病六气与脏腑的病机

《内经》认识中风病，基于临床证候特点，分别从风病和厥病加以论述。前者偏于中经中络，后者重在中脏中腑，二者构成《内经》对中风病的完整认识。由于疾病变化的机制颇为复杂，病因病证同中有异，《内经》在其整体观指导下，提出辨别病证的寒热风火属性，确定病变所在脏腑的具体方法。如《素问·至真要大论》的"病机十九条"，是关于五脏六气病机分类的纲领。

"诸暴强直，皆属于风"，将突然发作的经脉拘急、肢

体强直，以及僵仆病证，归属于六气致病之风。高士宗曰："诸一时卒暴筋强而直，屈伸不能，乃足厥阴肝经之病。厥阴主风，故皆属于风。"此类病证虽有外风与内风之别，外风为风邪侵袭，内风为肝风所致。但是，根据《素问·阴阳应象大论》"风气通于肝"的理论，外风与内风皆与脏腑之肝密切相关。所以，《内经》从风病认识中风病之中经中络的"偏风"或"偏枯"，从厥病认识中风病之中脏中腑的"诸厥"，二者合观，达成了《内经》对中风病整体认识的高度。

"诸风掉眩，皆属于肝"。掉者，摇也，指震颤、摇动不定的病证。眩者，指头晕目眩之证。强调此类因内风所致震颤摇动和头晕目眩的病证，都与肝相关。《素问·阴阳应象大论》谓"风胜则动"，又将风胜的病因与动摇的病证密切联系在一起。这种内外风相互引动的理论阐述，进一步说明不论外风引动内风，还是内风兼夹外风，抑或外风与内风相煽，均符合中风病的发病机理与辨证论治的客观实际。特别是《内经》对中风病"内外风合论"的整体观，对本病的临床治疗有着重要的指导意义。

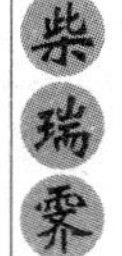

5. 《内经》中风病与心包的关系

心胞络，简称心胞，亦称膻中。《灵枢·胀论》谓："膻中者，心主之宫城也。"具有保护心脏，"代君受邪"的功用。《灵枢·邪客》曰："心者，五脏六腑之大主，精神之所舍也。其脏坚固，邪弗不能容也。容之则心伤，心伤则神去，神去则死矣。故诸邪之在于心者，皆在于心之胞络。"《内经》中风病之中脏中腑的病证，除与肝脏相关外，还与心包受邪为患密切相关。

这是因为，一是中风病中脏中腑所见突然昏仆，"暴

不知人”等神志失常的临床表现，除发病突然、动摇震颤、“皆属于肝”的风病特点外，又具有风火痰瘀蒙蔽心包的病证特征，是典型的心包受邪为患所致；二是足厥阴肝经与手厥阴心包经均属厥阴，二者在中风病中脏中腑的发病和病证上有着相互影响的必然联系，肝风内动常导致心包受邪，而热入心包或风火痰瘀蒙蔽心包，也常兼见肝风内动的病证特征；三是中风病因肝失疏泄，气血逆乱，裹挟风火痰瘀蒙蔽心包，出现中脏中腑等神志病证，临床治疗互为兼顾，才能明显提高疗效。后世医家运用开窍醒神之法治疗中风病，即源于此。

6. “风气通于肝”的理论与临床意义

“风气通于肝”，出自《素问·阴阳应象大论》“东方生风，风生木，木生酸，酸生肝，肝生筋……”将风、木、酸、肝、筋对应联系在一起，故“风气通于肝”是中医天人相应观念的重要体现。可见“风气通于肝”，既有生理上的联系，也必然引发病理上的影响。因此，探讨《内经》以外风立论，以风病涵盖中经中络“偏风”或“偏枯”等中风病，以及《内经》以降盛行以祛风药为主治疗中风病等，“风气通于肝”便是必须面对的理论与临床的重要问题。

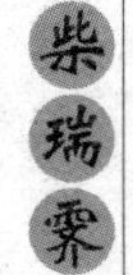

（1）风气顺遂肝木之性　肝气条达，其性升发，舒阳布阴，和谐五脏，对人体气机的升降出入起着重要的调节作用。而风气的升发之性，与肝之疏泄条达之用相通。诚如《素问·生气通天论》所说：“苍天之气，清净则志意治，顺之则阳气固，虽有贼邪，弗能害也。”因此，风气顺遂肝木之性，顺则为补，故风药有条达和濡养肝气的作用。

（2）风气逆伐肝气为病　风气固然能够条达和濡养肝气，但风气太过或不及，亦可逆伤肝气为病，《金匮要略》谓："人禀五常，因风气而长，风气虽能生万物，亦能害万物。"若风气异常，则逆其肝木之性，戕伐肝气为病。诚如后世医家张志聪所云："逆，为逆其升发之气也。肝属木，旺于春，春生之气，逆则伤肝。"故《内经》将风气异常所致"偏风"或"偏枯"，归于风病中加以论述，说明中风病之中经中络的病证，确与风邪为患相关。

（3）风药用于治疗中风病　中风病虽为气血逆乱，进而产生风火痰瘀闭塞心（脑）窍，痹阻经络，但肝失疏泄则是重要的发病机制。因此，运用祛风方药行气解郁，散血活血，在中风病的治疗中有一定疗效。如《金匮要略》所载侯氏黑散、《古今录验》续命汤，以及《千金要方》的大、小续命汤等，均是治疗中风病的著名方剂。

三、《金匮要略》对中风病的辨治特色

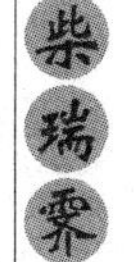

（一）《金匮要略》所论中风病的特点

1.《金匮要略》所论中风病是内虚风中，经脉气血痹阻，或脏腑功能紊乱，出现肢体麻木，半身不遂，神志不清，语言謇涩，口眼㖞斜为主的病证。

2.《金匮要略》与《伤寒论》所论中风不同：《伤寒论》中风是指外感病，属证名，病位是风中肌表经络，亦称为真中风；《金匮要略》是指内伤病，属病名，病位除中肌表经络外，亦可直中脏腑，亦称为类中风。

3.《金匮要略》所述"中风病"包含现代医学的面神经炎（外风）、脑卒中（内风）。此处的"外风"，亦与

《伤寒论》“中风”不同。

（二）《金匮要略》中风病的脉证与病机

【条文】夫风之为病，当本身不遂，或但臂不遂者，此为痹，脉微而数，中风使然。

1.“或但臂不遂”是中风还是痹证

中风可以出现单纯臂（上肢）不遂或下肢不遂（大脑顶叶、额叶梗塞病灶），发病初期并无疼痛，或少有麻木，只为“不遂”。在久治不愈，上肢废用之后，才可伴随关节疼痛或麻木。中风先兆可出现手指麻木，而非“臂麻木”。

痹证临床因疼痛出现上肢关节活动受限或者麻木，但非“不遂”，不会出现“但臂不遂”。

2.“此为痹”是病证抑或病机

“痹”有病证与病机两种含义：病证名称有据病邪偏胜而命名，如寒痹、湿热痹等，或以病变部位而命名，如胸痹、肌痹等；病机则多指经脉痹阻。条文在论述病证之后，用判断句式行文“此为痹”，当指病机无疑。另外，《伤寒论》与《金匮要略》中从无病证名称“痹”的论述，《金匮要略》关于“痹证”的论治，是在“痉湿暍病脉证治”和“中风历节病脉证并治”中论述的。大多医家是以“痹证”的概念，错误的理解病机“痹”的内涵。

（三）本篇中风病是单论内风抑或内外风合论

【条文】寸口脉浮而紧，紧则为寒，浮则为虚；寒虚相抟，邪在皮肤；浮者血虚，络脉空虚；贼邪不泻，或左或右；邪气反缓，正气即急，正气引邪，㖞僻不遂。

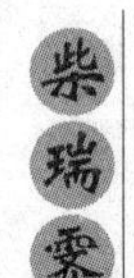

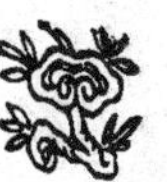

从条文中“寒虚相抟，邪在皮肤”“浮者血虚，络脉空虚”“贼邪不泻，或左或右”的论述来看，当属内外风合论。

“㖞僻不遂”（面瘫）是由于外风抑或内风所致？仲景当时无法区别周围性抑或中枢性面瘫，即使现代医学若不借助影像学检查亦难以鉴别。面神经炎（外风）可致周围性面瘫；脑桥或脑干梗塞（内风）可出现中枢性面瘫。故亦当属内外风合论。

内外风合论在临床上，既有价值，也存在局限。如㖞僻不遂，临床用辛散祛风方法，治疗外风所致面瘫，有很好的疗效。治疗内风所致面瘫，亦有疗效。对于内风所致的面瘫，后世医家综合使用疏散外风与平息内风的方法治疗，效果更好。

（四）中风病中经、络与中脏、腑“四分法”的意义

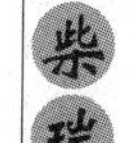

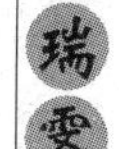

【条文】邪在于络，肌肤不仁；邪在于经，即重不胜；邪在于腑，即不识人；邪在于脏，舌即难言，口吐涎。

《金匮要略》中风病证治“四分法”，构建了中风病辨证的治疗理论与临床的纲领性框架。唐宋以前的医家在《内经》理论与《金匮要略》框架的基础上进行了补充和完善，奠定了外风立论的研究基石。

仲景的关于中风病的四分法，现在大多中医在临床上已经废用。中风病浅深轻重不同，表现各异；病证不同，辨证与治疗自然不同。“四分法”的临床启迪与感悟是：疏散风邪为主的方法可以治疗内风所致的中风病。

疏散风邪多为辛温之品，辛能散能行，辛能疏散表邪，亦能行血散瘀；温性亦能通行血脉。特别是中风早期，只

要脑卒中表现为中经中络者，运用此法，既有理论依据，又有实践验证。中风早期或中经中络者，单纯使用活血祛瘀的方法收效甚微或无疗效。所以不能作为唯一方法。

后世特别是明清以后对中风病的认识更加深入，辨证更为丰富多样，治疗更有新的突破，使得以疏散外风为主的临床局限性更为凸显，但绝对不可弃之不用。

四、《内经》以外风立论中风病对现代临床的启迪

1. 符合中医认识疾病的规律

认识疾病：症状—证候—疾病。

辨证论治：症状—病因—证候—疾病。

结合现代医学，客观评价中风病理论的整体达成。

2. 《内经》中风病的定位特点

经络定位："分腠之间"（《灵枢·热病》），"内居营卫"（《灵枢·刺节真邪》）。

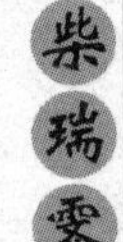

脏腑定位：肝脏（"巅疾"《素问·玉机真脏论》）。

"巅顶之上，唯风可到"（足厥阴肝经）→巅顶之疾，唯风药可达。

心包（心脏，代心受邪），神智改变。

现代中风病"病位在脑"的局限思维，抛弃了中医辨证论治的精髓。

3. 《内经》外风立论的临床意义

对中风病"中经中络"的治疗，具有重要的理论与临床指导意义。

对中风病"中脏中腑"的治疗，亦具有重要的临床价值。

对中风病"中脏中腑"恢复期的治疗，临床价值更

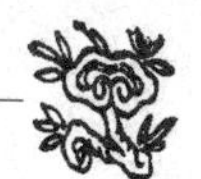

大，不能武断地全盘否定。

4.《内经》外风立论的现代观点

现代医家推崇外风立论，运用祛风为主的方药治疗中风病（脑血栓）不乏其人，如冉雪峰、赵锡武、张惠五等。并赋予“治血先治风，风走血亦行，以及风去血自通”等新的内涵，认为祛风药有调节发汗中枢，改善末梢循环及感觉神经末梢的功能。

《健康报》1996年3月24日（3）报道，北京中医药大学等8家单位进行的“北京地区六气/六淫对中风发病影响的研究”，结合气象学资料提出了六气/六淫异常变化是中风发病的重要诱因。德国Crau等认为，近期细菌或病毒感染是脑梗死的一个危险因素。其他一些研究结果也显示，气候变化是中风病的好发之时，尤其好发于冬季。在低温低湿下，中风发病率明显增高。这些均为风寒外邪是中风发病的主要诱因提供了证据。

近年来，对常用祛风药物（如麻黄、桂枝、细辛等）和祛风方剂（如续命汤及其类方）在中风病治疗中的作用的研究逐步深入。有人大胆探索续命汤等祛风方预防和治疗中风急症，已经显示出据外风理论治疗中风病亦有一定的理论、临床和实践基础。

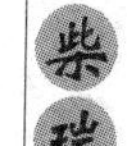
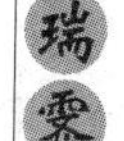

风药一般味薄气轻，辛散升发，灵动善行，具有行气、活血、升阳、解郁或疏肝、散肝、平肝等作用。因风药能顺应肝气条达之性，调节气血正常运行，能够治疗肝失疏泄所致的相关疾病，中风病即在其中。现代药理研究也表明，多数风药具有扩张冠状动脉和外周血管、降压、降脂、改善微循环、改善神经体液调节、降低血液黏稠度，以及抗炎、抗凝、抗血栓等多方面作用。

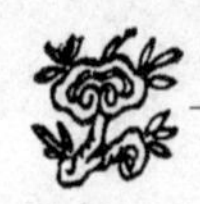

5. 《内经》中风理论对后世的影响

唐宋以后医家针对外风立论与临床治疗的局限性，创立内风立论的学术思想，是对中风病理论研究与临床实践的创新与发展。如平肝息风、滋阴潜阳、开窍醒神、通腑泄热、引血降冲、补虚扶正、化痰通络等，都有能体现《内经》以降外风立论的学术思想，都能找到外风立论思想的烙印，反映了中医千百年来的继承与发展、融合与创新，应该历史地、客观地、整体地、全面地认识和把握，而不能简单地取舍或遗弃。

尤其是厘定"木曰敷和"的肝主疏泄理论及"风气通于肝"的整体观念，对后世正确使用平息内风法治疗中风病，更能增强其理论指导和临床应用的技巧。

6. 对现代研究中风病治疗的指导

临床研究：突出辨证思维，区别中风类型；分清阶段治疗，权衡主次轻重；融合各家所长，继承发展创新。

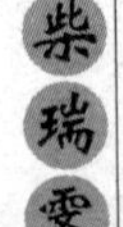

实验研究：单味药的研究走入"线性思维"的误区；复方药物的研究陷入"相须（相辅相成）"的泥潭；今后应重视和探索"相反（相反相成）"方药配伍的研究。

五、名方举要

（一）侯氏黑散（《金匮要略》）

【原文】侯氏黑散：治大风四肢烦重，心中恶寒不足者。

菊花十分，白术十分，细辛三分，茯苓三分，牡蛎三分，桔梗八分，防风十分，人参三分，矾石三分，黄芩五分（一本作三分），当归三分，干姜三分，芎穷三分，桂枝三分。

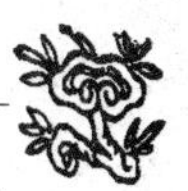

上十四味，杵为散，酒服方寸匕，日一服，初服二十日，温酒调服，禁一切鱼肉大蒜，常宜冷食，六十日止，即药积在腹中不下也。热食即下矣，冷食自能助药力。

注：《外台秘要》记载侯氏黑散为仲景引用前人的经验方，仲景认为此方可以治疗中风病（原治“风痱”）。“大风”区别于外风，是对内风的特别表述。沈明宗谓“直侵肌肉脏腑，故为大风”。风痱（内风的一种），临床表现为四肢烦重，而非半身不遂。以方测证，侯氏黑散用治中风轻症或后遗症。方解：

祛风：菊花祛风清热为君，防风疏散风邪为臣。

补虚：人参、茯苓、白术、当归、川芎，补益气血为佐。

祛痰：白术、桔梗、矾石，化湿祛痰开结为佐。

祛寒：桂枝、干姜、细辛，温通开痹为佐。

清热：黄芩，既可助菊花清热为臣，又可制辛散温通太过为佐。

全方攻补兼施、寒热并用、升降结合。

尤在泾：“此方……去风除热、补虚下痰之法具备，以为中风之病，莫不由是数者所致云尔。学者得其意，毋泥其迹可也。”

由此可见，祛风、清热、补虚、祛痰，概括了中风病的治疗原则，后世治疗中风大法亦不外乎此。

赵锡武老中医认为：本方可作为半身不遂善后方。

（二）风引汤（《金匮要略》）

【原文】除热瘫痫。

大黄、干姜、龙骨各四两，桂枝三两，甘草、牡蛎各

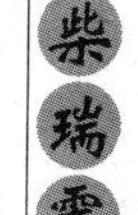

二两，寒水石、滑石、赤石脂、白石脂、紫石英、石膏各六两。

上十二味，杵，粗筛，以韦囊盛之，取三指撮，井花水三升，煮三沸，温服一升。治大人风引，少小惊痫瘛疭，日数十发，医所不疗，除热方。

注：风引为古病名。风痫掣引，即癫痫发作时的状态。亦为仲景借用前人之方治疗中风病。主治病证：热、瘫、痫。以方测证：其病机为肝火偏旺，肝风内动。

方解：此方为重镇潜阳、清热息风之剂。方中“六石”（金石类药）为君，清热重镇息风。其中石膏、寒水石、滑石，清热泻火；赤石脂、白石脂、紫石英，重镇潜阳。大黄苦寒泄热，龙骨、牡蛎重镇潜阳安神为臣；干姜、桂枝为反佐，恐上药寒凉伤胃，且能遏行血脉；甘草为使。

赵锡武认为：“半身不遂为主，兼高血压者，予潜阳通络，选用风引汤加磁石、龟板、鳖甲、生铁落。”冉雪峰对此方的阐释颇有见地，详引如下：“查此方为镇定神经，兼复脉救逆之方，此在外台名紫石汤，疗大人风引，小儿惊痫瘛疭，日数十发，医所不疗及除热等。方名风引，原系治风。古人之所谓风病，即今之所谓脑病，脑病的因素甚多，苟果邪热犯脑，狂飙飞扬，气血交并于上，自以镇降潜纳，下引下泄为适应。本方六石之镇降，龙牡之潜纳，大黄之下引下泄，诚为切当，方内兼用干姜、桂枝，向不解作者意义，知见无从证入，久而生悟，因编辨证中风问题之解决一书。本方桂枝强心，增加血中氧化，干姜复脉，并求到脉的资生源头。病当邪炽气盛，体实脉实，镇潜引泄之不暇，何须姜桂？但羁延日久，心体弛衰下降，脉搏与呼吸不应，危在顷刻，徒事镇潜引泄，必有

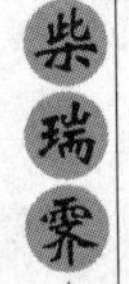

则绝，邪正同归于尽之虞。此际加桂加姜，一面镇纳邪气，使不上逆，一面鼓舞中气，俾之斡运，所以本方不宁镇定神经，而兼复脉救逆也。此等证，非证入学理最深层，安能望救？后贤谓姜桂益减用，或谓姜桂宜除去，而不知有不可减，不可去者在。不用姜桂，只能疗中风轻症；用姜桂，乃能疗中风坏症。学者当深维其所以然之故也。”

（三）小续命汤（《备急千金要方》）

组成：麻黄，防己，人参，黄芩，桂心，甘草，芍药，川芎，杏仁，附子，防风，生姜。

功用：祛风散寒，益气温阳。

方解：本方所治之中风病，是由正气不能内守、风邪猝然外中所致。方中麻黄、防风、防己、杏仁、甘草、生姜等，祛风通络以散表邪。麻黄能宣通九窍，杏仁能通降肺气，甘草能益气和中，《金匮要略》杂疗方中记载此三味名还魂汤，主治猝死。小续命汤原治“中风欲死”，方中用此三味药，魂可得还则命亦得续，故名“续命”。邪之所凑，其气必虚，故用人参、附子、桂心益气助阳，芍药、川芎养血活血，使正气复则邪气自去。风邪外壅，里气不宣，则易郁而生热，故以黄芩清热为佐。诸药合用，共奏辛温发散、扶正祛邪之效。

此外，还有地黄饮子、补阳还五汤、半夏白术天麻汤、天麻温胆汤等，皆在临床上常用于中风病的治疗，疗效确切。

六、验案举例

病例1：王某，男，70岁。2014年7月28日初诊。

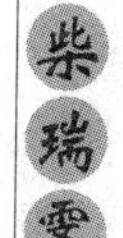

患者脑梗3个月，现右侧肢体软弱无力，不能行走，神情淡漠，表情呆滞，神志迷瞪，语言障碍，坐轮椅就诊。家属代述右侧肢体软弱无力，伴身微恶寒，手足不温，饮水呛咳，咳嗽有痰，便溏。舌质淡青微紫，苔白厚腻，上罩黄色，脉浮弦微滑。2014年4月CT检查：小脑渗血。6月患带状疱疹。入院颅内MRI（号2675）检查示：左侧脑室体旁及左侧脑室后三角区多发新鲜小梗死灶；血压140/90mmHg。经输液病情趋稳，恢复缓慢。转请中医治疗。此属中风病之中脏腑之证，经输液治疗后，中经络之证较为明显。其病机为：风邪壅表，阳虚中风。方用《千金要方》小续命汤。

处方：桂枝10g，附子10g（先煎30分钟），川芎10g，麻黄10g，党参15g，赤芍15g，杏仁10g，防风10g，黄芩10g，防己10g，甘草5g。6剂，每日1剂，水煎分两次服。

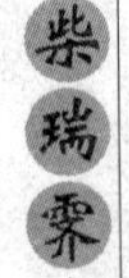

8月5日二诊：患者由亲属稍扶左臂轻松步入诊室就诊。亲属喜告上方服后，一天一个样地见轻，人一下子清醒了许多。精神好转，食欲增加，饮水呛咳显轻。上方加白术20g，泽泻10g。12剂，煎服同上。

8月18日三诊：手足转温，身不恶寒。可以缓慢言语，但含混不清。上症续轻，仍便溏。改拟补阳还五汤加味。

处方：炙黄芪30g，当归15g，川芎10g，桃仁10g，红花10g，赤芍20g，地龙10g，全蝎5g，桂枝10g，秦艽10g，豨莶草15g，甘草5g。12剂，煎服同上。

9月2日四诊：药后大便成形，除言语不利外，上症基本消失，日常生活可以自理。处济生肾气丸改汤加味，

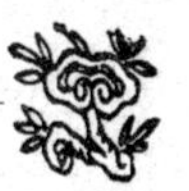

14剂，巩固善后。半年后回访，病情平稳。

按：此案属中风后遗症，病位为中经络，病机属风邪壅表，阳虚中风。一诊处以《千金要方》小续命汤原方，祛风通络以散表邪，益气温阳以通血脉，表壅得解，里气得温，气血通和，中风之症自然消减，故药后显效；二诊加泽泻汤健脾降浊，降利余邪；三诊以益气活血通络为治，用王清任补阳还五汤，加秦艽、豨莶草二味，疏肝息风通络，加桂枝温通以加强全方之效力，使见症续轻；四诊以济生肾气丸，补益肝肾，做图本善后之治。全案立足病机，步步稳进，祛邪固本，兼顾而施，尤其“风药”的运用是获得捷效的关键。

病例2：张某，男，55岁。2014年8月2日初诊。

患诉2014年5月29日上午出现头晕，恶心，右侧下肢无力，上肢抬不起。入盐湖区医院检查诊为：脑血栓。住院治疗半月后，右侧手脚肢体活动恢复不完全。现右臂难以抬起，右下肢行走不遂，须由人搀扶方可行走。晨起患侧抽搐2个月，1日发病3～4次，至中午即不作。平日恶寒，大便干。舌质暗红，舌苔斑驳，中间有生理性裂纹，脉弦滑略数。患者为运城市陶村张良人，在地里听闻喜一位找他拉玉米秆的人介绍，他的病与其一样，在余处几副药就好了，遂来就诊。此属中风病风中于经之轻症。处以小续命汤加味。

处方：桂枝10g，附子10g（先煎30分钟），川芎10g，麻黄10g，党参10g，赤芍20g，杏仁10g，防风10g，黄芩10g，防己10g，乌梢蛇15g，地龙10g，甘草5g。6剂，每日1剂，水煎服。

8月9日二诊：药后右上肢抽搐未作，但右足及下肢

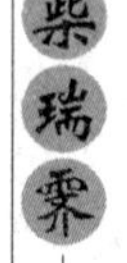

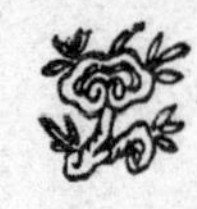

赶天明抽搐比前加重，活动后减轻。上方加秦艽 10g，豨莶草 15g，6 剂，水煎服。

8 月 16 日三诊：药后右足及下肢抽搐减轻，上方去秦艽、豨莶草，继用前方 6 剂，水煎服。

8 月 23 日四诊：药后右上肢抬举有力自然，下肢行走比前有力。上方加当归 20g，桃仁 10g。14 剂，水煎服。

9 月 6 日五诊：药后右臂抬举有力、自然，可高举摸至脑后，下放亦可自控。下肢原来上台阶抽搐不能抬，药后觉肌肉和足部有“虫攻”痒感，抽搐显轻。原拄拐并由人搀扶才可行走，现在已把拐扔了，并在诊室站起轻松走来走去，让医护人员看。据前辨证思路，调整处方。

处方：桂枝 10g，附子 10g，（先煎 30 分钟），川芎 10g，麻黄 10g，党参 10g，赤芍 20g，杏仁 10g，防风 10g，黄芩 10g，乌梢蛇 15g，秦艽 10g，豨莶草 15g，甘草 5g。14 剂，水煎服。

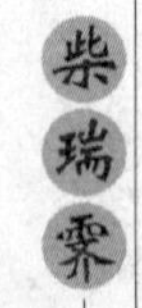

9 月 20 日六诊：药后不觉上火，上症消失。上方去杏仁加红花 10g，鸡血藤 30g，桃仁 10g。14 剂，煎服同前，巩固善后，服完停药观察。

按：此案为中风病风中于经之轻症，病机属内虚风中，表气寒闭，且无兼夹，故守方以小续命汤加减贯彻全案治疗而获显效。可见，温阳解表，善用“风药”，比单纯活血化瘀方药效力更大，收效更捷。本案亦提示，中风病后遗症及早治疗有利于肢体功能的尽早恢复。

病例 3：李某，男，45 岁。2014 年 9 月 17 日初诊。

患者妻子代诉脑干出血 7 个月。现坐轮椅由人推进就诊，下肢痿软，不能站立，头沉重难以自举，背痛抽紧不

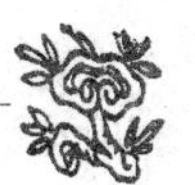

舒，右上肢沉重不遂，平衡感差。眼球震颤，视物不清，舌僵语謇，言语不清，表达困难，涎水清稀，流溢难收，时时擦拭。大便干燥，数日一行，灌肠通便。舌质暗红微紫，苔白厚且滑，脉弦数略滑。血压不稳：170～150/110～95mmHg。此属中风病中脏腑之证。病机为肝火偏旺，肝风内动，气血逆乱，痰瘀阻络（脑）。符合《金匮要略》风引汤所治之热瘫痫。一诊先予小剂风引汤6剂，药后平适，大便仍干。

9月24日二诊：风引汤原方加量。

处方：干姜10g，大黄10g，生龙骨50g，桂枝10g，生牡蛎50g，寒水石50g，滑石15g，赤石脂30g，白石脂30g，紫石英50g，石膏50g，甘草10g。12剂，每日1剂，连服6剂，隔一日续服余药，水煎服。

10月9日三诊：药后大便不干仍不畅，血压比前平稳，视物比前稍清，眼颤比前略减，涎水减少。头沉、背痛明显。接续前方之力，以消风痰。改拟天麻温胆汤加味。

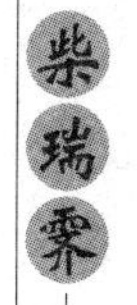

处方：天麻10g，半夏10g，茯苓20g，陈皮10g，竹茹15g，枳壳10g，节菖蒲10g，胆南星10g，草决明子15g，赤芍20g，龙骨30g，牡蛎30g，大黄10g，甘草5g。12剂，煎服同前。

10月23日四诊：药后血压比前降低，曾两次测为140/90mmHg，头沉、背痛、涎水均减轻。夜间睡觉胸闷如有物压，太息则缓。处血府逐瘀汤加味。

处方：当归20g，川芎10g，赤芍20g，生地黄15g，桃仁10g，红花10g，柴胡10g，桔梗10g，枳壳10g，怀牛膝15g，天麻10g，粉葛根25g，甘草5g。7剂，煎服同

前。

11月1日五诊：药后背痛及夜间胸闷消失，大便比前通畅，上症续轻。头沉头重、言语不利较明显。处以地黄饮子加天麻。

处方：熟地黄20g，山萸肉10g，石斛10g，麦冬10g，五味子10g，石菖蒲10g，远志10g，茯苓20g，肉苁蓉20g，肉桂5g，熟附子10g（先煎30分钟），巴戟天15g，薄荷5g，天麻10g，生姜10g，大枣2枚（掰）。12剂，煎服同上。

11月16日六诊：药后经人扶持可以站立挪步，右上肢沉重减轻，可稍抬起，头沉重减轻，自觉语言比前自如。仍在断续治疗恢复中。

按：此案属中风病中脏腑之证，其病机为肝火偏旺，肝风内煽，气血逆乱，痰瘀阻络（脑）。一二诊处以《金匮要略》之风引汤，方中“六石”潜纳镇降，息火祛风，靖平气血，佐入姜、桂，鼓舞中气，复脉救逆；三诊以天麻温胆加味，接续前方之力，剔除风痰同时，兼以疏泄收敛肝气；四诊穿插血府逐瘀汤荡除久病之瘀血；五诊在前几诊平复气血、消除痰瘀的基础上，从“久病致虚”角度，用地黄饮子加天麻，滋养肝肾之阴，以使火归水中，着力于瘖痱之治。全案平息肝气，祛除“风”痰，据病机之轻重缓急，依次施治，终使顽难之疾，迈上坦途。

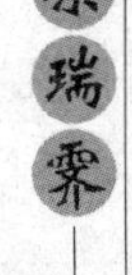

病例4：王某，男，54岁。2011年9月15日初诊。

患述脑梗后遗症8年，每年输液2次以预防加重或复发。平素间断服用脑络通、阿司匹林等。现头晕，视物模糊，左上肢困重，抬举费力，左下肢行走时间稍长则酸困疼痛、沉重乏力，左手无名指及中指屈伸不遂。口中黏腻有异味，饮食不馨，眠差（每晚 4～5 时必醒），大便不畅。舌质偏红有齿痕，苔薄，脉右沉细，左弦略滑。此属中风病中经之风痱证。病机为寒热相混，虚实夹杂，中气虚弱，升降无力。宜以《金匮要略》侯氏黑散改汤，并易矾石为旋覆花。

处方：菊花 10g，白术 15g，细辛 5g，茯苓 15g，牡蛎 15g，桔梗 10g，防风 10g，党参 10g，黄芩 10g，当归 15g，干姜 5g，川芎 10g，桂枝 10g，旋覆花 10g（包）。6 剂，每日 1 剂，水煎服。

9 月 22 日二诊：药后食欲改善，大便通畅。上方加天麻 10g。14 剂，煎服同上。

10 月 6 日三诊：药后睡眠改善，头晕及视物模糊显轻，口中黏腻异味消失。上方加乌梢蛇 15g，地龙 10g。14 剂，煎服同上。

10 月 21 日四诊：药后自觉有精神，乏力减轻。左侧上肢抬举比前明显轻松自如，左侧下肢行走觉有力，酸困疼痛感消失。守上方续服 14 剂。

11 月 22 日五诊：患告药后虽然左侧上下肢仍没有右侧自如，但已无明显不适。停药半月未见反复。此诊因睡眠不佳前来调理。

按：此案属中风病中经之风痱证，寒热相混，虚实夹杂，中气不足，升降无权。侯氏黑散改汤为治，与病机正相符合。方中祛风、清热、补虚、祛痰之品，相须为用，合力为功。参、苓、术补益中气，牡蛎、桔梗、旋覆花化痰散结，黄芩、菊花清热，值得注意的是细辛、桂枝、防风等“风药”，流通清散，行瘀通络，灵动不滞，不专事活血化瘀而亦获显效。

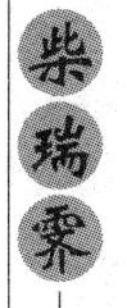

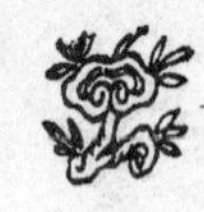

病例5：赵某，男，60岁。2014年1月17日就诊。

患者患脑梗输液治疗后两个月。现头晕，右侧肢体活动差，抬举费力，颤抖，言语含混不清，表达不流利。夜尿3次。平素身体过胖。舌质暗红微紫，苔白微腻，脉沉略滑。既往史：糖尿病史6年，服清热养阴胶囊控制血糖。辅助检查：血压：170～180/90～105mmHg。此属中风后遗症中经络之证。病机为痰瘀互结，经络阻滞。治以半夏白术天麻汤合天麻温胆汤加味。

处方：法半夏10g，茯苓25g，炒白术20g，陈皮10g，炒枳壳10g，竹茹15g，草决明子15g，石菖蒲10g，丝瓜络15g，桃仁10g，车前子10g（包），泽泻10g，丹参15g，天麻10g，甘草5g。7剂，每日1剂，水煎服。

1月25日二诊：药后患者喜告头晕减轻，手抬举不颤，取持物有力，腰部有劲，膝关节上台阶不痛，且觉有力，说话较前明显流利清楚。上方加秦艽10g，豨莶草15g。14剂，煎服同前。

2月10日三诊：语言比前自如清利，时觉头晕，右侧肢体活动比前有力。

处方：天麻10g，茯苓20g，半夏10g，枳壳10g，竹茹15g，陈皮10g，丝瓜络15g，草决明子15g，车前子10g（包），秦艽10g，豨莶草15g，薏苡仁25g，木瓜10g，赤小豆15g，甘草5g。14剂，水煎服。

2月25日四诊：药后头晕消失，右侧肢体活动功能几近恢复，抬举轻便，行走自如，欣喜不已。调整方药，益气活血通络，处以补阳还五汤加味。

处方：生黄芪30g，当归15g，豨莶草15g，川芎10g，乌梢蛇15g，赤芍15g，丝瓜络15g，地龙10g，炒白术 20g，桃仁 10g，泽泻 10g，红花 10g，甘草 5g。14 剂，煎服同前。

3 月 9 日五诊：药后说话不清、不流利基本恢复，可正常表达，肢体活动接近正常，夜尿减少。行走久右侧肢体稍觉乏力，腰酸困。上方加炒杜仲 10g，川断 15g，枸杞子 10g。14 剂，煎服同前，巩固善后。

按：此案中风后遗症以在经在络见症为主，病机属痰瘀互结、经络阻滞。一诊以半夏白术天麻汤合天麻温胆汤加味，所加草决明子、石菖蒲、丝瓜络、桃仁、车前子、泽泻、丹参诸味，宜斟酌尽当，相须为用，清利无碍，互为策应，各尽所长，有助于强化主方化痰、行瘀、降浊之力；二诊收显效后，又增祛风通络之秦艽、豨莶草，从另一角度进一步提高主方之效力；三诊调整方药，加入祛湿降浊之薏苡仁、赤小豆、木瓜之属；四诊即见痰瘀之邪荡除大半，而气阳之虚已现，遂适时改用补阳还五汤加泽泻、乌梢蛇、丝瓜络，益气活血通络。此案组方用药，以轻切入，加入风药，“轻可去实”，亦不碍风药流动之性，用药不多，用量不重，针对病机，借各味药力相协之功逼入病巢。若唯恐药力不及，动辄以大量重剂活血祛瘀药为治，忽视配伍，不见得有很好疗效。此案能收如此佳效，与中风两个月（应更及时些）病程尚短即用中药治疗也有一定关系。

病例 6：杨某，男，63 岁。2013 年 6 月 20 日就诊。

患述 2006 年曾发生脑梗，经住院治疗无明显后遗症。近半月来，时常出现轻度语言蹇涩，含混不清，口中多涎，伴头部眩晕、沉重、不清，白天昏昏欲睡，右臂麻木，四肢乏力。自测血压偏高 160/100mmHg，服降压

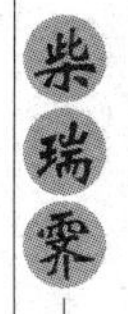

药，血压不稳，难以下降。舌质暗红，苔白微腻，唇紫，脉弦滑。用西药奥扎格雷钠、红花等输液治疗疗效不明显，转请中医治疗。既往史：2007 年行心脏支架术，高血压。此属中风病中脏之证初发，病机为血脉瘀滞、痰瘀互结、风痰入络（脑）。治以天麻温胆汤加味。

处方：天麻 10g，半夏 10g，茯苓 25g，陈皮 10g，竹茹 15g，枳壳 10g，桃仁 10g，赤芍 20g，丹参 15g，豨莶草 15g，秦艽 10g，鸡血藤 30g，石菖蒲 10g，丝瓜络 15g，甘草 5g。7 剂，每日 1 剂，水煎分两次服。

6 月 28 日二诊：药后眩晕显轻，头不沉重且觉清爽，说话不觉费力，亦较前清楚，口水减少，右臂麻木基本消失。便溏 6 次/日。上方加泽泻 10g，白术 20g。12 剂，服法同上。

7 月 12 日三诊：药后大便次数减为 4 次。似觉上火，足烧灼欲浸冷水中，牙龈微肿，嗜睡，四肢乏力。调整黄连温胆加味。

处方：黄连 10g，半夏 10g，茯苓 20g，陈皮 10g，枳壳 10g，竹茹 15g，秦艽 10g，豨莶草 15g，木瓜 10g，鸡血藤 30g，胆南星 10g，石菖蒲 10g，天麻 10g，甘草 5g。14 剂，煎服同前。

7 月 25 日四诊：药后精神好转，不觉乏力，晨起跑步 4～5km。大便正常，口涎消失，自觉无明显不适。上方加桃仁 10g，丹参 15g。14 剂，煎服同前。

8 月 22 日五诊：自述停药近半月，无自觉不适症状。自测血压 1 月余，常规服药可控制正常。要求继续巩固治疗，上方续服。

按： 目前对脑梗后遗症的治疗，中西医临床上习惯多

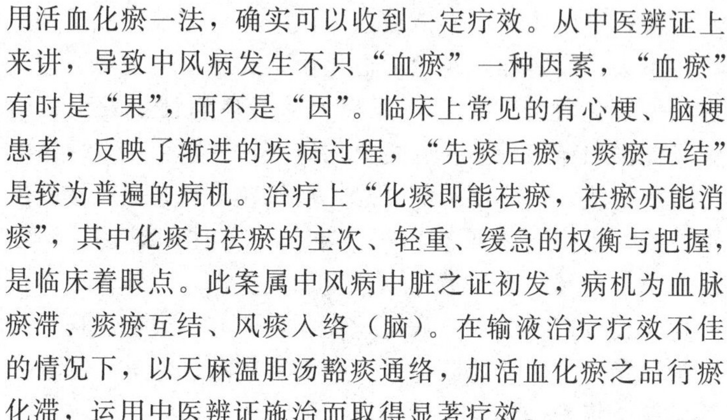

用活血化瘀一法，确实可以收到一定疗效。从中医辨证上来讲，导致中风病发生不只“血瘀”一种因素，“血瘀”有时是“果”，而不是“因”。临床上常见的有心梗、脑梗患者，反映了渐进的疾病过程，“先痰后瘀，痰瘀互结”是较为普遍的病机。治疗上“化痰即能祛瘀，祛瘀亦能消痰”，其中化痰与祛瘀的主次、轻重、缓急的权衡与把握，是临床着眼点。此案属中风病中脏之证初发，病机为血脉瘀滞、痰瘀互结、风痰入络（脑）。在输液治疗疗效不佳的情况下，以天麻温胆汤豁痰通络，加活血化瘀之品行瘀化滞，运用中医辨证施治而取得显著疗效。

病例7：许某，男，59岁。2013年12月5日初诊。

患述3个月前发现脑梗后，于8月30日至9月3日在运城市中心医院神经内科住院治疗。现头晕，呕吐，口干，精神萎靡，食欲不振，小便不利，大便干燥。舌质暗红，苔水滑，脉沉滑。此属中风后遗症之轻症，中经络、中脏腑见症均不明显。病机为痰饮中阻、风痰上扰、气化不行。方用半夏白术天麻汤、五苓散、泽泻汤等化合。

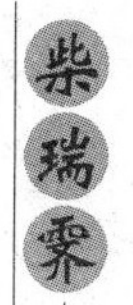

处方：天麻10g，半夏15g，茯苓30g，陈皮10g，白术20g，泽泻10g，猪苓10g，桂枝10g，甘草5g，生姜10g。6剂，每日1剂，水煎分两次口服。

12月19日二诊：药后呕吐未作，小便通利，偶作头晕，大便2周3次。上方去猪苓、桂枝，加钩藤15g，石菖蒲10g，豨莶草15g，秦艽10g。14剂，煎服同前。

2014年1月7日三诊：药后精神好转，饮食增加，头晕消失，大便不干，2日一行。嘱上方续服14剂。

1月29日四诊：药后无明显不适感，故自行停药1周。欲再调理脾胃和大便。处以香砂六君汤6剂。

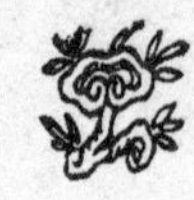

按：中医临床上不能被“中风”病名遮眼，一见是中风，不去认真辨证，径用活血化瘀之类药，失去中医辨证论治的特色优势。无论何病都要从具体病证出发予以辨证。此案临床表现及舌脉之象均以痰饮中阻为主，但还兼夹风痰上扰，气化不利等见症，病机较为复杂。一诊处方围绕痰饮中阻，将半夏白术天麻汤、苓桂术甘汤、泽泻汤、小半夏汤、五苓散、小半夏加茯苓汤、二陈汤七个汤方化合在一起，务求与病机丝丝相契，其中天麻、桂枝可视为风药，故一诊即收显效。后加入钩藤、秦艽、豨莶草等风药，标本同治，药效快捷，三诊收功。

病例 8：薛某，男，32 岁。2014 年 8 月 14 日初诊。

患者于 2013 年 8 月出现双下肢麻木，以双膝关节以下明显，麻木呈持续性，行走及活动不受影响，故未予重视。后渐见下肢麻木向上发展，至 2014 年 6 月麻木明显加重，自觉上身、双上肢均有麻木感，并觉双下肢无力，行走困难，曾多次摔倒。遂于 7 月 29 日在运城市中心医院神经内科住院，行全脊柱 MRI 示：脊髓病变，考虑脊髓亚急性联合变性。给予改善循环、营养神经、补充维生素治疗，症状缓解，麻木程度减轻。现就诊时腋下架双拐由人搀扶艰难移步而入，自觉下肢无力站起，被人搀扶站起则难以迈步，脚下如踩棉花之感，四肢发凉，小腿部位尤其明显，脱发 2～3 年。纳眠尚调，小便稍频。舌质淡舌体胖大，苔薄，脉沉细。此可按中风病之风痱初起予以辨治。病机为肾精亏虚、下元虚寒、经络痹阻。宜用地黄饮子方。

处方：熟地黄 20g，山茱肉 10g，石斛 10g，肉苁蓉 20g，巴戟天 15g，熟附子 5g，桂枝 10g，麦冬 10g，五味

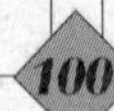

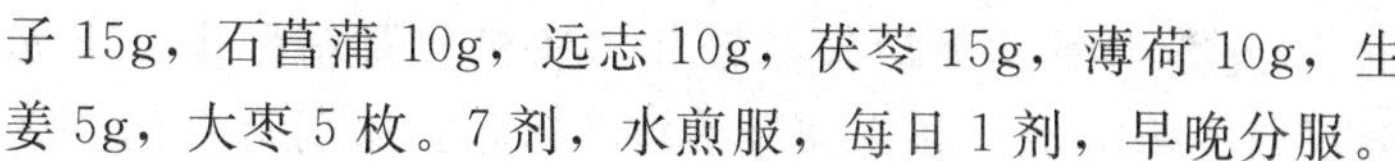
子 15g，石菖蒲 10g，远志 10g，茯苓 15g，薄荷 10g，生姜 5g，大枣 5 枚。7 剂，水煎服，每日 1 剂，早晚分服。

8 月 21 日二诊：药后麻木减轻，自觉下肢较前有力。上方去薄荷，加杜仲 10g，川断 15g，怀牛膝 15g。7 剂，水煎服。

8 月 29 日三诊：药后架双拐可以自己行走，脚踩棉花感消失。上方加秦艽 10g，豨莶草 15g。14 剂，水煎服。

9 月 11 日四诊：药后坐下可以自己站起。但咽干、出汗，右膝关节凉。上方加鹿衔草 15g。14 剂，水煎服。

9 月 25 日五诊：药后不用双拐自己独立行走进入诊室。仍觉下肢凉、腰凉。上方加淫羊藿 15g。14 剂，水煎服。

10 月 30 日：告上方自己续服 14 剂，现行走自如，蹲下可轻松站起。调整处方：熟地黄 25g，山萸肉 10g，石斛 10g，麦冬 10g，五味子 10g，石菖蒲 10g，远志 10g，茯苓 15g，肉苁蓉 25g，桂枝 10g，巴戟天 15g，熟附子 10g（先煎 30 分钟），鹿衔草 15g，豨莶草 15g，天麻 10g，炙甘草 5g。14 剂，水煎服。

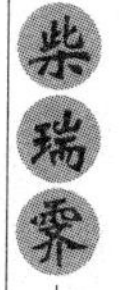

11 月 27 日：上方共进 28 剂，药后近愈，恢复劳动。现行走时微觉不稳感，一日活动行走 10 余里。头发明显渐长，腰凉、下肢凉消失。嘱服济生肾气丸巩固善后。

按：此案脊柱 MRI 诊断为脊髓病变，考虑脊髓亚急性联合变性。其临床表现虽无神志见症，但与中风病中经络之风痱颇为相似，故据之辨证施治。痱首见于《内经》。《灵枢·热病》中有：“痱之为病也，身无痛者，四肢不收；智乱不甚，其言微知，可治，甚则不能言，不可治

也。”此案当属风痱初起之轻症。病机属肾精亏虚、下元虚寒、经络痹阻。守方加减治疗3月余，服药近百剂，终获临床痊愈。地黄饮子出自金刘完素的《黄帝素问宣明论方·喑痱证》，曰：“内夺而厥，舌喑不能言，二足废，不为用。肾脉虚弱，其气厥不至，舌不仁。”其中熟地黄、肉苁蓉、巴戟天补肾填精、温肾壮阳为君；附子、肉桂辛热，以助温养下元，麦冬、山萸肉、五味子滋阴敛液，壮水以济火为臣；石菖蒲、茯苓开窍化痰为佐；远志、薄荷可视为二味“风药”，疏通经络为使；姜枣调和诸药。全案施治过程中，除立足肾精亏虚、下元虚寒之本质病机外，并随证加入天麻、秦艽、豨莶草、鹿衔草、淫羊藿等流通经络的“风药”，亦为取效之经验。

历　节　病

一、概述

历节病，病名见《金匮要略》。即遍历关节的疼痛或肿大，属于痹证范畴的行痹或痛痹（湿痹在“痉湿暍病”中论述）。由于本病初起仅少数关节发病，有的是小关节，有的是大关节，随后便疼痛遍历全身关节，且发展变化较快，加之关节疼痛游走不定，与风病性质相似，故后世又称“历节风”。其中，痛痹由于疼痛剧烈，犹如虎啮，也称“白虎风”或“白虎历节”。历节病，即相当于现代医学风湿性关节炎、类风湿性关节炎、痛风等。

本病以肝肾不足为内因，风、寒、湿、热等邪侵入人

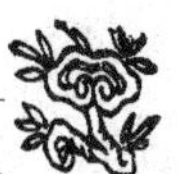

体为诱因而导致发病。笔者在临床辨证施治本病，稳定期多从补益肝肾为治，正气存内，邪不可干，以防外邪再入；常用方为济生肾气丸、独活济生汤、白虎加桂枝汤等。发作期则辨清邪气性质，急则治标，分别予以施治；常用方为乌头汤、乌头桂枝汤、桂枝芍药知母汤、麻黄加术汤、麻黄杏仁薏苡甘草汤、桂枝附子汤、白术附子汤、甘草附子汤等。兼夹痰湿、瘀血者，则宜随证参用化痰除湿、活血化瘀之法。

本病顽缠难愈，易于反复发作，病程较长，须坚持治疗。

二、病机指要

《金匮要略》中风历节病脉证并治篇中，以过食酸、咸，内伤肝肾论述历节病之病机。

【原文】味酸则伤筋，筋伤则缓，名曰泄。咸则伤骨，骨伤则痿，名曰枯。枯泄相抟，名曰断泄。营气不通，卫不独行，营卫俱微，三焦无所御，四属断绝，身体羸瘦，独足肿大，黄汗出，胫冷。假令发热，便为历节也。

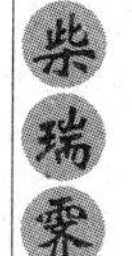

1. 注释

泄：弛缓不收（泄漏）；枯：痿软不任；断泄：肝肾俱伤，精竭血虚，来源断绝；三焦：指一身上下；四属：指皮、肉、脂、髓，或指四肢；断绝：失去濡润（营养）；独足肿大：唯独脚趾关节肿大。

2. 讨论“假令发热，便为历节也”

（1）假令发热，是临床辨证之要眼。

历节病多为寒湿（或夹风邪）内侵，伤及筋骨，殃及肝肾，痹阻经脉，理论上本无“发热”之候。但是，关节

筋骨寒湿内侵，凝滞日久，加之肝血肾精内亏，往往出现局部发热。由此可见，历节病日久，病情较重者，反会出现局部发热。反而论之，凡历节病局部发热者，是寒湿凝滞日久，历节病情较重的特殊表现。

（2）临证常见关节疼痛肿大且局部发热或自觉发热者，用大剂温阳蠲寒之剂后反而消失。

（3）寒湿历节当不应发热，如果反见发热，更为寒湿历节无疑。仲景用“假令发热便为历节也”，其用心良苦，可觉可察。

（4）现代医家有将发热归于“湿热外发”（《金匮要略注评》），实为臆测作解。

三、常见证型

根据《金匮要略》中风历节病脉证并治篇条文，历节病可以分以下几个常见证型：

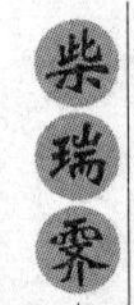

1. 肝肾不足，寒湿内侵

【原文】寸口脉沉而弱，沉即主骨，弱即主筋，沉即为肾，弱即为肝。汗出入水中，如水伤心，历节黄汗出，故曰历节。

如水伤心：心主血脉，如水伤心，犹言水湿伤及血脉。

历节黄汗出：历节病的一个症状，即关节部位溢出的黄汗，或关节局部感染的黄色渗出液。与黄汗病的黄汗遍及全身者不同。

《灵枢·始终》：“屈而不伸者，其病在筋；伸而不屈者，其病在骨。”

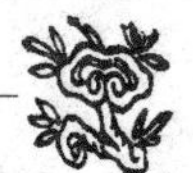

2. 胃有蕴热，外感风（寒）湿

【原文】趺阳脉浮而滑，滑则谷气实，浮则汗自出。

谷气实：病机概念，寓意胃热或胃有蕴热。

汗自出：病机含义，寓意表虚或卫气不固，感受风（寒）湿之邪。

3. 肾虚精血不足，风邪外侵

【原文】少阴脉浮而弱，弱则血不足，浮则为风，风血相抟，即疼痛如掣。

少阴脉：手少阴的神门脉；足少阴的太溪脉。

4. 阳虚湿盛，饮酒汗出当风

【原文】盛人脉涩小，短气，自汗出，历节痛，不可屈伸，此皆饮酒汗出当风所致。

盛人：形体肥胖之人。

以上四条，分别从寸口、趺阳、太溪脉说明历节病的病因病机。肝肾不足、胃中蕴热、阴（精）血不足、阳虚湿盛（胜），四者都由感受外邪（风、寒、湿），痹阻筋骨所致。

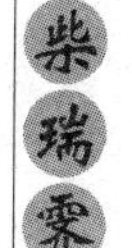

5. 阳虚寒湿（风）

【原文】诸肢节疼痛，身体尪羸，脚肿如脱，头眩短气，温温欲吐，桂枝芍药知母汤主之。

尪羸：关节肿大，身体瘦弱。《脉经》作“魁瘰”，形容关节肿大。赵开美本“身体魁羸”，魁者，大也；羸者，瘦也。

脚肿如脱：形容脚肿之甚，外观犹如瓜熟将落之状。

温温：作“蕴蕴”解，谓心中郁郁不舒。

病机：素体阳虚，寒滞筋骨，痹阻经脉。

方解：桂枝温通经脉、散寒祛风，芍药活血祛瘀、缓

急止痛，共为君药；知母下水消肿，佐制温燥（兼佐药），附子温阳，白术燥湿，麻黄散寒，四味共为臣药；防风祛风，生姜祛风散寒、温胃止呕，共为佐药；甘草调和诸药为使药。其中附子、白术、防风、生姜用量较大。

方剂组成的现代解释：桂枝、附子——祛风除湿，温经散寒（君）；麻黄、防风、白术、生姜——疏散风寒，祛湿止痛（臣）；芍药、知母活血祛瘀，下水消肿（佐助），制约方中温燥之性（佐制）；甘草——调和绪药，缓其温散（使）。

方名用意：病因病机的针对性；主治病证的相对性；方剂组成的提示作用。

6. 寒湿历节

【原文】病历节不可屈伸，疼痛，乌头汤主之。

乌头汤方：

麻黄、芍药、黄芪各三两，甘草三两（炙），川乌五枚（㕮咀，以蜜二升，煎取一升，即出乌头）。

上五味，㕮咀四味，以水三升，煮取一升，去滓，内蜜煎中，更煎之，服七合。不知，尽服之。

特殊煎药法：去滓再煎。仲景有两种“去滓再煎”法（另一种见小柴胡汤）。

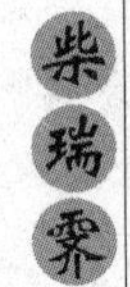

四、验案举例

病例1：刘某，女，61岁。2012年4月11日初诊。

患者诊断为类风湿关节炎10年，近全身关节游走性疼痛剧烈，难以忍受，全身活动受限，不能行走，坐轮椅到门诊，蹙眉哭泣，呻吟不止，自叹生不如死。双手指关节变形明显，不能屈伸，面色晦暗，唇周青紫，口干，畏

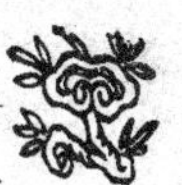

寒。舌质暗红，苔薄白稍润，脉沉紧而数。因长期断续服激素止痛，副作用明显，转请中医治疗。辨证：历节病阳虚寒湿重症。病机为素体阳虚，寒滞筋骨，痹阻经脉。以桂枝芍药知母汤加味。

处方：桂枝10g，炒赤芍30g，知母15g，熟附子10g（先煎30分钟），麻黄5g，生白术30g，防风10g，木防己10g，炙甘草5g，生姜15g。6剂，每日1剂，水煎分两次服。

4月19日二诊：药后自觉身热，出汗则平。疼痛减轻，但未能缓解。调整处方，改用《金匮要略》乌头桂枝汤，川乌、草乌并用。

处方：桂枝10g，赤芍15g，制川乌10g（先煎30分钟），制草乌10g（先煎30分钟），炙甘草5g，生姜10g，大枣4枚。6剂，煎服同前。

4月26日三诊：药后疼痛时轻时重，可以忍受。上方调整用量加味并合入麻杏薏甘汤。

处方：粉葛根30g，桂枝10g，炒赤芍30g，细辛5g，制川乌15g（先煎45分钟），制草乌15g（先煎45分钟），薏苡仁30g，杏仁10g，麻黄10g，甘草5g。14剂，煎服同前。

5月12日四诊：药后疼痛显轻，精神稍微轻松，脉紧数趋缓。口不干。原方续进14剂。

5月27日五诊：患者喜告疼痛发作次数减少，持续时间缩短，程度显著减轻。上方加炙黄芪25g。14剂，煎服同前。

6月12日六诊：药后病势续退，疼痛续轻，可扶杖在室内活动。上方川乌、草乌减至10g。14剂，煎服

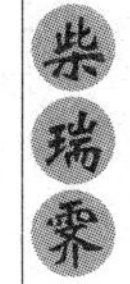

同前。

6月28日七诊：患者步行来诊，全身关节疼痛消失，神情轻松自然，面带微笑，面色转亮，环唇青紫变淡，变形手指可自如屈伸。以十全大补汤加秦艽、豨莶草，14剂，煎服同上。

7月13日八诊：药后病情平稳，生活能够自理，可适当操持家务。唯遇天气变化肘关节稍觉疼痛，断续前来巩固治疗。

按：此案属历节病阳虚寒湿重症。病机为素体阳虚，寒湿留滞筋骨，痹阻经脉。以关节疼痛剧烈、游走为主症。初诊用桂枝芍药知母汤后，虽畏寒消失，阳虚见症缓解，但疼痛仅可稍减。附子偏善于温阳逐寒，乌头偏善于止痛通络。患者疼痛剧烈，当以缓解疼痛为急。故二诊用乌头桂枝汤，且川乌、草乌并用，使疼痛减轻。剧痛常由寒湿二邪胶着为患，三诊更合入利湿祛风治“一身尽疼”的麻黄杏仁薏苡仁甘草汤，使疼痛显轻，病势大挫。四诊加黄芪一味，又化入乌头汤。随后治疗中，三方合力，守方稳进，终使顽痹剧痛，渐渐消退，获得痊愈。正邪纷争，气血虚弱，以十全大补汤补益气血巩固善后。

病例2：杨某，男，45岁。2012年8月2日初诊。

患者1年前出现全身关节疼痛，以肩、肘、腕、手指关节疼痛明显，伴口干，目涩，饮食不馨，睡眠差。舌红苔厚微腻，脉弦略数。此属历节病之瘀热痹痛。病机为胃有蕴热，腠理不密，寒邪留滞。方用自组经验方。

处方：生地黄20g，忍冬藤20g，知母15g，炒赤芍20g，木瓜10g，鸡血藤30g，秦艽10g，豨莶草15g，桃仁10g，海桐皮10g，玄参15g，威灵仙20g，甘草5g。7

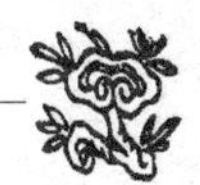

剂，每日1剂，水煎分2次服。

8月9日二诊：药后关节疼痛显轻，仍口干苦。上方加川牛膝15g，薏苡仁25g，黄柏10g。7剂，煎服同前。

8月16日三诊：关节疼痛续轻，食欲改善，口干苦减轻。调整处方：生地黄20g，忍冬藤20g，知母15g，炒赤芍20g，秦艽10g，豨莶草15g，牡丹皮10g，海桐皮10g，桃仁10g，鸡血藤30g，当归20g，炒栀子10g，地龙10g，甘草5g。14剂，煎服同前。

9月2日四诊：药后诸关节疼痛消失，眠食转佳。继服上方，隔日一剂，巩固疗效。

按：全身关节疼痛以寒湿痹痛多见，临证中对于热痹的辨识，大致分为瘀热痹和湿热痹。此案属瘀热痹痛。病机为胃有蕴热，腠理不密，寒邪留滞，自组经验方为治。方中生地黄、知母、玄参、木瓜养阴清热、舒筋通脉为君；鸡血藤、忍冬藤、海桐皮、豨莶草通经络而行瘀热为臣；桃仁、赤芍活血化瘀而不助热为佐；秦艽、威灵仙祛风止痛为使。诸药合和，养阴活血、通络散瘀而治瘀热痹痛。

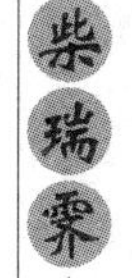

病例3：杨某，男，33岁。2012年12月16日初诊。

全身关节游走性疼痛、肿胀2年，疼痛剧烈，夜难安眠，晨起手指僵硬，平素畏寒明显。纳食及二便尚调。舌暗红苔白腻，脉沉细微弦。在西京医院确诊为：类风湿性关节炎。此属历节病之风寒痹痛证。病机为风寒内侵，痹阻经脉。治以桂枝加葛根汤合乌头桂枝汤加味。

处方：粉葛根30g，桂枝10g，炒白芍10g，防风10g，制川乌10g（先煎30分钟），川芎10g，制草乌10g（先煎30分钟），炙甘草5g，生姜10g，大枣4枚。6剂，每日1剂，水煎分两次服。

12月23日二诊：药后平适。上方川乌、草乌各增至15g，再加秦艽10g，豨莶草15g。10剂，煎服同前。

2013年1月6日三诊：疼痛次数显减，程度亦轻，继用上方10剂。

1月17日四诊：疼痛减轻，近10天仅疼痛1次。调整处方：粉葛根30g，桂枝10g，制川乌20g（先煎60分钟），白芍10g，制草乌20g（先煎60分钟），炙甘草5g，生姜10g，大枣4枚。10剂，煎服同前。

1月28日五诊：全身关节不痛，唯两手中指关节疼痛明显，口干。再调整处方：生石膏30g，知母15g，制川乌30g（先煎60分钟），桂枝10g，制草乌30g（先煎60分钟），赤芍30g，炙甘草5g，粳米15g，生姜10g，大枣4枚。7剂，煎服同前。

3月3日六诊：续服上方加秦艽10g，豨莶草15g。10剂，隔日1剂，煎服同前。

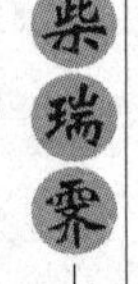

6月30日七诊：药后全身关节疼肿消失，停药2月余，自觉无任何不适。要求调理巩固。处方：桂枝10g，炒白芍10g，制川乌20g（先煎60分钟），炙甘草5g，姜10g。7剂，隔日1剂。

按：类风湿病的辨证在寒痹的证治框架下，有风寒、寒湿、寒瘀之分。此属历节病之风寒痹痛证。病机为风寒内侵，痹阻经脉。主方以桂枝加葛根汤合乌头桂枝汤，治疗过程中加入防风、川芎、秦艽、豨莶草诸祛风通络药，以利寒邪消散，化热口干则加入白虎汤。痹痛明显者常川乌、草乌并用，用量多达30g，常能扭转病机，解除剧烈疼痛。本草明示制川乌、制草乌有大毒，不可轻用。一般临床使用从每剂10g起，根据病症轻重，斟酌得当，逐渐

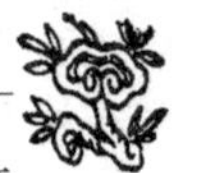

加量，切不可骤然使用，以免过度，引起毒副作用。注意使用制川乌、制草乌的煎服方法。

病例4：王某，女，60岁。2014年5月23日初诊。

患述在北京301医院诊为强直性脊柱炎2年，现右脚及右手指肿痛，臀部发木。平素口干，口苦，腰臀及下肢冰凉畏寒，手指晨僵，右手食指关节肿大疼痛明显。背部发紧，天阴加重，全身关节疼痛。今天刚脱冬天棉裤。舌质暗红微紫，苔微白，脉弦大微数。平时痛作服戴芬，痛甚则服希罗宝。辅助检查：血沉：50mm/h。有类风湿家族史，其母亲患类风湿离世。此属历节与膂痹合病。病机为肝肾不足，寒凝督脉，太阳经输不利，气血痹阻。宜用桂枝加葛根汤合乌头桂枝汤为治。

处方：粉葛根25g，桂枝10g，炒白芍10g，制川乌15g（先煎30分钟），制草乌15g（先煎30分钟），炙甘草5g，生姜10g，大枣4枚。6剂，每日1剂，水煎分早晚温服。

6月13日二诊：其子述服了中药马上就有了缓解迹象。原脚痛不能着地，现在可以行走。患告药后不觉上火，嗓子微痒。上方加生地黄15g。14剂，煎服同上。

7月11日三诊：药后手指晨僵消失，右足右手肿消失，颈背部觉柔软灵活，臀部发木显轻，腰臀下肢冷减轻十之四五。微觉目糊。继用上方14剂。

9月12日四诊：药后背部发紧消失，诸症尽愈。当地医院查血沉：18mm/h。现停药1月半后，因感冒上症复作，较前为轻。近觉咽痛，咳嗽。上方加知母15g。14剂，煎服同上。

9月26日五诊：药后咽痛、咳嗽愈。原手指不能弯

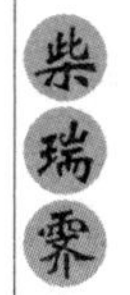

回，服药后变软能使上劲了，痛亦减轻。微觉上火。调整处方：桂枝 10g，白芍 10g，制川乌 10g（先煎 30 分钟），制草乌 10g（先煎 30 分钟），知母 15g，忍冬藤 20g，生地黄 20g，甘草 5g。12 剂，煎服同上。

10 月 17 日六诊：药后手指疼痛续轻，不上火。上方加秦艽 10g，豨莶草 15g。12 剂，服 6 剂隔 1 日续服。

11 月 16 日七诊：药后上症消失，自觉无明显不适。本院今日查血沉：15mm/h。近天凉右足底及趾痛。改拟独活寄生汤加味。

处方：独活 10g，桑寄生 15g，秦艽 10g，防风 10g，细辛 5g，当归 15g，川芎 10g，熟地黄 20g，炒白芍 20g，桂枝 10g，茯苓 15g，炒杜仲 10g，怀牛膝 15g，党参 15g，炙甘草 5g，豨莶草 15g，忍冬藤 20g。12 剂，煎服同上，药后停药观察。

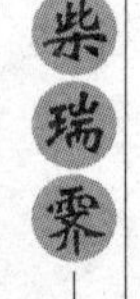

按：此案属历节与膂痹合病，病机为肝肾不足，寒凝督脉，太阳经输不利，气血痹阻。以桂枝加葛根汤合乌头桂枝汤，三诊即诸症尽失，血沉指标正常。后因感冒复作，亦较前为轻。值得注意的是，虽然病机为寒凝，但患者素体有热，不可纯用温热之法，在使用强督温阳、祛寒通络的方药中，随证加入生地黄、知母、忍冬藤之属，以为佐制，方可趋利避害，将治疗贯彻到底。终以独活济生汤补益肝肾、养血活血、通络逐寒而收全功。

病例 5：宁某，2014 年 7 月 10 日初诊。

患诉诊断为类风湿性关节炎 5 年。现汗出多，恶风寒，双膝及足关节疼痛为甚，难以行走，影响正常生活。近 1 年余双手指、双脚关节肿胀疼痛变形，腰痛弯驼难以伸直，活动受限，卧床在家，难以操持家务。伴气短，手心冷汗浸浸，大便日 2～3 次，质稀，尿频，色黄，口不干，饮水一般，纳呆，眠可。舌质暗红，苔白腻。脉弦细微浮。辅助检查：今日本院查（1401836）：血沉 63mm/h↑，抗链球菌溶血素 598.9iu/mL↑，类风湿因子＞226.0iu/L↑。此属寒湿历节，病机为营卫不和，寒湿内侵，经脉痹阻。方用乌头桂枝汤。

处方：桂枝 10g，白芍 10g，制川乌 15g（先煎 30 分钟），炙甘草 5g，生姜 10g，大枣 4 枚（掰）。6 剂，每日 1 剂水煎，分早晚服。

7 月 17 日二诊：药后出汗及全身关节疼痛减轻。上方加白术 30g，制川乌加至 25g（先煎 40 分钟）。6 剂，水煎服。

7 月 24 日三诊：药后关节疼痛续轻，不再卧床，可以行走活动，操持家务。全身出汗减少，手心不出汗，饮食改善。脉弦微迟。改拟乌头汤。

处方：麻黄 10g，制川乌 30g（先煎 40 分钟），白芍 20g，炙黄芪 30g，炙甘草 5g。6 剂，煎服同上。

8 月 1 日四诊：疼痛显轻。腰可伸直，大便正常，上方继用 12 剂。

8 月 22 日五诊：仅足底板与肩部时觉疼痛。上方制川乌改为制草乌 30g（先煎 40 分钟）。12 剂，煎服同前。

9 月 28 日六诊：药后上症全部消失，已能正常生活，下地劳动。在稷山医院检查血沉、抗“O”及类风湿因子均在正常值范围。偶逢阴雨天，全身关节觉酸楚不适。处黄芪桂枝五物汤加秦艽、豨莶草、木瓜、鸡血藤，巩固善后。

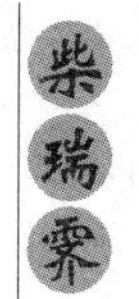

按：此案属寒湿历节，病机为营卫不和，寒湿内侵，

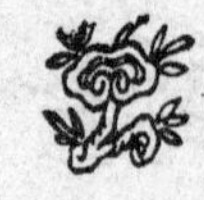

经脉痹阻。初诊用乌头桂枝汤调和营卫，散寒除湿；二诊乌头加量，温振一身之阳以驱经脉寒滞而止痛；三四诊营卫趋和，继以乌头汤益气温阳，表散寒湿；五诊续用乌头汤，以制草乌易制川乌，强化祛寒散湿之力，逐邪务尽，五年顽症获得痊愈，各项临床检验指标正常；最后以黄芪桂枝五物汤加秦艽、豨莶草、木瓜、鸡血藤，益气养血，通经活络，巩固善后。本案川乌、草乌毒性剧烈，用量较大，一定注意使用制川乌、制草乌，必须先煎、久煎。

高 血 压

一、病因病机

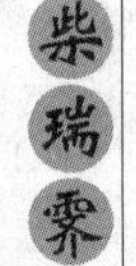

高血压病可分原发性和继发性两种，病因病机较为复杂，临床上宜立足辨证论治，注重病证结合。高血压的病因病机有虚实之分。偏于实者，由素体阳盛，肝气偏激，或七情所伤，忧郁恼怒过度，使肝脏功能失调，气血逆乱，致肝失疏泄，阳热亢盛，肝阳上亢，或化风、生火，或伤阴、耗血，或酿痰、致瘀，形成以肝火炽盛，肝阳上亢为主要证型，兼夹风、火、痰、瘀等以实为主的病因病机；偏于虚者，因年高体衰，肾虚精亏，虚阳失潜，或阴虚及阳，致阴阳失衡，水火不济，形成以阴虚阳亢，阴阳两虚为主要证型，兼夹痰浊上逆、阳虚水泛等以虚为主的病机。实则责之于肝，虚则责之于肾，确立不同的治疗大法，兼顾各种错综复杂的病情需要。若病程日久，实证转虚，虚中夹实，则宜权衡轻重、缓急、先后，灵活予以

辨治。

二、治法方药

辨治高血压，有正治四法。①清肝泄热法，经验方用龙胆草、杭白菊、钩藤、竹茹、地龙、生地黄、决明子、栀子、黄芩、玄参、甘草。②平肝息风法，经验方用珍珠母、生石决明、生白芍、夏枯草。③滋阴潜阳法，经验方用蒸首乌、女贞子、细生地黄、杭白菊、旱莲草、桑寄生、怀牛膝、珍珠母、制龟板、枸杞子、炙甘草。④补阴和阳法，经验方用熟地黄、山萸肉、仙灵脾、杜仲、桑寄生、巴戟天、怀牛膝、制龟板、珍珠母、炙甘草。

对于高血压用上述常用方法，或用西药降压之品，初用显效，渐用效微或无效，甚至出现血压增高、波动较大、持续不降的“反跳”现象，总结出变法七种。①疏肝理气法，适用于肝郁气滞，化火上冲所致高血压病，常用逍遥散或四逆散加天麻、钩藤、菊花、夏枯草等。②行气活血法，适用于气血郁滞，肝阳偏亢所致高血压病，常用血府逐瘀汤加钩藤、天麻、珍珠母等。③降胃安冲法，适用于胃气不降，冲气上逆所致高血压病，常用《金匮要略》奔豚汤加生代赭石、生龙骨、生牡蛎等。④温肝散寒法，适用于肝胃虚寒，浊阴上逆所致高血压病，常用吴茱萸汤合半夏白术天麻汤。⑤温化痰饮法，适用于脾胃阳虚，痰饮中阻，气机升降失常所致高血压病，用苓桂术甘汤合泽泻汤加味。⑥温阳利水法，适用肾阳不足，膀胱气化不行，水气上凌或浊邪上逆所致高血压病，用真武汤加味。⑦解表散寒法，适用于高血压病兼夹外感风寒，营卫失和，太阳经输不利者，表实用葛根汤，表虚用桂枝加葛

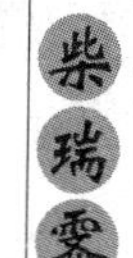

根汤。

应该注意的是，这些经验是在突出中医辨证施治特色前提下，总结出的辨治要点。在临床上，形成高血压的因素，往往是错综复杂的，切不可死守成法，或单用某方，而要融会贯通，无法求有法，有法求变化，化裁至当，契合病机，不被血压的高低与清、平、潜、镇等治法印定眼目。

三、验案举例

病例1：高某，女，52岁。1990年10月26日初诊。

患者1973年患高血压病，15年来血压波动于130～180/90～130mmHg，间断服用中药平肝潜阳、清热泻火之剂，或西药复方降压片、稳压静等，使控制在正常或接近正常血压的范围。近2年血压呈上升趋势，血压180～230/130～150mmHg，持续服用上药而收效欠佳。刻诊血压210/130mmHg，症见颠顶头痛，眩晕，头部重胀沉闷，行走需人搀扶，干呕时作，口中黏滞多唾，食少无味，不欲饮水，全身轻度畏寒，面色晦滞，虚浮无华，舌质暗淡，有齿痕，苔白滑，脉沉弦滑，重按无力。证属脾胃虚寒，浊阴上逆。方用吴茱萸汤。

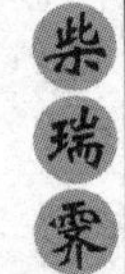

处方：吴茱萸9g，党参15g，鲜生姜24g，大枣6枚。连服4剂，头痛、眩晕显著减轻，血压180/110mmHg。后间断服用上方合半夏天麻白术汤10余剂，血压维持在160/100mmHg，症状基本消失。

按：《伤寒论》吴茱萸汤，由吴茱萸、人参、生姜、大枣组成，不仅温中补虚，降逆止呕，尚能温肝散寒，平冲降浊。笔者谨守病机，用其治疗高血压病而证属肝胃虚

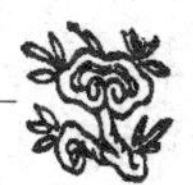

寒、浊阴上逆者，常获得满意疗效。

一般来说，高血压病的病因病机，多以肝肾阴虚为本，肝阳亢盛为标，或兼夹风、热、痰、瘀等。何以出现肝胃虚寒，浊阴上逆之证呢？笔者体会有三方面原因：一是高血压病始为阳热亢盛，而长期大量服用平肝、潜阳、清热、镇逆等重坠寒凉之剂，戕贼肝脏，遏逆其条达之性；或损伤脾胃，内生寒湿痰浊，以致脾胃虚寒，肝气郁遏，阴浊之邪上逆，形成本证。二是素体阳弱，肝气不畅，以致气机不调，中焦升降失司，而痰浊内生，并随厥阴肝经上逆，而成本证。三是高血压久病不愈，随之年高阳衰，体质逐渐从阴化寒，以致阴寒痰浊之邪上逆，阻塞清窍而成本证。可见，吴茱萸汤用治高血压病，正是切中其肝胃虚寒、浊阴上逆之病机。

高血压病证属肝胃虚寒、浊阴上逆者，其主症多见巅顶部头痛，且伴重胀沉闷感；眩晕时作，朝重暮轻，并时作干呕，吐涎沫，或口中黏滞，多唾不爽；或胸膈满闷，胃脘痞塞，吞酸嘈杂，口淡乏味，饮食不馨；面色晦滞无华，舌淡苔白滑，脉沉弦滑或细滑或沉迟等。部分患者血压增高时，还出现手足不温、心中烦躁等症。总之，使用吴茱萸汤治疗高血压，关键在辨证准确，不被血压的高低印定眼目。

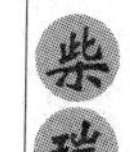
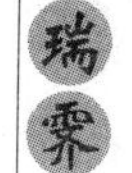

此外，高血压病证属肝胃虚寒、浊阴上逆者，除具有病程较长或年高体弱，或明显的阳虚体质外，往往在使用清肝泻火、平肝息风、滋阴潜阳等常法常方时，收效甚微或者无效，有的还可出现血压增高，波动较大，持续不降的“反跳”现象。这些对于临床准确地辨证，亦有重要的意义。

本方吴茱萸味辛而苦，是以能辛开苦降，升降气机，疏肝开郁；性属燥热，可温中散寒，燥湿化痰；且其性下行而散，又能下气平冲，降浊止逆，具有温化通降之功。配伍人参益气补虚，生姜温胃散寒，大枣益气滋脾，全方既能温中补虚，降逆止呕，又可温肝散寒，平冲降逆，故对高血压证属肝胃虚寒、浊阴上逆者，最为适宜。需要注意的是，方中吴茱萸常用量为5～9g，亦可重用至15g。由于吴茱萸有毒，气味燥烈，使用时注明“另包”，先用开水浸泡5～8分钟，至其黏沫飘浮水面，然后滤其水液，再与他药同煎，如此可减轻吴茱萸的毒性和燥烈之性。

病例2：靳某，男，48岁。2012年9月29日初诊。

患述3个月前因生意不顺，思想压力大，精神紧张，出现头晕，血压升高，但服药可以控制。近1个月来，头晕加重，血压最高可达170/115mmHg，服药降压效果不明显，难以缓解症状。并伴有口苦咽干，烦躁易怒，失眠多梦，胸闷气短，心悸时作，午后或进食后及紧张时上症明显加重，曾于睡眠中憋醒2次，发作时左脚发凉，面部麻木，大便干燥，小便正常。舌质暗红微紫舌尖红，苔白厚，脉弦疾。此属高血压肝气郁滞，化热阳亢，心脉瘀阻，胃失和降之证。治以四逆散和丹参饮加味。

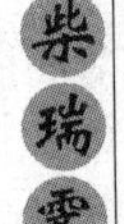

处方：丹参30g，砂仁5g，木香10g，旋覆花15g（包），桃仁10g，炒赤芍20g，红花10g，柴胡10g，炒枳壳10g，甘草5g。7剂，每日1剂，水煎分2次口服。

10月7日二诊：患告药后胸闷、气短、心悸未作，胃脘稍舒，血压下降至140～150/90～100mmHg，自觉身体较前轻松，大便仍干燥，口苦。改拟血府逐瘀汤加味。

处方：生地黄 20g，当归 15g，桃仁 10g，红花 10g，赤芍 20g，枳壳 10g，柴胡 10g，川芎 10g，桔梗 10g，怀牛膝 15g，丹参 15g，旋覆花 10g（包），炙甘草 5g。7 剂，煎服同前。

10 月 15 日三诊：药后大便不干、通畅，1 日 2 次。食欲增加，血压明显下降，今天早上测为 138/82mmHg，且较平稳，睡眠改善。仍觉口苦、烦躁。改拟丹栀珍菊黄连温胆汤加味。

处方：菊花 10g，珍珠母 30g，黄连 10g，茯苓 20g，半夏 10g，枳壳 10g，竹茹 15g，陈皮 10g，草决明子 15g，牡丹皮 10g，栀子 10g，川楝子 10g，甘草 5g。7 剂，煎服同前。

12 月 9 日在超市购物遇见患者，告上方服后，上症消失，停药至今血压平稳。

按：此案之高血压病，病机较为复杂，肝郁化热、肝阳上亢与心脉瘀阻、胃失和降，交织在一起。故初诊以四逆散合丹参饮加桃仁、红花、赤芍、旋覆花，疏散肝气，化瘀通脉，和胃降气；二诊用血府逐瘀汤加丹参、旋覆花，从更大范围上荡除瘀滞，兼疏肝理气，此处旋覆花既可降肝胃之气，又有通络行瘀作用；三诊以丹栀珍菊黄连温胆汤加味，泻肝清热，平抑肝阳，调和胆胃。将丛杂之症，层层分离，各个击破，使症状消失，血压复常。

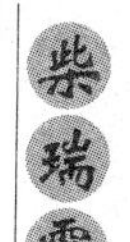

病例 3：芦某，女，67 岁。2012 年 12 月 2 日初诊。

患者近半月出现发作性眩晕、恶心，血压高，最高 160/100mmHg，服降压药效果不佳。伴颈项发紧，全身拘急，失眠。二便尚可。舌绛红，苔白腻，脉弦。此属高血压肝热上冲、太阳经输不利之证。

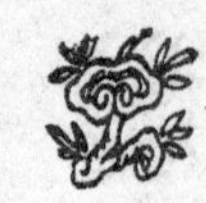

处方：葛根 20g，钩藤 15g（后下），白芍 20g，生地黄 20g，夏枯草 15g，牡丹皮 10g，炒栀子 10g，柴胡 5g，豨莶草 15g，秦艽 10g，甘草 5g。6 剂，每日 1 剂，水煎分 2 次口服。

12 月 9 日二诊：药后颈项强紧、全身拘急显轻，头晕亦轻。改拟处方。

处方：天麻 10g，半夏 10g，茯苓 25g，竹茹 15g，陈皮 10g，枳壳 10g，泽泻 10g，白术 20g，菊花 10g，栀子 10g，钩藤 15g，甘草 5g。7 剂，煎服同前。

12 月 16 日三诊：上症续轻。眩晕、恶心消失。血压下降，今天诊前自测为 130/85mmHg。仍觉精神紧张。

处方：牡丹皮 10g，栀子 10g，生地黄 20g，当归 20g，白芍 20g，菊花 10g，钩藤 15g，茯苓 20g，天麻 5g，柴胡 5g，薄荷 5g，甘草 5g。7 剂，煎服同前。

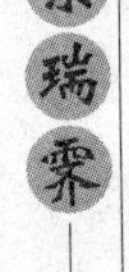

12 月 23 日四诊：续轻。上方加半夏 10g，陈皮 10g。7 剂续服。

2013 年 1 月 20 日五诊：多次自测血压基本正常，除有轻微耳鸣外，上症消失，睡眠及心情转佳。

处方：菊花 10g，枸杞子 10g，生地黄 20g，女贞子 15g，茯苓 15g，怀牛膝 15g，泽泻 10g，珍珠母 30g，牡丹皮 10g，旱莲草 15g，麦冬 10g，五味子 10g，甘草 5g。14 剂，煎服同前。

9 月 26 日患者因其他病就诊，询知服上方后血压平稳，上症消失。

按：此案属高血压肝热上冲、太阳经输不利之证。首先必须缓解其背部不适、全身拘急之感，否则，气机不畅，径用平肝清肝，气机逆乱，反而会导致血压“反跳”。

若背部不适、全身紧绷之感得以缓解，则不用平镇潜降之品血压亦可控制，这就是中医辨证施治的优势所在。这里有两点要注意：一是处方中粉葛根是解太阳经输不利；二是柴胡是顺肝木之性，也可反佐。秦艽、豨莶草性味偏凉，可以清肝、柔肝，故一诊即收显效；二诊处天麻温胆汤合泽泻汤加味，以清利肝胆痰瘀；三诊继以丹栀逍遥疏肝调气，养血柔肝，清肝解郁；四诊于上方合入二陈汤化痰降逆；五诊养肝柔肝兼以平肝敛肝收功。全案立足调肝，又根据兼夹融入他法，将原则性与灵活性有机统一。

病例 4：孙某，男，62 岁。2014 年 7 月 15 日初诊。

高血压及耳鸣 20 年，伴口干渴，大便干，小便黄，易上火，常牙痛，耳中有黏湿液分泌。舌体略红微紫，苔微白，脉沉。查血糖正常。既往有中耳炎史。血压服药仍在 140～150/90～100mmHg。此属高血压肾阴不足、虚火上扰之证。

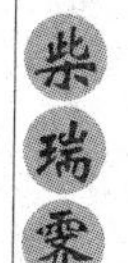

处方：熟地黄 20g，枸杞子 10g，菊花 10g，珍珠母 30g，茯苓 15g，怀牛膝 15g，泽泻 10g，牡丹皮 10g，女贞子 15g，草决明子 15g，甘草 5g。7 剂，每日 1 剂，水煎分两次服。

7 月 21 日二诊：上方共进 6 剂，余 1 剂，因药后效果明显，恐错过复诊，故提前来调方。患告药后耳鸣十去八九，耳中黏湿分泌物显轻，血压下降至 135/85mmHg。上方加知母 15g，黄柏 10g。7 剂，服法同上。

7 月 29 日三诊：药后大便不干且通畅，小便不黄，口渴减轻。血压降至 128/75mmHg。嘱适当减服降压药，上方续服 14 剂。

按：此案病程虽长达 20 年之久，但病机并不复杂，

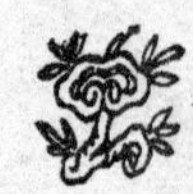

辨证亦不难，而难在用药处方精细准确、周详全面、活泼灵动。方选六味地黄丸改汤，但虑及山药、山萸肉二味微温收涩之品有凝滞动火之嫌，故用枸杞子、女贞子二味替之，既可助养阴清热，又可避原方二味之弊。虽属肾阴不足，但肝肾同源，肾阴不足，肝阴必有虚损，肝热肾火合而上扰。故以六味地黄汤滋肝阴、泻肾火的同时，加入菊花、珍珠母、草决明子，清肝、平肝、泻肝，又用一味怀牛膝补肝肾而又有引火下行之能。全方配伍斟酌，避免夹杂闲药。于平淡之中建奇功，应作为中医治病追求的高境界。一般而言，久病则杂。此患者久居山乡，未进行过多的治疗。询及病程，综合四诊，即用常法常方，稍事调整，收效明显。此案如若效果不佳，还可适当加入活血祛瘀药，以桃仁、赤芍为宜。

病例5：祁某，男，66岁。2012年3月18日初诊。

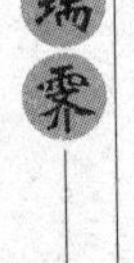

患者平素血压偏低，一般为110～100/70～60mmHg。1个月前出现血压升高，最高时为160/100mmHg。口服尼莫地平血压可控制为130/80mmHg。自述血压虽降，但服降压药后，身重乏困，头闷不清，食纳减少，进食不注意后上腹部憋胀，双膝关节、左上肢疼痛。睡眠尚可，二便正常，舌淡暗苔白微腻，脉沉弦。不愿意服用西药降压，故转请中医治疗。此属高血压肾阳不足、痰湿阻络之证。

处方：黑附子10g（先煎30分钟），茯苓30g，炒白术30g，白芍25g，丝瓜络15g，秦艽10g，豨莶草15g，生姜10g。3剂，每日1剂，水煎分两次服。

3月22日二诊：上方服后血压下降为140～130/90～80mmHg，身体较前轻松。上方再进6剂，服法同上。

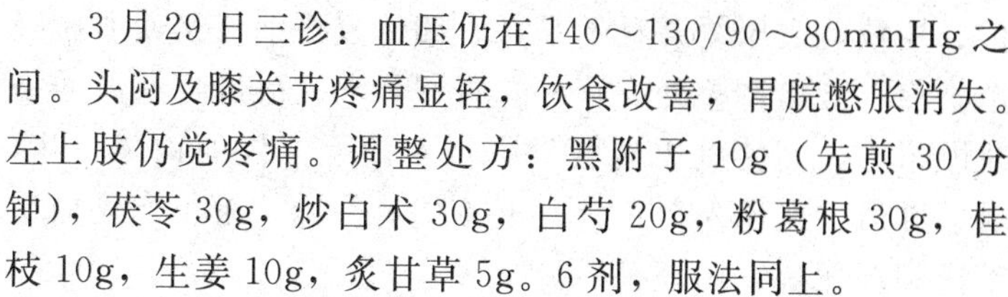

3月29日三诊：血压仍在140～130/90～80mmHg之间。头闷及膝关节疼痛显轻，饮食改善，胃脘憋胀消失。左上肢仍觉疼痛。调整处方：黑附子10g（先煎30分钟），茯苓30g，炒白术30g，白芍20g，粉葛根30g，桂枝10g，生姜10g，炙甘草5g。6剂，服法同上。

4月5日四诊：药后血压不稳，最高时为160/100mmHg。复用前法加味：黑附子10g（先煎30分钟），茯苓30g，炒白术30g，白芍20g，丝瓜络15g，秦艽10g，豨莶草15g，木瓜10g，鸡血藤30g，甘草5g，生姜10g。7剂，服法同上。

4月11日五诊：药后血压大多为140/90mmHg。改拟处方：独活10g，桑寄生15g，秦艽10g，豨莶草15g，川芎10g，炒白芍20g，生地黄20g，怀牛膝15g，桂枝10g，炒白术20g，川断15g，炒杜仲10g，甘草5g。7剂，服法同上。

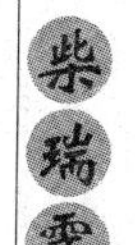

4月19日六诊：药后食纳正常，身体爽适。血压降为130/80mmHg。上方加钩藤15g。14剂，服法同上。

4月26日七诊：药后血压恢复至发病以前的100/60mmHg，左上肢疼痛减轻，偶有头闷。

处方：半夏15g，茯苓30g，生姜15g。6剂，服法同上。

2015年4月初患者妻子前来同德医院就诊，告患者服药后上症均消失，至今血压正常。

按：此案血压升高1个月，但无肝阳上亢舌脉及见症，病机属肾阳不足，痰湿阻络。一诊以温振肾阳之真武汤加化痰通络之味，连用二诊而使血压降至临界值，且较平稳，上症显轻；三诊因兼顾左上肢疼痛，调整加入葛

根、桂枝，血压复升且不平稳；四诊复用前法又使血压降至临界；五诊调整处方，补益肾气，养血柔肝，祛风通络兼顾组方，而使血压显著下降；六诊上方仅加钩藤一味，疏散肝风，血压恢复正常；七诊偶有头晕，予小半夏加茯苓汤利湿化痰，调理善后。

胁　痛

足厥阴肝脉布于胁肋部，胆附于肝，胆足少阳之脉，亦循于两胁，故胁痛主要与肝胆有关。一般而言，胁痛之病因病机多由肝气郁结、瘀血内阻、肝胆湿热、肝阴不足等因素所致，且常引起脾胃及肾的病变。若从虚实而论，虚证多属阴血亏虚、肝失所养；实证多见气滞、血瘀、湿热为患。从疼痛特点上看，一般胀痛多见于气郁，且游走不定；刺痛多见于血瘀，而痛处固定不移；隐隐作痛，多见于血虚、阴虚，其痛绵绵，程度较轻。

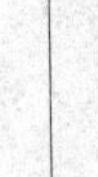

胁痛之施治，肝气郁结多用四逆散、柴胡疏肝散；瘀血内阻，多用血府逐瘀汤、膈下逐瘀汤、旋覆花汤等；肝胆湿热，多用黄连温胆汤、龙胆泻肝汤等；肝阴不足，多用一贯煎及王旭高治肝之法。临床上所见胁痛大都病程较久，寒热难辨，虚实夹杂，痰瘀互结，病机错综复杂。辨证宜分清主次、先后、缓急、轻重，综合考虑。处方遣药，宜权变灵活，配伍化裁，斟酌得当。

病例 1：罗某，女，46 岁。1989 年 6 月 24 日初诊。

患者平素性情抑郁，脾胃偏虚，常觉胁肋不舒，脘腹痞塞，时吐痰涎。1985 年 2 月因家事不遂，生嗔动怒，

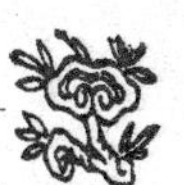

突然晕倒约30分钟，嗣后胸胁懋闷胀痛，嗳气呃逆，脘腹痞满，按之疼痛，欲矢气而不能，痛苦异常。经某医院中医以肝胃气滞辨治，服柴胡疏肝散、旋覆代赭汤等30余剂，大便通利，嗳气呃逆消失，但胸胁胀痛不减，且呈游走窜痛，复用疏肝理气药罔效；再更医从胸胁瘀血论治，服血府逐瘀汤、膈下逐瘀汤等20余剂，亦无明显效果；又经某医以气虚胃痞施治，服补中益气汤等20余剂，肌肉注射新斯的明等均无效，改服乌鸡白凤丸、补中益气丸治4月余，精神虽好转，唯两胁胀满窜痛如故。1988年7月曾输代血浆、抗生素、维生素等药，胁痛一度好转，旋即如故，输液后出现视力模糊、头晕呕吐等症，至今仍视物不清，头晕呕吐时发。初诊询知，刻下两胁胀满窜痛，重则头晕欲呕，心悸烦乱，无所适从，脘腹痞塞不舒，按之辘辘有声，每揉按至无水气声时胁痛亦减。疲惫乏力，晨起较重，体重由70kg渐减为43kg。面色晦滞无华，舌体略胖，质淡、苔白，脉弦滑。辨证属痰饮胁痛，乃由痰饮停留胸胁，遏伤中阳，阻滞气机所致。治宜温化痰饮、行气宽胸为法，予《伤寒论》苓桂术甘汤加味。

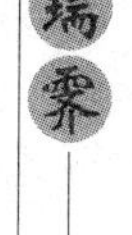

处方：茯苓24g，桂枝、枳壳、苏叶、生姜各9g，甘草6g，白术12g，大枣6枚。3剂，每日1剂，水煎分两次空腹服。

6月28日二诊：服上方后胸胁胀满窜痛程度减轻，脘腹由痞塞渐转宽松，两天来头晕欲呕、心悸烦乱未作，睡眠较佳，食欲较前增加，腹中辘辘水气声偶有发生，舌脉同前。药病相投，效不更方，仍用苓桂术甘汤。

处方：茯苓30g，桂枝9g，白术15g，甘草6g。3剂，服法同前。

7月6日三诊：胸胁疼痛基本消失，脘腹柔软松和，余症均减，视物不清也有好转。患者以为病愈，服完上方5日未复诊，昨日又感两胁胀满微痛，头晕、心悸复作，故前来就诊。此乃痰饮痼疾，病虽减，非短时所能根除，视其舌体略胖、质淡，苔白如旧，仍宗前法，拟苓桂术甘汤合泽泻汤。

处方：茯苓30g，桂枝9g，白术15g，泽泻12g，甘草6g。6剂，隔日1剂，服法同前。上方服完，5年痼疾渐臻痊愈，随访未见复发。

按：胸胁乃肝经之属，又为气机升降出入的枢纽，故胁痛初起多为肝气郁滞，久则兼见瘀血阻络。所以，疏肝理气与活血祛瘀为胁痛辨治两大法。据笔者临床体验，痰饮胁痛亦不乏鲜见。盖痰饮属阴邪，易遏伤阳气，阻滞气机，且痰饮流动，病位不定，故痰饮停留胸胁，阻滞气机，其主症亦多为胸胁胀满窜痛，类似气滞，易罩人眼目，给辨治带来困难。对此，痰饮为其病本，气滞乃其病标，痰饮若不蠲除，理气行滞亦属枉然。本案即是其例。患者素体脾虚肝郁，痰阻气滞，相因为患，但以脾虚痰饮为其病机之本，偶遇家事不遂，生嗔动怒以致胁痛，因肝气暴郁为病机之标，故复用大剂疏肝理气之品，嗳气呃逆渐消，但胸胁胀痛终不减，选用活血、补虚等法，亦属罔效。本案辨证关键：胸胁胀满窜痛虽与气滞有关，然用疏肝理气药未效，说明气滞并非该病病机之本，复用活血、补虚之法病仍如故，亦排除瘀血阻络或气血虚滞的可能，胁痛重时见头晕欲呕、心悸烦乱等症，可见兼症与主症属同一病机所为，而兼症乃痰饮阻滞气机，蒙蔽清阳，犯胃凌心所致；患者体质素盛，体重由4年前70kg渐减为

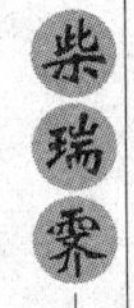

43kg；且胁痛发作时，腹中有辘辘水气声，若揉按至无水气声时胁痛减轻，具备《金匮要略》中“其人素盛今瘦，水走肠间，沥沥有声，谓之痰饮”的典型痰饮体征。因此，在正确辨证的前提下，法取温化痰饮为主，方用苓桂术甘汤加味10余剂，使得久年痼疾终获痊愈。

病例2：刘某，男，50岁。2013年1月4日初诊。

患者自诉30年来间断发作不欲饮食、右侧胁肋憋胀疼痛。近两年来上症明显加重，持续时间变长，按压时疼痛甚，空腹减轻，食后明显。大便4～5日一行，质稀。舌质暗红、舌苔白，脉弦微涩。辨证属瘀血胁痛。乃由肝失条达，气机痞塞，久病而瘀所致。治宜疏肝理气、化瘀降气为法，予旋覆花汤合四逆散化裁。

处方：旋覆花10g（包），红花10g，炒枳壳10g，赤芍20g，甘草5g，柴胡10g，葱白1根。6剂，水煎服。

1月10日二诊：胁痛显轻。肝病及脾，上方加白术25g以助运化。6剂。

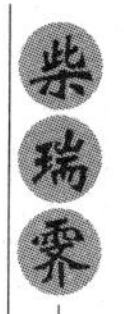

1月16日三诊：欲食。四逆散合苓桂术甘汤，生姜15g。6剂。

1月23日四诊：药后会打喷嚏，有痰。继用初诊方加茯苓20g，半夏10g，陈皮10g。7剂，服同上。

2月20日五诊：药后效佳，胁痛消失。自述30年来从未有这样舒服轻松感，食欲旺盛。停药近又小作。上方加白术20g，桂枝10g。7剂，服同上。

第六诊以柴芍异功汤调理便溏，大便成形，日1次。

第七诊以补中益气汤调理嗅觉不灵。

4月18日八诊：药后显轻，基本无症状，停药月余未作。予柴芍异功合补中益气汤7剂。

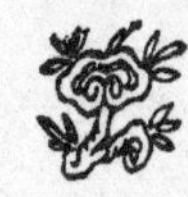

按：此案患者不欲饮食、右侧胁肋憋胀疼痛长达30年之久，近两年加重，按痛明显。辨证为瘀血胁痛，病机为肝失条达，气机痞塞，久病而瘀。虽病位在右，但定位在肝而不在胃。久病必瘀，从血瘀论治。方用四逆散合旋覆花汤之意，疏散肝气，活血通络，葱白辛润通络，药后即收显效；“见肝之病，当先实脾”，后三诊于上方循序加入白术、苓桂术甘、二陈之属，均为此意，药后便觉胃脘舒服，全身轻松，食欲旺盛，胁痛消失；久病虚损，后诊中以柴芍异功散改汤、补中益气汤以做固本之治，药后基本无临床症状，停药月余未作。整个施治过程从血瘀、痰郁、阳虚，一步步剥除病邪，使30年顽疾彻底治愈。

病例3：张某，男，43岁。2014年2月20日初诊。

患述4年来每于饥饿时即感双侧胁下疼痛，夜间睡眠双脚冰凉，噩梦纷纭。夜间饮水多则晨起口干，饮水少晨起反不觉口干。胃脘嘈杂，情绪差，大便溏薄，日2～3次。舌淡微红，苔白，脉沉弦略滑。辨证属厥阴虚寒，寒热错杂。乃由肝经虚寒，气机郁滞，胃肠蕴热，寒热格拒而致胁痛。治宜寒热并用，调畅气机，燮理阴阳。方用《伤寒论》乌梅丸原方改汤。

处方：乌梅15g，细辛5g，桂枝10g，黄连10g，黄柏10g，当归15g，党参10g，熟附子10g（先煎30分钟），川椒3g，干姜5g。6剂，每日1剂，水煎服。

3月7日二诊：药后上症明显减轻。现手足温，胁痛消失，夜间口不干。仅余腹胀一症。上方加厚朴25g，白术20g。6剂，煎服同上。

3月2日三诊：腹胀显轻。继用上方6剂。

4月3日：上述症状消失。继用上方6剂，嘱隔日

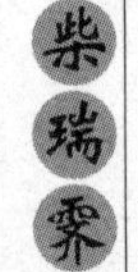

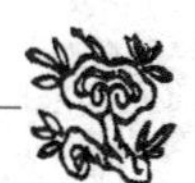

1剂。

按：此案患者每于饥饿时，胁下疼痛，夜间睡眠双脚冰凉，大便溏薄，《伤寒论》条文所谓“脏寒”“肤冷”，“厥者，手足逆冷者是也”，为“阴阳气不顺接”之故，均为厥阴虚寒之显症；噩梦纷纭，情绪差，胃脘嘈杂，乃寒郁化热，蕴于胃肠，《伤寒论》条文所谓“躁无安时”之轻症；寒热不调，故大便溏薄、次数多，合乎《伤寒论》条文“主久利”之意。故辨证为厥阴虚寒，寒热错杂。病机为肝经虚寒，气机郁滞，胃肠蕴热，寒热格拒而致胁痛。治以乌梅丸，随证稍事加味，药证相契，守方不变，而收桴鼓相应之效。

胸 痹

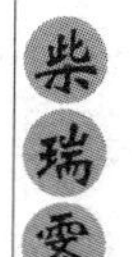

胸痹病名见《金匮要略》。胸痹是以病位和病机命名的，“痹”为闭塞不通之意，不通则痛，故胸痹以胸部憋闷疼痛、短气为主要见症。胸痹大致相当于现代医学的心血管病变，但不尽然，其包涵更为宽泛。凡由寒凝、气滞、血瘀、痰阻等引起的胸阳痹阻、心脉瘀滞，或心脾肝肾亏虚引起的心脉失养、血行不畅，均可导致胸痹的发生。

《金匮要略》论其典型脉象为“阳微阴弦”，关前为阳，关后为阴。阳微指寸脉微，阴弦指尺脉弦。阳微指上焦阳气不足、胸阳不振，阴弦指阴寒太盛、水饮内停。二者相互搏结造成胸痹。此为从脉象上论述胸痹的病机，临床所见脉象如沉涩脉、弦滑脉、细数脉亦为常见。

临床辨证施治，病机见症大都较为复杂，宜分清虚实，权衡轻重，区别先后，依次施治。常用方有瓜蒌薤白白酒汤、瓜蒌薤白半夏汤、枳实薤白桂枝汤、血府逐瘀汤、人参汤、炙甘草汤等。

病例 1：李某，女，81 岁。2013 年 1 月 6 日初诊。

患述 8 年前行冠心病冠脉支架植入术，有高血压病史。BP：150/80mmHg，服施惠达。近半月来，活动后胸憋，气短，心悸左肩背抽痛。伴下肢浮肿，面部发热，口干口苦。舌质淡暗，边有齿痕、瘀斑，苔薄，脉弦。辅助检查：肾功：血尿素氮 9.18mmol/L，肌酐：105.9μmol/L；双肾彩超，双肾皮质部回声略强。此属胸痹，证由瘀血内阻，络脉不通，水液停聚所致。治宜活血通络，利水消肿。

处方：丹参 15g，益母草 15g，桃仁 10g，丝瓜络 15g，泽兰 10g，车前子（包）10g，赤芍 20g，桑白皮 15g，当归 20g，鸡血藤 30g，甘草 5g。7 剂，每日 1 剂，水煎服。

1 月 14 日二诊：服药后口苦、背抽痛、下肢肿均减轻。上方加川牛膝 15g，豨莶草 15g。10 剂，服法同上。

1 月 30 日三诊：患告服上方 10 剂后，上症消失。胸憋气短显轻未作，水肿亦平，故自行停药。近感冒，恶风，汗出，流清涕，打喷嚏，口淡无味，嗅觉失灵。舌淡暗，苔微白，脉缓。处桂枝汤加辛夷、防风、白术、党参。3 剂，每日 1 剂，水煎服。

按：此案胸憋气短，左肩背抽痛，下肢浮肿，心悸，面部发热，口干口苦，一组症候群背后共同的病机是瘀血阻滞。初诊组方所选药味均为活血祛瘀而不助热伤阴的平

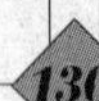

淡之品为君，伍以桑白皮降肺以利水，车前子清肝以利水，泽兰化肾浊以利水，丝瓜络通络以利水，益母草活血以利水，兵分五路，合力齐下，药后口苦、背抽、下肢肿均减轻。二诊选川牛膝一味，活血、利尿、引血下行，一物三用，均合方义；豨莶草清热、通络、祛风亦一药多能，契于病机。二药融于上方，强化活血利水之力，故仅二诊诸症显轻近愈。全案组方各药相辅相成，皆成祛病之精锐。即使感冒后所处桂枝汤亦内外兼治，营卫不调亦胸痹病常见病机，正如清代医家徐彬在《金匮要略论注》中说："桂枝汤，外证得之，解肌调营卫；内证得之，化气和阴阳。"

病例2：常某，女，62岁。2012年8月9日初诊。

患者3个月前活动时出现胸憋气短、胸痛，自胸骨后放射至左臂，持续时间最长约30分钟，休息或口服西药后缓解。每日或间日1次。晨起有痰，大便不畅，夜尿多，腰腿酸困，下肢轻度浮肿，按压有坑。舌淡苔白厚，脉弦数。既往史：高血压8年。肾功检查（一）。此属胸痹，证由心阳不足，痰湿内停，胸脉瘀阻。治宜温通胸阳，化痰祛湿，逐瘀通络。方用《金匮要略》瓜蒌薤白半夏汤合茯苓杏仁甘草汤加味。

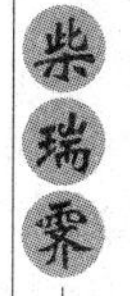

处方：瓜蒌30g，薤白10g，半夏10g，茯苓30g，白术30g，桂枝10g，杏仁10g，桃仁10g，甘草5g。7剂，每日1剂，水煎分2次口服。

8月16日二诊：药后大便通畅，下肢浮肿消失。胸憋、胸痛显轻，偶作亦很快缓解复平。上方加丹参20g，旋覆花10g（包），赤芍20g。7剂，煎服同上。

8月25日电话回访：患者告药后上症消失。因事外

出，故暂停药。

按：该案若从冠心病临床表现及其病理来用中药治疗，一般会从瘀血阻胸，心络痹阻予以辨治，常用方血府逐瘀汤。但按照中医辨证论治，从病程仅3个月，舌脉之象瘀血见症并不明显，病机当属心阳不足，痰湿内停，胸脉痹阻。即使有血瘀存在，也是果而非因。此时，当抓主要矛盾，分清标本主次先后。方中桃仁用意不在活血祛瘀，而是针对“短气”一症。下肢肿胀按压有坑，腰膝酸软，检查肾功正常，此为水气见证，与心阳不振有关。西医病名可参考，但在中医辨证用药时一定要丢开。否则，就会成为桎梏、枷锁，束缚临床思维，中医辨证时就会只见到“瘀血”二字，脱离中医辨证，难以打开思路，据证施治，取得疗效。

病例3：陶某，男，68岁。2012年7月23日初诊。

患者胸骨后憋闷不适半年，间断发作，时有心悸，多于进食后加重，持续时间不等。情志寡欢，食欲不振，疲惫乏力，四肢困重，睡觉醒来，双膝关节不适。睡眠及二便尚可。既往甲亢20年，行^{131}I治疗半年。舌质暗红苔白微腻，脉左弦右沉。心脏造影未见异常。此属胸痹，证由肝郁脾虚，痰湿中阻所致。治宜疏肝解郁，化痰祛湿。方用柴芍异功散、四逆散合二陈汤。

处方：柴胡10g，白芍20g，党参15g，茯苓20g，陈皮10g，半夏10g，枳壳10g，甘草5g，生姜10g。7剂，每日1剂，水煎分2次服。

8月9日二诊：药后上症明显减轻，胸骨后憋闷、心悸均未作，进食后亦无感觉。情绪转佳，食欲改善，自觉基本痊愈。因难以预约到号，故停药1周。此次欲巩固疗

效。上方续服7剂。

8月15日三诊：患述药后症状消失，自觉全身舒适，四肢不觉困乏。连连赞叹药廉效佳，收效快捷。此次主要是携其妻前来就诊，顺便再为自己调理巩固。处以四逆散改汤加薤白。

处方：柴胡10g，炒赤芍20g，炒枳壳10g，薤白10g，炙甘草5g。14剂，煎服同上。

按：胸痹有轻重之别，轻症不必重剂；胸痹亦不都是瘀血为患，因证施治方能取效。此案证由肝郁脾虚，痰湿中阻所致，用寻常之方、轻小之剂而收显效、捷效，全赖辨证准确，方药得度。另外，最后一诊方中，易白芍为赤芍。《伤寒论》中所用之芍药，是白芍抑或是赤芍？据余早年考证，芍药当为赤芍。现在芍药有赤、白之分，作用略有差异，可据证而用之。一般调肝用白芍，活血用赤芍，其实白芍亦有活血之功，赤芍亦有调肝之用。

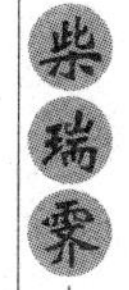

病例4：陈某，男，57岁。2012年10月7日初诊。

患者发作性胸憋，短气，心悸1月余。伴干咳，烦躁不安，焦虑紧张，寐浅多梦。因病作无规律，常突然而作，故常觉恐惧。食后胸闷、短气、干咳加重。食后即欲排便，排后即觉稍舒。舌暗红微紫，苔白，脉弦滑。今日做CTA检查，在准备检查过程中，胸憋短气发作，中止检查。既往甲亢病史。在当地服用复方丹参片等可缓解，但仍发作频频，难以控制。此属胸痹，证由气血郁滞，瘀血阻胸所致。方用血府逐瘀汤加味。

处方：当归20g，川芎10g，桃仁10g，赤芍20g，丹参30g，砂仁5g，枳壳10g，生地黄20g，红花10g，桔梗10g，柴胡10g，怀牛膝15g，葛根30g，旋覆花10g

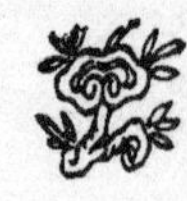

（包），甘草 5g。7 剂，每日 1 剂，水煎分 2 次服。

12 月 23 日二诊：患告上方服一剂，诸症即显轻。7 剂服完后，胸憋、短气、心悸及干咳均消失，大便正常，情绪亦平。后自行连服 20 余剂停药，至今未作。上方 7 剂，隔日 1 剂，煎服同上。

2013 年春节期间回访，告诸症消失，未再发作。

按：此案前医亦曾用血府逐瘀汤为治，但未能取效。用王清任血府逐瘀汤原方增加砂仁、丹参、葛根、旋覆花四味，竟获如此佳效，殊耐寻思。血府逐瘀汤由四逆散合桃红四物汤加味而成，组方虽好，但不可千人共用，临证还须于具体患者当下用药上下一番“入细”功夫。葛根、旋覆花，现代药理实验研究证明，可改善心肌循环，活血通络。融入丹参饮之意，砂仁可行胃气，减轻心脏负荷，丹参活血祛瘀，养血安神。选方准确基础上，仍需化裁合度，加味熨帖，有时差之毫厘，收效天壤，良可慨矣！

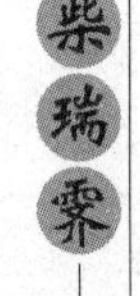

病例 5：侯某，男，44 岁。2012 年 11 月 4 日初诊。

患者 1 年前患心肌梗死，入我院治疗后缓解。出院后一直口服常规药物治疗，但仍有胸憋气短感觉，平素极容易感冒，至冬季更感冒不断。自觉消化不良，喜饮热茶，寐浅梦多，二便调。舌淡苔白，脉沉。此属胸痹，证由营卫不和，心脉瘀阻所致。治宜调和营卫，养血祛瘀。方用桂枝汤合四物汤化裁。

处方：桂枝 10g，炒赤芍 10g，丹参 20g，桃仁 10g，当归 20g，川芎 10g，炙甘草 5g，生姜 10g，大枣 4 枚。7 剂，每日 1 剂，水煎分 2 次服。

12 月 18 日电话回访，患告药后显轻，续服 7 剂，诸症消失。后断续服用上方，服药期间胸憋气短及感冒一直

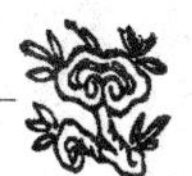

未作。

按：心脉瘀阻患者容易发生感冒或胃脘顶胀等症，该患者兼而有之，表现比较典型。患者以前发作过心梗，这属有明确诊断的。临床上还有许多是不明确的，辨证时遇此二症要留心注意。《内经》云："损其心者，调其营卫。"此案用桂枝汤合四物汤加丹参、桃仁，一方二用，兼顾内外，收效明显。临床上若患者胃脘顶胀明显，切不可仅当胃病治疗，用丹参饮治疗为宜。

病例6：王某，女，53岁。2013年1月3日初诊。

患述胸痛、头昏7～8年。3个月前在我院心内科行冠脉支架植入术。2012年11月19日在临猗县医院头部CT示：多发腔隙性脑梗死。现自觉胸痛，头昏，气短，耳鸣如蝉，胃部胀，脊背发紧刺痛，右手指麻木。血压高，服药难以控制，最高达160/100mmHg。平素闷闷不乐，烦躁欲哭。左侧头痛，游走不定。食纳及睡眠一般，大便正常。舌红苔薄，脉弦。此属胸痹，证由肝气郁滞，瘀血阻胸所致。方用血府逐瘀汤加味。

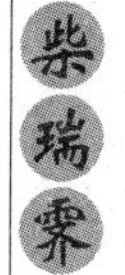

处方：当归20g，生地黄20g，桃仁10g，红花10g，赤芍20g，枳壳10g，柴胡10g，川芎10g，怀牛膝15g，桔梗10g，旋覆花10g（包），甘草5g。7剂，每日1剂，水煎分两次服。

1月10日二诊：药后大便次数增多，胃不胀，胸痛减轻，头昏及耳鸣亦轻。服药血压可控制在145/90mmHg左右。上方加葛根20g，秦艽10g，豨莶草15g。7剂，煎服同上。

1月17日三诊：药后右手麻木消失，上症续轻。口苦，头晕不舒，胸胁胀满，时欲太息。改拟处方。

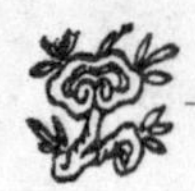

处方：柴胡10g，黄芩10g，枳壳10g，陈皮10g，旋覆花10g（包），白芍20g，川楝子10g，菊花10g，当归20g，僵蚕10g，甘草5g。7剂，煎服同上。

1月27日四诊：头痛减轻，上症轻而未已。调整处方。

处方：旋覆花10g（包），红花10g，炒枳壳10g，柴胡20g，炒赤芍20g，桃仁10g，荔枝核15g，黄芩10g，金钱草30g，陈皮10g，川楝子10g，甘草5g。7剂，煎服同上。

2月17日五诊：患告春节前服完上方，胸痛消失，口苦、胸胁胀满显轻。除轻微头晕、耳鸣外，现无明显不适感。测血压比前下降，但仍高于正常。调整处方。

处方：当归20g，炒白芍25g，川芎10g，炒僵蚕10g，钩藤15g，豨莶草15g，细辛3g，蔓荆子10g，菊花10g，粉葛根25g，防风10g，天麻10g，甘草5g。7剂，煎服同上。

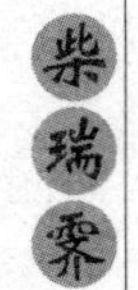

2月25日六诊：药后血压比前下降至正常值范围，两次测为138/87mmHg。头晕、耳鸣续轻，头痛消失。

按：患者因胸痛、头昏7～8年，又行冠脉支架植入术，瘀血阻脉、肝气郁滞是其基本病机。瘀血阻胸则胸痛，瘀血为有形之邪，阻滞气机则胸闷、气短；瘀血上阻轻窍则头昏，阻滞背部则背脊刺痛；瘀血阻滞经络，经脉失其濡养，且瘀血不去，新血不生，耳失血养则作鸣如蝉；手失血养则麻木；而刺痛乃是瘀血的病症特点。肝气郁滞则见闷闷不乐，烦躁欲哭，口苦等症。一二诊以血府逐瘀汤加旋覆花调治，后数诊以疏肝、清肝、柔肝、利胆立法，但始终兼顾活血祛瘀，终使纷乱之症渐次悉归

于平。

清代汪昂《医方集解》云："颠顶之上，惟风药可到也。"后人亦认为："络脉之余，风药可行。"大血管的梗死，活血祛瘀药可达，但是腔梗，活血化瘀药力难达，腔梗堵塞的位置在中医属于络脉，脑梗当属于络瘀，必须在主方基础上加入"风药"，才能收效。此案患者头痛特点是左侧窜痛，是游走性的，位置不固定，也符合风的特点，症状上也支持用风药。风药大都味辛，辛能散能行，辛能散瘀，辛能行血。所以，在临床上要善于打破思维限制，不仅是中医思维的限制，还有西医思维的限制。

泄　泻

泄泻主要与脾胃和大小肠的功能失调有关，湿邪是引起其功能失调、导致泄泻的主要因素。一般多由感受外邪、饮食所伤、情志失调、脾胃虚弱、肾阳不足所致。外感多夹表证，有寒湿和湿热之分；肝气乘脾，每有胸胁满闷、嗳气吞酸见症；脾虚多见面黄肢倦，完谷不化；肾阳不足以形寒肢冷，黎明即泄为特点。

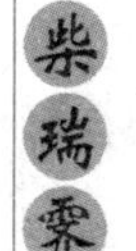

临床施治，一般感受外邪常用藿香正气散、葛根芩连汤、人参败毒散等；肝气乘脾常用痛泻要方等；脾胃虚弱常用香砂六君汤、参苓白术散等；胃肠寒湿常用附子粳米汤等；肾阳不足常用金匮肾气丸、四神丸、真武汤等。临证以内伤所致的长期泄泻多见，病变过程及治疗用药较为复杂，往往出现虚实夹杂、寒热互见、内外合而为患之综合病机，宜立足临床见症，全面分析，因证施治。

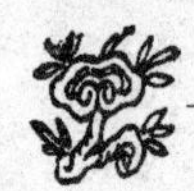

病例1：白某，男，49岁。2010年11月28日初诊。

患述腹泻、肛门下坠感3月余。自2010年8月到运城某银行任职后，由于水土不服及应酬饮酒过多，引起腹泻便溏，胃脘难受，烧心反酸。渐成泄泻无度，肛门下坠感明显。行走或站立下坠感难以忍受，须以手扶肛门。食欲全无，无饥饿感，厌食。体重下降29斤。先后赴太原煤炭中心医院、北京协和医院、同仁堂国医馆等多处求治，服用阿莫西林、果胶铋、耐星等西药及中药，仅大便次数稍有减少，反酸烧心服药减轻，停药便作，症状依然，痛苦不堪，对治疗丧失信心。身心不宁，情绪焦虑。舌体大，舌质暗青有齿痕，苔白滑厚微腻，脉弦滑。

辅助检查：山西煤炭中心医院（2010－08－09）胃镜诊断（检查号G102335）：反流性食管炎，贲门息肉（山甲Ⅰ型），慢性浅表性胃炎。病理诊断：（贲门）增生性息肉。辨证属脾虚不运，胃肠虚寒。乃由饮食失常，劳倦内伤，脾阳受损，虚寒内生，运化无权所致。治宜舒肝健脾、温胃暖肠为法。先予柴芍异功汤加味。

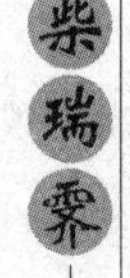

处方：柴胡10g，白芍20g，党参15g，白术20g，茯苓20g，半夏10g，陈皮10g，砂仁3g，木香10g，白及10g，乌贼骨15g，吴茱萸5g，甘草5g，生姜10g，大枣6枚。7剂，每日1剂，水煎分两次服。

12月7日二诊：药后大便成形，反酸烧心减轻。下坠感未减。改拟《金匮要略》附子粳米汤：熟附子15g（先煎30分钟），半夏15g，炙甘草10g，生姜15g，大枣6枚，粳米15g。4剂，每日1剂，水煎分两次服。

12月12日三诊：患述药后下坠感显轻。胃脘及腹部温热舒服，自觉该方药力大，药后1剂即觉自小腹至肛门

下坠处，有一种收紧往上升提的感觉，大便成形，次数大减。非常轻松，欣喜不已，信心大增。续予上方5剂。

12月17日四诊：药后烧心反酸消失，胃脘舒适，有饥饿感。原方续服7剂。

12月25日五诊：药后上症全部消失。改拟参苓白术散改汤加味。

处方：葛根15g，党参10g，白术15g，茯苓15g，山药30g，陈皮5g，白扁豆15g，薏苡仁20g，莲子10g，砂仁3g，甘草5g，生姜5g，大枣4枚。10剂，每日1剂，水煎分两次服。

2011年1月6日六诊：药后食欲显著改善。觉疲乏没有精神。上方续进10剂。

3月13日七诊：上方自行断续服用，至春节期间停药。现饮食正常，精神振作，体重渐增，自觉痊愈，特来道谢。

按：此案因饮食劳倦，而致肝郁脾虚、胃肠虚寒，加之腹泻日久，病机复杂，虚象明显。初诊以柴芍异功汤加味调和肝脾，见症减轻；二诊以附子粳米汤温胃暖肠止泻，下坠感及腹泻显轻；随后两诊守方续服，使病机得以扭转，脾阳得复，胃肠功能显著改善；五六诊以参苓白术散加味为治，健脾渗湿固本，渐告痊愈。

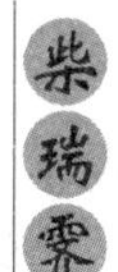

病例2：陈某，女，26岁。2013年2月24日初诊。

患述间断腹泻、便血3年，并伴有全身怕冷，头昏嗜睡。一年四季均有腹泻，着风食凉或脐周受凉后，腹泻加重，1日4～5次。每至二三月，排便次数明显增多，伴有鲜血，腹痛隐隐。脐周得热则痛减泻轻。舌质淡暗，苔薄白，脉浮数。辨证属肺卫郁闭，内迫大肠。

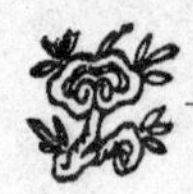

处方：党参 10g，茯苓 20g，川芎 10g，羌活 10g，独活 10g，柴胡 10g，前胡 10g，桔梗 10g，枳壳 10g，薄荷 10g，甘草 5g，生姜 10g。7 剂，每日 1 剂，水煎分 2 次服。

3 月 3 日二诊：药后便次减为每日 2～3 次，腹痛。改拟小建中汤。

处方：桂枝 10g，白芍 20g，香附 10g，荔枝核 15g，炙甘草 5g，生姜 10g，大枣 4 枚，饴糖 30g。5 剂，每日 1 剂，煎服同上。

3 月 10 日三诊：腹痛减轻。改拟痛泻要方加味。

处方：白术 30g，防风 10g，白芍 30g，陈皮 10g，桂枝 10g，炙甘草 5g，生姜 10g。7 剂，煎服同上。

4 月 26 日四诊：便质由溏薄水样便转稠，便次减少为每日 1～2 次。再用人参败毒散改汤。

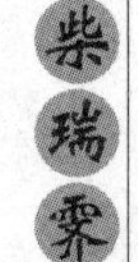

处方：党参 10g，茯苓 20g，川芎 10g，羌活 10g，独活 10g，柴胡 10g，前胡 10g，桔梗 10g，枳壳 10g，薄荷 10g，甘草 5g，生姜 10g。7 剂，煎服同上。

5 月 8 日电话回访，药后上症消失，大便基本成形，每日 1～2 次。

按：此案患者腹泻加重，有类似感冒的症状，头昏嗜睡，全身怕冷。此为外感之邪内陷，久不得解，内迫大肠，导致腹泻缠绵难愈。病机为肺卫郁闭，内迫大肠。治以“逆流挽舟”法，方用人参败毒散原方改汤，益气解表，散寒除湿。人参败毒散是通过开表宣肺，使卫气疏通，肺气宣畅，大肠壅滞得以疏解，达到逆流挽舟之目的。本案因病程日久，尚兼夹有脾胃虚寒、肝脾不调之见症。故首诊先以人参败毒散逆转其病机大势，继之以小建

中汤加味温散其脾胃虚寒，再合痛泻要方调和肝脾，最后复以人参败毒散除其已溃余邪，三年顽症，四诊而愈。

病例 3：韩某，男，50 岁。2012 年 9 月 29 日初诊。

自述 1 年前出现腹泻，常于夜晚睡前发生，为稀水便，每日 4～5 次，饮白酒后每日 1 次，便质亦稍成形，前边粪头一节较干。排便时呈喷射状，偶有黏滞。体力劳动或酒后胸憋加重。舌质暗红微紫，苔厚微黄，脉浮滑微数。

辨证属夹热下痢。方用《伤寒论》葛根芩连汤。

处方：葛根 30g，黄芩 10g，黄连 10g，木香 10g，炙甘草 5g。4 剂，每日 1 剂，水煎分 2 次口服。

10 月 4 日二诊：药后腹部舒适，便次减少。原方续服 6 剂。

10 月 24 日三诊：药后腹泻痊愈，自述一年多了第一次见到正常大便的便色便形，排便正常。胃中拧痛欲排便的感觉消失。调整处方：葛根 30g，黄芩 10g，黄连 10g，半夏 10g，甘草 5g，干姜 10g。6 剂，续服巩固。

按：此案属里有热积，酒后大便成形、便次显减是一种假象。推测前医当均按“假象”而治，所以久治未效。辨证时要注意：一是舌苔厚微黄，脉浮滑略数，再望面色神态并无虚寒之象，反见面色微红，可辨为热积；二是大便时呈喷射状，这正说明里有热积，若虚寒则无此冲激之力。当属夹热下利，用葛根芩连汤，腹泻日久，阳气受损，略佐木香调气，并制芩连之苦寒。三诊收显效后，上方去木香，加半夏 10g，干姜 10g。此时，症状显轻，加味其实也是减力，即减芩连之苦寒，化入半夏泻心之意，以协升降，这是用药技巧。

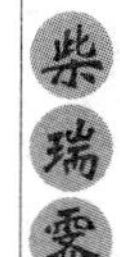

夹热下利，是表热、肺热内迫大肠。葛根芩连汤中葛根即开表透热。《伤寒论》葛根汤治疗太阳与阳明下利，是表寒束肺，内迫大肠的协寒下利。两方证相互对应。

黄　疸

黄疸以面、目、身黄，小便黄赤为特征，证分阳黄和阴黄两类。一般而言，教科书上以黄色鲜明多为阳黄，黄色晦暗多为阴黄，作为辨证要点之一。在临床上，要视具体情况而予以分析辨证，不可把黄疸色泽的鲜晦作为辨证阳黄和阴黄的主要依据，而忽视病史、症状等方面的临床意义，以致影响疗效或贻误病情。

病例：王某，男，28 岁，司机。1979 年 9 月 14 日初诊。

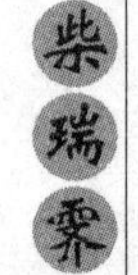

患者脾胃素虚，因长期出车，饮食失调，常有纳差、腹胀、便溏等症。近半年来，除上症外，颇感身体疲倦，嗜卧懒言，曾服山楂丸等消导药，收效甚微。2 个月前出现黄疸，肝功能化验：黄疸指数 17 单位，麝浊 16 单位，麝絮（++），卢戈氏碘液（+），谷丙酶 120 单位，诊为黄疸型肝炎，收治某院。经输液、口服保肝、维生素类药物，又煎服中药茵陈蒿汤加味、龙胆泻肝汤加减 30 余剂，黄疸末退，且日渐增剧。肝功能化验：黄疸指数 75 单位，麝浊 40 单位，麝絮（+++），卢戈氏碘液（++），谷丙转氨酶 274 单位。余与患者素有交往，探视中主管医生借故邀诊。诊见面、目、身黄鲜明如橘皮色；自诉纳差厌食，腹胀喜暖，周身疲惫，大便溏薄，四肢欠温，内服上

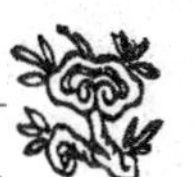

述中药后胃脘隐痛不适；舌质淡、舌体胖，苔白腻，微罩黄色，脉沉迟（脉搏52次/分）。追溯病史同前。综合病史、病程、症状与治疗用药情况，辨证为寒湿黄疸，拟用茵陈术附汤。但有人认为黄色鲜明定为湿热黄疸无疑，并释脉迟为血清总胆红素增高，刺激迷走神经兴奋，引起的心动过缓，坚持仍按湿热黄疸论治。后经续用龙胆泻肝汤加减治疗未见好转，遂改服茵陈术附汤。

处方：茵陈20g，白术15g，附子5g，干姜5g，甘草5g。4剂，水煎服。

服药后患者自觉症状改善。又改服茵陈理中汤、茵陈五苓散（改汤）10余剂，黄疸逐渐消退。肝功能化验：黄疸指数6单位，麝浊4单位，麝絮（－），卢戈氏碘液（－），谷丙转氨酶80单位。出院后嘱长期服参苓白术散善后，随访病未复发。

按：本案患者脾胃素虚，寒湿内蕴，寓有阴黄（寒湿黄疸）的内在病机，加之治疗屡用大剂苦寒之品，黄疸反而加重，提示本案辨证有误，药病凿枘不合。若结合病史、病程、脉症及治疗用药的反馈，加以全面分析，则不难得出正确的辨证结论。究本案辨证失误之因，乃被黄疸的色泽印定眼目，孤注一掷，不敢擅越雷池所致。对此，俞长荣教授说得好："阳黄阴黄的辨证，应以是否出现阳明证或太阴证来判定；换句话说，辨证要点是证候的出现，而不是黄色如何……临床实践体会，黄疸型肝炎面及身黄大都鲜明如橘子，很少出现晦暗的；若见到晦暗，多已是发展到肝硬化或肝癌及胆道慢性实质性病变等。可见黄疸型肝炎阳黄阴黄之分，主要在证候，而不是依据黄色的鲜与晦。"（《当代名医临证精华·肝炎肝硬化专辑》）。

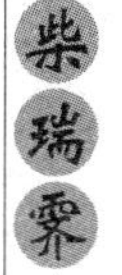

确为经验有得之谈。因此，黄疸色泽的鲜晦，虽对临床辨证有一定的帮助，但并非唯一根据。

奔豚气

一、概述

奔豚气是指患者因七情郁结，或心肾阳虚所致，表现以“气从少腹上冲咽喉，发作欲死复还止”为其症状特征的一种病证。奔豚气在古今医籍中，多归属于内科杂病或妇科杂病，其病因病机均与惊恐或忧思等精神情志因素有关。

奔豚气，简称奔豚，其病名始见于《灵枢·邪气脏腑病形》曰：“肾病……微急为沉厥奔豚。”考奔豚之名，《说文》释“奔，走也”；《正韵》谓“奔，急赴也”；《辞源》谓豚为“小猪”。故《难经·五十六难》指出“肾之积，名曰奔豚，发于少腹，上至心下，若豚状，或上或下无时”；《诸病源候论·奔豚气候》亦谓“夫奔豚气者……起于惊恐，忧思所生。若惊恐则伤神，心藏神也；忧思则伤志，肾藏志也。神志伤动，气积于肾，而气下上游走如豚之奔”。可见本病是以病证发病特点命名的。东汉张仲景《金匮要略》设有奔豚气专篇，对本病的辨证治疗做了较全面的论述，在病因上指出“奔豚病，从少腹起，上冲咽喉，发作欲死，复还止，皆从惊恐得之”，强调与精神致病因素有关；在治疗上拟定了奔豚汤等有效方剂，并配合温灸疗法，实开本病辨证论治之先河。嗣后，晋代皇甫

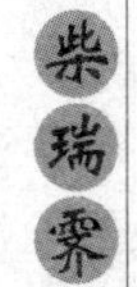

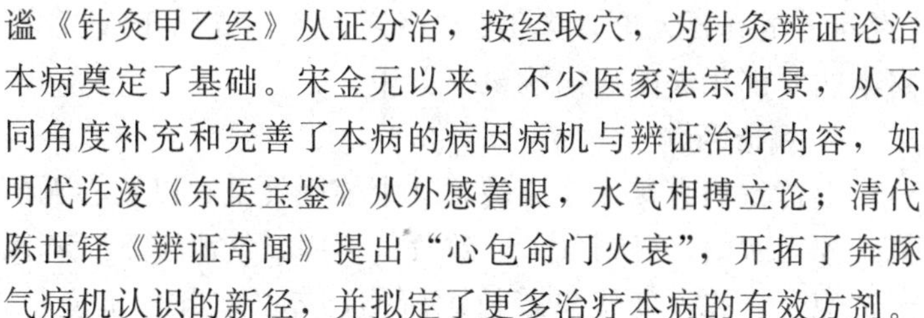

谧《针灸甲乙经》从证分治，按经取穴，为针灸辨证论治本病奠定了基础。宋金元以来，不少医家法宗仲景，从不同角度补充和完善了本病的病因病机与辨证治疗内容，如明代许浚《东医宝鉴》从外感着眼，水气相搏立论；清代陈世铎《辨证奇闻》提出“心包命门火衰”，开拓了奔豚气病机认识的新径，并拟定了更多治疗本病的有效方剂。

二、病因病机

奔豚气的病因病机较为复杂，但总以冲气上逆为其关键。本病的发病机制，多责之于心、肝、肾脏腑功能失调。兹将其病因病机分述如下：

1. 心肾阳虚

心主火在上，肾主水在下，二者经脉相贯，上下交通。若素体心肾阳虚，水湿不得温化，寒气从中内生，故值此阳衰阴乘之际，寒水之邪相搏，引动冲气循经上逆，而致奔豚发作。诚如唐容川《金匮要略浅注补正》所说：“肾主水，水主阴邪，肾气生寒而上逆，则为水气凌心之奔豚也。”

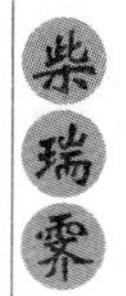

2. 误治伤阳

伤寒在表，理应发汗治之。因汗为心之液，由于汗后病仍不解，或误用汗法，复用温针逼其再汗，使心阳因汗而虚，下焦肾中阴寒之邪，乘虚上凌心阳，故而发为奔豚。《金匮要略》所谓“发汗后，烧针令其汗，针处被寒，核起而赤者，必发奔豚”即此意也。

3. 肝郁化火

肝主疏泄，性喜条达。若平素肝气郁结，或因情志不畅，气逆不降，郁而化火，引动冲气上逆，而致奔豚。

《素问·至真要大论》指出："诸逆冲上，皆属于火。"即寓本病肝郁化火的病因病机于其中。

4. 情志所伤

七情致病直接伤及脏腑，其中惊则气乱，以致心无所依，神无所归；恐则气下，致肾气不固，气泄于下。若因卒遭惊恐，或过度忧思等情志所伤，势必引起气机逆乱，使冲气上逆或上下奔突而使本病作矣。《金匮要略》谓本病"皆从惊恐得之"，把惊恐忧思等情志所伤作为本病的重要诱发因素。

三、诊断要点

1. 患者自觉有气从少腹上冲胸咽，如豚之奔突，发作时患者极端痛苦，难以忍受，若欲死之状，发作后平复如常。

2. 发作时伴有精神紧张，惊悸不宁，恶闻人声；或腹痛呕逆，往来寒热；或脐下悸动，形寒肢冷等症。

3. 病程较长，反复发作，有惊恐、忧思等精神刺激、情志失调病史，或明显的诱发因素。

4. 多发生于中年以上的女性患者。

四、辨证论治

（一）辨证要点

1. 把握本病特征

奔豚气是患者的自觉症状，痛苦异常，难以名状，即使发病时诊视患者，亦无客观体征可察。因此，辨证时应根据患者的主诉，把握气从少腹上冲胸咽、时作时止、作

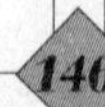

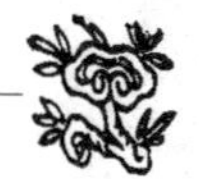

后平复如常的发病特征。

2. 辨别病情轻重

奔豚气的发病有程度轻重的不同。一般来说，轻者每次发病的间隔时间较长，自觉气从少腹上冲胸咽，胸闷不舒，心中烦乱，懊恼；重者每次发病间隔时间较短，可数日发作一次，甚或一日发作数次，自觉气从少腹上冲胸咽，痛苦异常，难以忍受，若欲死之状。

3. 注重诱发因素

奔豚气的发生有明显的情志变化或精神刺激等诱发因素，诸如卒遭惊恐，过度忧思，或恚怒不已等，亦有继发于大汗、大吐、大下等误治原因之后。故辨证时详细询问有关诱发因素，为诊断和治疗提供依据。

4. 辨别虚实寒热

奔豚气因平素心肾阳虚，或误治伤阳，使下焦寒水之邪相搏，引动冲气上逆，同时兼有脐下悸动，形寒肢冷者，多属虚属寒；若因肝失疏泄，气郁化火，或暴发于惊恐恚怒之后，伴有往来寒热，惊悸不宁，恶闻人声，口苦咽干者，多属实属热。

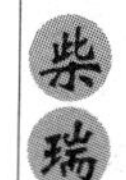

（二）治则要点

1. 本病由于惊恐忧思，神志伤动，冲气上逆而作，虽病位在下焦肝肾及冲脉，但实乃心脑不主神明所致。故对本病的治疗，当以安神定惊、平冲降逆为基本治则，并贯串于辨证论治的全过程。

2. 本病辨证有虚实寒热不同，对于心肾阳虚或误治伤阳、寒水上逆之虚寒证型者，宜温阳化饮、平冲降逆为法；若属肝郁化火、情志所伤、火气上冲之实热证型者，

治宜调肝清热、降逆平冲为法。

3. 根据本病的轻重缓急，急则治标，侧重于平冲降逆；缓则治本，侧重于安神定悸，亦可以安神定惊，平冲降逆为主，针对其病因、证型，酌情配伍温阳化饮或调肝清热之品，以标本兼顾。

4. 本病的药物治疗固然重要，但虑其精神情志等诱发因素，还应结合心理疗法，给予思想开导，消除不必要的精神压力或思想负担，有助于提高本病的疗效。

（三）常见证治

本病的辨证论治，主要根据其临床表现，审证求因，按其性质分为肝郁化火、心肾阳虚、水气上冲、寒饮上逆四种证型。由于本病发病过程兼夹因素颇多，又与体质、情志变化、精神状态相关，故应在辨证论治的基础上，结合具体病情灵活加减化裁。

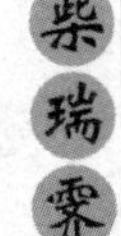

1. 肝郁化火

症状：自觉阵发性气从少腹上冲胸咽，惊悸不宁，恶闻人声，烦闷欲死，痛苦异常，或兼腹痛，往来寒热，口苦咽干，胸胁满闷，喜欲太息，舌苔薄白或薄黄，脉弦数。

病机分析：肝主疏泄，喜条达而恶抑郁。若平素情志不畅，或惊恐恼怒伤肝，使肝气郁结，日久化火，引动冲气上逆，故见阵发性气从少腹上冲胸咽，烦闷欲死，痛苦异常。肝火内扰心神，上冲脑府，故惊悸不宁，恶闻人声。肝郁气滞，血行不畅，则腹中疼痛。肝与胆相表里，肝气郁滞则胆气不和，则兼见往来寒热，口苦咽干，胸胁满闷，喜欲太息。舌苔薄白或薄黄，脉弦数，为肝郁化火

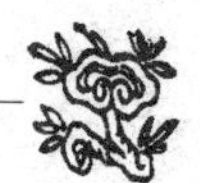

之象。

治法：疏肝清热，降逆平冲。

方药：奔豚汤（《金匮要略》）。

川芎10g，当归15g，半夏10g，黄芩10g，葛根15g，白芍15g，生姜10g，甘李根白皮30g，甘草5g。

方中甘李根白皮为君，取其入足厥阴肝经，“下肝气之奔豚，清风木郁热”（《长沙药解》），为治奔豚气逆之专品。臣以半夏、生姜散气降逆，以助君药下气安冲之功。川芎、当归、白芍和血调肝，黄芩、葛根清热，甘草缓急。全方合用，共奏疏肝清热、降逆平冲之效。

本方药性偏寒，仅宜于热性奔豚，如证属虚属寒者，则不宜用。临床运用时，若无甘李根白皮，可用川楝子或桑白皮替代；若胁肋脘腹痛甚，可加川楝子、元胡以理气活血止痛；呕吐较重者，可加代赭石、竹茹以降逆止呕；胸胁胀满者，酌加枳壳、木香以行气宽胸。

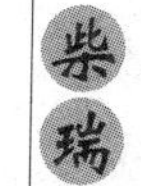

2. 心肾阳虚

症状：自觉阵发性气从少腹上冲胸咽，心悸不安，胸闷气促，窒息欲死，痛苦异常，或兼畏寒喜热，四肢欠温，面色苍白，腹痛，舌淡白，苔白腻，脉沉迟。

病机分析：素体心肾阳虚，水湿不得温化，或因误汗伤阳，阳虚不能制阴，寒水相搏，引动冲气上逆，上凌于心，故见阵发性气从少腹上冲胸咽，心悸不安，胸闷气促，窒息欲死。心肾阳虚，周身失其温煦，故畏寒喜热，四肢欠温，面色苍白。阴寒内盛，寒凝气滞，故见腹痛。舌淡苔白，脉沉迟，为心肾阳虚之象。

治法：温阳祛寒，降逆平冲。

方药：桂枝加桂汤（《金匮要略》）。

桂枝 15g，白芍 10g，甘草 5g，生姜 10g，大枣 12 枚。

方中重用桂枝为君，且不啜粥取汗，意在温阳散寒，既上助心肾，又下暖肾阳，尤可降逆平冲，为治阳虚阴寒上逆奔豚气之佳品。白芍为臣，既能平肝降逆，又可缓急止痛，与桂枝相合，以调和阴阳，降逆平冲。生姜、大枣为佐，调和营卫，以助君臣药为功。甘草调和诸药为使。全方合用，可收温阳祛寒，降逆平冲之功。

本方重在温阳祛寒，降逆平冲，若寒邪较重者，加肉桂温肾纳气，使水寒返于下焦。对本方加桂是桂枝抑或肉桂之争，可根据具体病情酌定，如章虚谷《医门棒喝》说："若平肾邪，宜加肉桂；如解太阳之邪，宜加桂枝也。"此外，吴茱萸、沉香均有祛寒降逆之功，临床使用时，亦可酌情选用。若配合温灸等法，内外合法，则能加强温阳祛寒之功，以提高疗效。

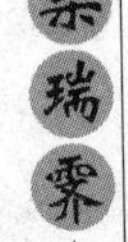

3. 寒饮上逆

症状：自觉阵发性气从少腹上冲胸咽，心悸短气，恶心欲呕，痛苦异常，难以名状。或兼见咳嗽痰稀，胸胁支满，头晕目眩，舌质淡，苔白腻，脉沉弦。

病机分析：素体中阳不足，寒饮内停，每遇惊恐气乱，寒饮随冲气上逆，故见气从少腹上冲胸咽，心悸气短，恶心欲呕，痛苦异常，难以名状。或兼见咳嗽痰稀，胸胁支满，头晕目眩，舌质淡，苔白腻，脉沉弦为寒饮内伏之象。

治法：温化寒饮，降逆平冲。

方药：奔豚方（《千金要方》）。

半夏 10g，吴茱萸 5g，生姜 30g，桂心 5g，人参 10g，

甘草 5g。

方中半夏为君，燥湿化痰，降逆止呕，且能平冲，为治疗寒饮上逆奔豚的要药。桂心、吴茱萸既能温阳散寒，降逆平冲，又杜寒饮之源为臣。人参补气健脾，生姜和胃降逆为佐。使以甘草调和诸药。综观全方，标本兼顾，共奏温化寒饮，降逆平冲之功。

本方以温化寒饮为要，若寒饮不化，可用《金匮要略》苓桂术甘汤温阳化饮；若咳痰清稀者，可用《金匮要略》苓甘五味姜辛汤以温肺化痰；若奔豚气反复发作难愈者，加沉香、黑锡以温肾降逆。

4. 水气上逆

症状：自觉阵发性气从少腹上冲胸咽，发作欲死，或脐下动悸，欲作奔豚，或头眩短气，口吐涎沫，小便不利，舌质淡，苔白滑，脉沉弦。

病机分析：素有水饮内停，气化不利，加之发汗过多，心阳受伤，水邪内动，以致脐下动悸、欲作奔豚，甚或水气上冲发生奔豚，故见气从少腹上冲胸咽，发作欲死之状。素有水饮内停，气化不利，则小便不利；水气上冲，阻碍清阳，上凌心肺，则头眩短气，口吐涎沫。舌质淡，苔白滑，脉沉弦，均为水气内停之征。

治法：通阳降逆，培土制水。

方药：茯苓桂枝甘草大枣汤（《金匮要略》）。

茯苓 30g，桂枝 10g，甘草 5g，大枣 15 枚。

方中重用茯苓为君，淡渗利湿，宣泄水饮，可治“胸胁逆气”（《本草经》）。臣以桂枝温阳化水，降逆平冲，以止奔豚。二者相合，更能交通心肾，温阳降逆。甘草、大枣培土制水，以抑水饮内动，制其冲气上逆，共为佐使。

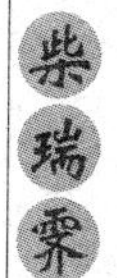

其用甘澜水煎药，取其水性行而不滞，不助水湿之意。药仅四味，共奏通阳降逆，培土制水之功。

本方宜于水气内动、欲作奔豚之证。若水气内动，奔豚已作，可用《金匮要略》桂苓五味甘草汤平冲降逆，另用沉香末磨服，以增强平冲降逆之功。

（四）临床权变

奔豚气的病因病机较为复杂，除典型的阵发性发作与明显的精神情志等诱发因素外，往往兼夹其他病证；或因病久失治、误治，亦可使原有病证发生变化。因此，在本病的发展过程中，还应做到临变不惑，灵活对待，使其治疗更具有针对性。

1. 奔豚气多发生于中年以上女性患者，是由于天癸欲竭，阴血不足，复加七情所伤，心神不宁，兼有精神失常，无故悲伤欲哭，频作欠伸，神疲乏力的脏躁病。对此，可在辨证论治的前提下，酌加补益心脾，养血安神之品。亦可在奔豚气发作缓解后，选用《金匮要略》甘麦大枣汤或麦门冬汤加减治疗。

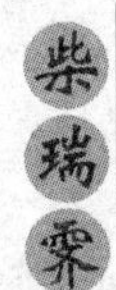

2. 奔豚气反复发作，痛苦异常，每遇发病即有恐惧害怕的心理状态，若久治不愈，往往兼夹卑惵病证。临床表现除典型的奔豚气发作之外，还有“胸中痞塞，不欲饮食，心中常有所歉，爱居暗室，或倚门后，见人即惊避无地”等证。所以在治疗本病的同时，还应针对卑惵的病因病机，将二者的辨证用药密切结合起来。

3. 奔豚气发病时常有心中躁动不安、神不守舍等症状，若久治不愈或误治失治，亦可在发作之后自感心中悸动，惊慌不安，不能自主，此则属惊悸、怔忡病证。二者

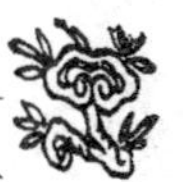

常常相互影响，使病情进一步复杂甚或加重。故临床治疗时，应根据二者兼夹病证的轻重缓急，在奔豚气发作时，侧重于平冲降逆；于奔豚气发作后，侧重于养心安神，定惊止悸；或二者兼顾，在组方遣药时全面予以考虑。

4. 奔豚气经久不愈，惊恐不安，亦可影响睡眠，导致不寐；而失眠不寐，又可加重奔豚气的病情，形成恶性循环。因此，治疗不寐往往是提高奔豚气疗效的重要因素。实践证明，重镇安神或养心安神之剂，亦兼有平冲降逆之功，故对二者的治疗，应在区别主次轻重的前提下，采用综合治疗措施，可以收到意想不到的效果。

5. 肝郁化火的奔豚气，久治不愈或误治失治，火热灼伤阴血，导致阴血不足；肝气郁滞日久，亦可形成气滞血瘀，故治疗本病时，酌情加入滋阴养血或疏肝理气之品。

6. 寒饮上逆或水气上冲所致奔豚气，所用方药多为辛热温燥、温阳化饮之品，易于伤阴助热，或因寒水郁久化热，亦可形成寒热错杂之证。对此，可在大剂温阳化饮、平冲降逆药中，略用小量黄芩等苦寒之品以为反佐，既可制辛热温燥之品伤阴，又能清泄蕴热，而有相反相成之妙。

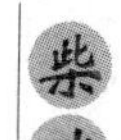

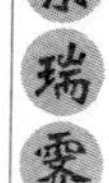

五、验案举例

病例1：高某，女，63岁。2013年1月27日初诊。

患述自觉时有一股气从脐周向上冲逆至咽喉后消散，间断发作并伴恶心感2年。近月加重，发作频繁，一日数作，作时恐慌，疑有重病，在当地医院行胃镜检查，未见异常。现食后两胁闷胀，胃脘痞满，大便干结如羊粪状。

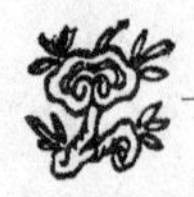

自觉舌体大，口中有满胀感。平素微觉口苦，入睡困难，手足心热，多梦，乏力，下肢沉重。大便不畅。舌淡尖略红，苔白，脉弦。既往有糖尿病、高血压病史。证候诊断：肝郁化火，冲气上逆，胃气不降。宜以半夏泻心汤通调升降加平肝降胃之品。

处方：半夏15g，黄连10g，干姜10g，黄芩10g，枳壳10g，大黄10g，旋覆花（包）10g，陈皮10g，白术20g，厚朴30g，甘草5g。6剂，每日1剂，水煎服。

2月3日二诊：药后胃脘及两胁不胀，但大便不通畅。上方加桃仁10g，赤芍20g。7剂，服法同上。

2月14日三诊：药后口苦、恶心感消失，胃脘舒适。仍有气逆上冲，伴头晕。大便不干，两日一行且不畅。改拟《金匮要略》奔豚汤化裁。

处方：当归15g，川芎10g，半夏10g，黄芩10g，葛根15g，白芍15g，桑白皮15g，川楝子10g，代赭石30g（先煎），旋覆花10g（包），甘草5g，生姜10g。7剂，煎服同前。

2月24日四诊：药后上症均轻，自觉对症。大便亦较前顺畅。上方加大黄10g，桃仁10g。7剂，煎服同前。

4月4日：其女王某来诊，告其母药后大便通畅，诸症消失，病愈。停药月余未作。

按：此案属肝郁化火所致奔豚气较重之证。病程既久，症状繁多，且素有高血压、糖尿病史，用药较杂，致病之由，颇为复杂。虽由肝郁而起，但一诊从胃脘痞满、大便干结之关键入手，以半夏泻心汤加味，协调升降，运转枢纽，斡旋气机，降气通腑，出入治疗，为治本除根开路铺垫；继以奔豚汤加味顺势而为，平肝降冲，终收显效而获愈。辨证治病，犹如剥“葱头”。临证不可急于求成，要分清疾病的主次、轻重、缓急，层层剥离，核心显露，便能治愈。若求功心切，浪施通降，快刀斩乱麻下去，反使病机更趋复杂，事与愿违。

病例 2：李某，男，25 岁。2012 年 12 月 2 日初诊。

患者 8 年来晨起干呕、恶心，食后或刷牙时亦有恶心感，偶有呕吐、打嗝。近胃脘胀满，不欲饮食，时有气自腹部突然上逆至胸，异常难受，打嗝后则缓解，或偶尔矢气则觉舒畅。咽喉不利，如有物阻，时咯痰涎。二便尚调。舌暗红微紫边有齿痕，苔白滑润，脉弦滑。此证介于奔豚气和欲作奔豚之间，证属水饮上逆。先投以小半夏加茯苓汤。

处方：半夏 20g，茯苓 30g，生姜 15g。6 剂，每日 1 剂，水煎分两次服。

12 月 9 日二诊：患者喜告 8 年干呕、食后恶心之症未作，甚感意外，现觉咽部有堵塞感，厌闻烟味，脘腹胀则有气上冲，或欲上冲而不得。上方加桂枝 10g，甘草 5g，大枣 6 枚（掰）。合入苓桂甘枣汤。7 剂，煎服同上。

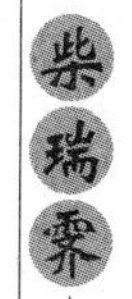

2013 年 1 月 31 日：药后腹胀、气上冲之感消失。自觉效佳，又自行加服上方 7 剂。现脘腹甚觉爽适。述于别处服药多次，药味多且量大但未见收效，这次药仅几味，价格至廉，未料效果如此之佳！喉咽堵塞有所减轻，时轻时重，感觉咽部有玉米粒大小的物体。水饮已去，改拟会厌逐瘀汤加旋覆花为治。

处方：桃仁 10g，红花 10g，桔梗 10g，生地黄 15g，当归 10g，川芎 10g，玄参 10g，柴胡 10g，枳壳 5g，赤芍 15g，甘草 5g，旋覆花 10g（包）。7 剂，煎服同上。

电话回访，患告上方服后症状显轻，续服 7 剂，症状消失。

按：此案证在奔豚气与欲作奔豚之间，由 8 年渐积而成。病程虽久，但并不复杂，全案施治过程中，始终立足痰饮为患，不用重剂，切忌夹杂。痰饮蠲除，奔豚自止。久病致瘀显露，唯余咽部堵塞一症。此症若觉咽中有物无形，为痰气交结；若感觉有明显形状的即为瘀血阻咽。故遣以会厌逐瘀汤，剥茧抽丝，渐渐加力，多方用力，而收全功。

梅核气

一、概述

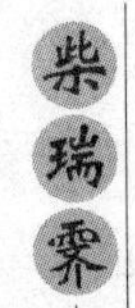

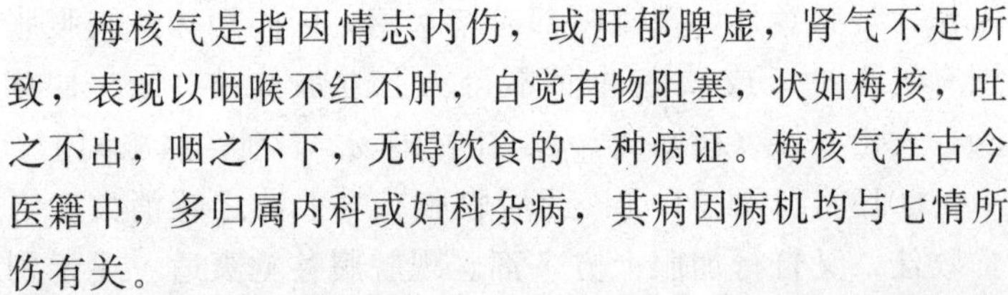

梅核气是指因情志内伤，或肝郁脾虚，肾气不足所致，表现以咽喉不红不肿，自觉有物阻塞，状如梅核，吐之不出，咽之不下，无碍饮食的一种病证。梅核气在古今医籍中，多归属内科或妇科杂病，其病因病机均与七情所伤有关。

中医对于本病的认识始于《内经》，《内经》虽无梅核气的病名，但对其病因、病证已有明确的认识。如《素问·血气形志》曰："形苦志苦，病生咽嗌。"咽嗌即咽，又称喉嗌，此则说明身形劳苦或思虑忧郁苦闷，引起脏腑经络气血失调，发生咽嗌病变。后世医家对本病的认识，代有阐发。《金匮要略·妇人杂病脉证并治》指出："妇人咽中如有炙脔，半夏厚朴汤主之。"不仅形象地描述了本

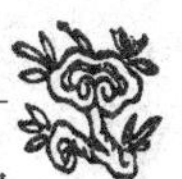

病的症状特点，拟定了行之有效的半夏厚朴汤，而且说明本病多发于女性。《诸病源候论·妇人杂病诸候》进一步指出："咽中如有炙脔者，此是胸膈痰结，与气相搏逆上，咽喉之间结聚，状如炙肉之脔也。"强调痰气相搏，结聚咽喉，是本病的基本病机。宋代以后，杨士瀛《仁斋直指方》首次将本病命名为"梅核气"，并对其病因、病机、证治原则做了较详尽的论述，指出："梅核气者，窒碍于咽喉之间，咯之不出，咽之不下，如梅核之状是也……七情气郁，结成痰涎，随气积聚，坚大如块，在心腹间；或塞咽喉如梅核、粉絮样，咯不出，咽不下，每发欲绝，逆害饮食……始因恚怒太过，积热蕴隆，乃成厉痰郁结，致有斯疾耳。治宜导痰开郁，清热顺气。"尤其杨氏指出："男女或有胸喉间有梅核之疾者，触事勿怒，饮食勿冷。"已清楚地认识到本病男女皆有，且强调精神与饮食调摄在本病治疗上的重要性。清代何梦瑶《医碥·卷四》在总结本病的症状特点时说："咽喉中有物不能吞吐，如毛刺、如絮、如膜、如梅核、如肉脔，均名梅核气。"《血证论·卷六》对本病的病机别有心悟，提出"冲脉亦挟咽喉中，若是冲气上逆，壅于咽中，而为梅核"。张锡纯《医学衷中参西录·第五期》亦谓："此证（梅核气）注疏家谓系痰气阻塞咽喉之中，然此证实兼有冲气之冲也。"二者皆以冲脉为病立论，为后世梅核气从平冲降逆论治另辟蹊径。

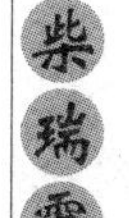

二、病因病机

梅核气的病因病机虽较复杂，但总以情志所伤，气滞痰阻，结于咽喉为其关键。兹分述如下：

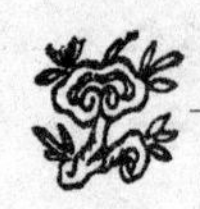

1. 情志内伤，肝气郁结

肝主疏泄，性喜条达。若情志不遂，志意乖违，隐曲难解，则肝气郁结，气机失调，肝气上逆胸膈，窒塞咽喉，而发生本病。《增补精校万病回春》所谓："梅核气为病，大抵因七情气郁结而成。"即是此意。若气郁日久，血行不畅，亦可形成瘀血阻滞，使本病加重或迁延难愈。

2. 肝郁脾虚，痰气互结

肝主疏泄，脾主运化。肝气郁结，横郁克脾；或脾失健运，土壅木郁，均可导致肝郁脾虚，使气机失畅，津液不布，聚湿成痰，以致痰气互结咽喉，壅塞胸中，而发生本病。

3. 冲气上逆，壅塞咽喉

冲为血海，隶属阳明，其经脉上挟咽喉。若因情志内伤，脏腑功能失调，气血运行不畅，则气机逆乱，每使冲气上逆，兼夹气血痰瘀，壅塞咽喉，而发生本病。

4. 肾气不足，凝唾为患

肾主水液，其液为唾。若肾气不足，不仅水液不得温化，而且尚可凝唾为患，结于咽喉，而发生本病。《诸病源候论·虚劳凝唾候》指出："虚劳则津液减少，肾气不足故也。肾液为唾，上焦生热，热冲咽喉，故唾凝结也。"揭示了本病肾气不足、凝唾为患的病机特点。

三、诊断要点

1. 患者自觉咽喉有物阻塞，状如梅核，吐之不出，咽之不下，无碍饮食，并排除咽喉、食道器质性病变。

2. 多伴有胸部闷塞，胸胁胀满，咽喉干燥，食少形瘦等症。

3. 病程较长，反复发作，时轻时重，具有明显的情志失调、精神刺激等病史或诱发因素。

4. 此病男女皆有，尤以妇女多见。

四、辨证论治

（一）辨证要点

1. 辨轻重

梅核气的发病有轻重程度的不同。一般来说，轻者病程较短，仅在明显的情志变化时发病，自觉咽中有异物阻塞，待情志因素解除后自行缓解；重者病程较长，反复发作，迁延难愈。除上述临床表现外，尚可兼见胸部闷塞，胸胁胀满，咽喉干燥，精神恐惧等症状，每遇精神刺激因素加重，当情志因素解除后，其咽喉似有物阻塞等症状持续存在，很难自行缓解。

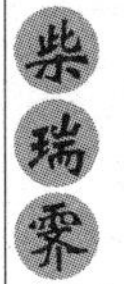

2. 辨虚实

梅核气因情志内伤，肝气郁结，或冲气上逆，壅塞咽喉者，多属实证；肝郁脾虚，痰气互结，或肾气不足，凝唾为患者，多属虚实夹杂之证，而纯虚之证临床较少见到。

（二）治则要点

1. 由于梅核气的发病以情志不畅，气滞痰阻，结于咽喉为主要发病机制，故对本病的治疗，当以疏肝解郁、行气化痰为基本治则，并贯穿于整个辨证论治的全过程。

2. 本病的病位在咽喉，根据“治上焦如羽”的用药原则，对于所用方药的选择，以质轻上达者为宜，或酌情

加入载药上行的舟楫之品，使药直达病所，提高疗效。对于冲气上逆、壅塞咽喉者，选用重镇降逆药时，注意用量适当，免伤胃气；或与升提药相配，以收升降气机、相反相成之功。

3. 本病病程较长，虚实相兼，用药只宜缓图，不可猛浪峻攻。实证的治疗，注意理气而不耗气，化痰而不伤阴；虚实夹杂的治疗，注意补虚而不留邪，泻实而不伤正，标本兼顾，以适应虚实夹杂病证治疗上的要求。

4. 本病的药物治疗固然重要，但虑其与长期的精神刺激、情志失调等因素相关，还应根据患者的具体情况，结合心理疗法，予以情志疏导，消除不必要的精神压力或思想负担，有助于提高本病的疗效。

（三）常见证治

1. 肝气郁结

症状：精神抑郁，咽中如物阻塞，吐之不出，咽之不下，每遇情志不畅加重。伴胸胁胀痛，时欲太息，嗳气不舒等。舌质淡，苔薄白，脉弦。

病机分析：肝主疏泄，性喜条达。若情志不遂，志意乖违，隐曲在胸，肝失条达，气郁不畅，则见精神抑郁，胸胁胀痛，时欲太息；肝气上逆，窒塞咽喉，气道不利，则见咽中如物阻塞，吐之不出，咽之不下；肝气横逆犯胃，胃气上逆，则见嗳气不舒。舌质淡，苔薄白，脉弦，皆为肝气郁结之象。

治法：疏肝理气，解郁散结。

方药：柴胡疏肝散（《景岳全书》）加减。

柴胡 10g，白芍 20g，枳壳 20g，陈皮 10g，川芎 10g，

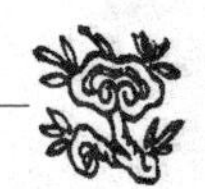

香附 10g，甘草 5g。

方中柴胡质清上达，疏肝理气，解郁散结为君；香附、枳壳、陈皮既疏肝解郁，又理气畅中，且能升降气机，增强柴胡疏肝解郁之功，共为臣药；白芍、川芎刚柔相济，养血调肝为佐；使以甘草调和诸药，并与白芍相配，柔肝缓急，且制方中辛香温燥之性，俾疏肝理气而不耗气伤阴。

本方可酌加玄参、连翘、桔梗、贝母等，以增强散结利咽之功。此外，绿萼梅、玫瑰花、陈香橼、八月札、佛手花等，香而不燥，疏而不伐，是治疗梅核气的常用之药，故可酌情加入，以提高疗效。

2. 痰气互结

症状：精神抑郁，咽中如物阻塞，吐之不出，咽之不下，每遇情志不畅加重。伴胸膈闷塞，胃脘痞满，或咳或吐。舌质淡，苔白腻，脉弦滑。

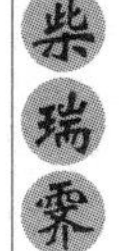

病机分析：脾虚失运，聚湿生痰，或肝气郁滞，津液不布，凝聚成痰，痰气互结，逆于咽喉，故见咽中如物阻塞，吐之不出，咽之不下；痰气互结，阻于胸膈，气机不得升降，则见胸膈闷塞，胃脘痞满；痰气阻于肺胃，气逆不降，则见或咳或呕；情志不畅，故见精神抑郁。舌质淡，苔白腻，脉弦滑，皆为痰气互结之征。

治法：行气开郁，化痰散结。

方药：半夏厚朴汤（《金匮要略》）加味。

半夏 15g，厚朴 20g，茯苓 15g，生姜 10g，苏叶 10g。

方中半夏化痰散结，下气降逆；厚朴行气开郁，下气除满，共为君药。茯苓渗湿健脾，助半夏以燥湿化痰；苏叶芳香行气，协厚朴以开郁散结，共为臣药。生姜辛温行

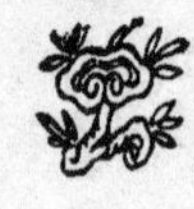

散，配半夏以和胃降逆，配厚朴以行气散结，用以为佐。诸药合用，共奏行气开郁、化痰散结之功，则咽中如有物阻之症即可解除。

若气郁偏甚者，可加柴胡、郁金、枳壳、香附以疏肝理气；若痰郁化热而见烦躁、舌红、苔黄者，可加竹茹、瓜蒌、黄芩、黄连以清化热痰；若兼咳嗽有痰者，加桔梗、杏仁、陈皮、贝母以宣肺止咳化痰；若兼呕吐嗳气者，加旋覆花、代赭石、竹茹、陈皮以和胃降逆。

3. 肾气不足

症状：精神萎靡，咽中如物阻塞，吐之不出，咽之不下，每遇情志不畅加重。伴腰膝酸软，头昏神疲，食少乏力。舌质淡，苔白，脉沉弱。

病机分析：素体肾气不足，水液不得温化，水泛成痰；且肾液为唾，肾气不足，阳虚寒凝，使浊唾结于咽喉，故见咽中如物阻塞，吐之不出，咽之不下；肾虚精亏，髓海不足，故见精神萎靡，头昏神疲；肾气不足，脾运受累，故食少乏力。舌质淡，苔白，脉沉弱，皆为肾气不足之象。

治法：滋养肝肾，益气化痰。

方药：凝唾汤（《千金要方》）加味。

茯苓 25g，人参 5g，前胡 10g，麦冬 10g，熟地黄 15g，白芍 15g，肉桂心 5g，炙甘草 10g，大枣 10 枚。

方中茯苓渗湿化痰，健脾和中为君。人参、前胡益气化痰；熟地黄、白芍填精补肾，共为臣药。佐以麦冬清虚热，降逆气；肉桂心温阳通痹，涤化凝唾，并能引火归原。炙甘草、大枣益气和中，调和诸药为使。全方合用，既滋养肝肾以治其本，又益气化痰以治其标。

本方酌加昆布、海藻、贝母、瓜蒌以化痰利咽，软坚散结。若兼肝郁气滞者，加木蝴蝶、绿萼梅、玫瑰花、陈香橼以疏肝理气；若气滞痰阻难解者，加半夏、厚朴、陈皮、苏叶以行气化痰；若肾阳不足，畏寒肢冷者，酌加附子、细辛以温阳散寒。

4. 肺肾阴虚

症状：精神抑郁，咽喉干燥，如物阻塞，吐之不出，咽之不下，每遇情志不畅加重。头晕眼花，耳鸣耳聋，腰膝酸软，形体消瘦，心烦少寐，手足心热。舌质红，苔少而干，脉细数。

病机分析：素体肺肾阴虚，虚火上炎，灼津为痰，阻塞咽喉，故见咽喉干燥，如物阻塞，吐之不出，咽之不下；肾阴亏损，精髓不足，精气不得上承，故见头晕眼花，耳鸣耳聋；腰为肾之府，肾精不足，筋骨失养，故腰膝酸软，形体消瘦；肺肾阴虚，虚火上扰，故心烦少寐，手足心热。舌质红，苔少而干，脉细数，皆为肺肾阴虚之象。

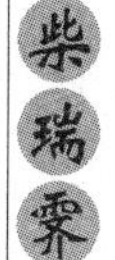

治法：滋肾养肺，清热降火。

方药：百合固金汤（《医方集解》）加减。

生地黄 15g，熟地黄 15g，麦冬 10g，百合 10g，白芍 15g，当归 10g，贝母 5g，玄参 15g，桔梗 5g，甘草 5g。

方中百合、麦冬润肺生津，清降虚火为君。玄参、生地黄、熟地黄滋养肺肾，清热降火为臣。佐以当归、白芍养血益阴；桔梗、贝母清肺化痰。使以甘草清热利咽，调和诸药。全方合用，使阴液渐充，虚火自清，肺肾得养，痰化热清，诸症自愈。

本方加半夏、砂仁理气化痰，既可增强化痰散结之

功，又可防止甘寒滋润之品腻脾碍胃。若阴虚痰热胶结甚者，加瓜蒌、竹沥、海蛤壳以清热化痰；若兼胃阴虚者，加北沙参、玉竹、天花粉以养胃生津。

5. 瘀血阻滞

症状：咽喉中如物阻塞，吐之不出，咽之不下，经久不愈。胸胁刺痛，或呃逆不止，饮水即呛。舌质紫暗，或有瘀点、瘀斑，脉细涩。

病机分析：由于肝气郁结，血行不畅，或本病日久不愈，由气及血，使瘀血阻滞咽喉，故见咽喉中如物阻塞，吐之不出，咽之不下；瘀血停留胸胁，则胸胁刺痛；瘀血阻胃，胃失和降，则呃逆不止，或饮水即呛。舌质紫暗，或有瘀点、瘀斑，脉细涩，皆为瘀血阻滞之象。

治法：活血祛瘀，行气降逆。

方药：血府逐瘀汤（《医林改错》）加减。

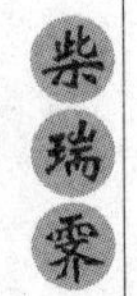

桃仁 10g，红花 10g，当归 15g，生地黄 20g，川芎 10g，赤芍 20g，柴胡 10g，桔梗 10g，枳壳 10g，怀牛膝 15g，甘草 5g。

方中桃仁、红花活血祛瘀，通经利窍，共为君药。当归、生地黄、川芎、赤芍滋阴养血，活血祛瘀，加强君药活血祛瘀之功，且不伤正气，共为臣药。枳壳、桔梗、柴胡、牛膝，既疏肝理气，又升降气机，且桔梗、柴胡药性升提，载诸药直达咽喉病所，共为佐药。甘草调和诸药为使。全方活血与养血合用，祛瘀与行气并施，俾活血而不伤血，行气又不温燥。

本方加半夏、厚朴、茯苓、苏叶、生姜以行气解郁，化痰散结。若肝郁气滞明显者，加香附、郁金、橘叶、佛手以疏肝理气；若胃气上逆者，加旋覆花、代赭石以和胃

降逆。

（四）临床权变

1. 梅核气既可继发于郁证，亦可因久病致郁，形成梅核气与郁证合病。治疗时可在梅核气的辨治基础上，酌加疏肝理气之品，或与越鞠丸、逍遥散等方相合，以增强疏肝解郁、理气畅中之功。临证选药应避免辛温香燥之品，而以橘叶、绿萼梅、玫瑰花、合欢花、八月札、佛手、白芍等药性平和的疏肝解郁药为宜。

2. 梅核气在其发病过程中，常与脏躁相兼为病，使病证错综复杂。治疗时，应区别其主次轻重。若以梅核气为主，可在其辨治的同时，配合甘麦大枣汤或酸枣仁等方以甘润缓急，养心安神；若以脏躁为主，则在其辨治的同时，配合半夏厚朴汤等方以行气解郁，化痰散结。

3. 梅核气日久不愈，患者精神过于惶恐，忧思积虑不解，亦可并发奔豚气，使病情加重。治疗时，可将二者结合起来辨证，以《金匮要略》奔豚汤为主方，酌情加入柴胡、玫瑰花、绿萼梅、八月札等疏肝解郁药，或旋覆花、代赭石、陈皮、竹茹等和胃降逆药，以提高治疗效果。

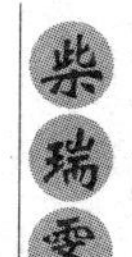

4. 由于情志抑郁，正气不足，抗病力下降，易遇外感风热之邪，兼夹乳蛾、喉痹等病，对此先用薄荷、牛蒡子、桔梗、金银花、金果榄、山豆根、挂金灯、法半夏、茯苓、甘草等以疏散风热，利咽消肿，待外邪解除后再据证辨治。

5. 本病日久入络致瘀，形成梅核气兼夹瘀血证，故辨证治疗时，除瘀血阻滞证型外，其他证型属于经久不愈者，均应考虑瘀血阻滞的潜在病机，酌情配伍活血祛瘀

药，其中尤以丹参、当归等活血兼养血作用者为宜。

五、验案举例

病例1：张某，女，27岁。2012年12月16日初诊。

患诉性格内向，因工作及家事中所遇不遂，常生闷气，又不愿与人交流，长期抑郁寡欢，自己觉得不像个年轻人似的。出现喉咽不利，若有物塞，咯之无物，伴发作性呕吐3年，食后易发作，呕吐后乏力。近一年来，寐浅多梦，饮食乏味。胸胁满闷，脐周憋胀，太息稍舒。晨起口苦黏腻，咯有少量白黏痰。大便不畅。舌暗红苔白厚微腻，脉弦略滑。证属梅核气之肝气郁滞、痰气交阻。呕作明显，先予小半夏加茯苓汤。

处方：半夏15g，茯苓30g，生姜15g。5剂，每日1剂，水煎分两次口服。

12月23日二诊：药后呕止，停药2天未作。宜条达疏泄肝气，作图本之治。上方合入柴胡疏肝散改汤加味。

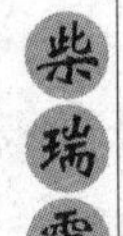

处方：柴胡10g，炒白芍20g，枳壳10g，陈皮10g，川芎10g，香附10g，半夏10g，茯苓25g，川楝子10g，旋覆花10g（包），甘草5g，生姜10g。7剂，水煎服。

2013年1月4日三诊：药后大便通畅，每日1～2次，胸闷、胁满、腹胀显轻，口不觉苦，眠食转佳。咽喉仍觉不利，有少量白痰。上方加厚朴25g，苏叶10g，合入半夏厚朴汤。7剂，煎服同前。

1月12日四诊：药后除咽喉不利外，上症基本消失。调整方药，以半夏厚朴汤合桔梗甘草汤加味。

处方：厚朴25g，半夏15g，茯苓20g，苏叶10g，桔梗10g，杏仁10g，桑白皮15g，桃仁10g，牡丹皮10g，

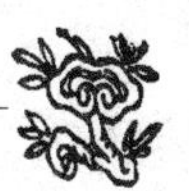

甘草 5g，生姜 10g。7 剂，煎服同前。

5 月 19 日五诊：药后 5 剂即愈，停药 4 个月未作。因颜面皮肤过敏，且有红缕及小疖肿前来诊治。

按：此案虽属梅核气之肝气郁滞、痰气交阻之证，但应注意施治技巧。一诊没有据证径用柴胡疏肝散或半夏厚朴汤，入手而用小半夏加茯苓汤小方，一是由于呕吐为显证，急则治标，二是顺势而为，若用重剂恐药下反激，呕吐愈烈，病机愈杂，为后续治疗带来疑惑和难度。呕吐消失后，则加入柴胡疏肝散，收效后复合入半夏厚朴汤，循序加力，病症依次溃散。四诊只剩咽喉不利一症，用半夏厚朴汤合桔梗甘草汤，加入降气行瘀之味，而使顽症得痊。纵观全案，降气消痰之小半夏加茯苓汤贯穿始终，守中有变，变不离宗。

病例 2：李某，女，56 岁。2013 年 3 月 27 日初诊。

患述咽喉憋塞，如有物堵，长吁短叹，无法入眠或睡眠轻浅 3 个月，晨起头沉闷发木且晕，烦躁抑郁，烘热出汗，悲观厌世，常有一过性视物不清。大便干燥，两日一行。口唇暗紫，舌淡暗微紫有齿痕，苔薄黄微腻，脉弦滑微数。血生化检查：血脂高、血糖高、高血压。此属梅核气之血虚肝郁，痰瘀阻滞。方用血府逐瘀汤原方。

处方：桃仁 10g，红花 10g，当归 15g，生地黄 20g，川芎 10g，赤芍 20g，柴胡 10g，桔梗 10g，枳壳 10g，怀牛膝 15g，甘草 5g。6 剂，每日 1 剂，水煎服。

4 月 5 日二诊：药后大便通畅，咽喉憋堵显轻，但仍觉不利，眼睛比之前清亮。现头晕不清，入睡困难，睡则轻浅。改拟天麻温胆汤加味。

处方：天麻 5g，半夏 10g，茯苓 20g，陈皮 10g，竹

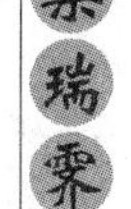

茹15g，枳壳10g，桃仁10g，草决明子15g，丹参15g，车前子10g（包），赤芍20g，合欢皮15g，琥珀粉3g（分冲），甘草5g。7剂，煎服同前。

4月14日三诊：药后咽喉症状消失，睡眠好转。上方去琥珀，加夜交藤15g，石菖蒲10g，炒枣仁30g。7剂，煎服如前。

4月21日四诊：药后头晕、头闷、头木消失，眠亦佳。上去炒枣仁，加泽泻10g，丝瓜络15g。7剂，煎服同前。

4月29日五诊：患告上症基本消失。现食后胃中反酸调理。

按：此案梅核气患者值更年期后期，且血脂、血糖、血压指标均高。烦躁抑郁，情志不畅，血虚肝郁日久，渐成痰瘀阻滞，相与为患，故见症多端。初诊投血府逐瘀汤，该方即为四逆散、桃红四物汤加味而成，与血虚肝郁、瘀血阻滞病机契合，从整体上着眼，遣散和扭转病机，使大便通畅，咽憋显轻；二诊痰瘀见症已露，故以天麻温胆汤加入化瘀安神之品，使咽喉症消，睡眠好转。后三诊立足天麻温胆汤，分消走泄，出入加减，丛杂之症，悉归于平。

脏　躁

一、概述

脏躁是由情志内伤所致，以精神抑郁，烦躁不宁，悲忧善哭，喜怒无常，神情恍惚不定为主要临床表现的神志

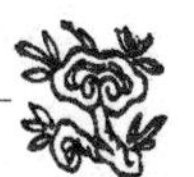

疾病，多发生于中青年女性患者。脏躁病在古今医籍之中，虽多归属于内科杂病或妇科杂病，但对其病因病机的认识，均认为与精神、情志因素密切相关。

脏躁，其病名始载于东汉张仲景《金匮要略》。该书指出："妇人脏躁，喜悲伤欲哭，象如神灵所作，数欠伸，甘麦大枣汤主之。"不仅指出本病多发于女性，以"喜悲伤欲哭"为其特征性症状，而且还认识到本病的临床表现颇为复杂，变幻多端，并用"象如神灵所作"恰当地概括。可见，本病是根据病位和症状特点拟定的名称。由于仲景文简意赅，未明确指出脏躁的具体病位，因而后世医家围绕脏躁之"脏"系指何脏的病位问题，争议不休。如《金匮玉函经二注》认为"肝虚肺病"；沈明宗、尤怡认为是"子宫血虚"；魏荔彤认为是"血虚脏空"；《金匮要略释义》认为"脏指五脏"等。以上诸说，虽各有其理，但根据《素问·灵兰秘典论》中"心者，君主之官也，神明出焉"；《素问·调经论》中"神有余则笑不休，神不足则悲"；结合《金匮要略》论述脏躁的原文分析，其病位主要在心。因此清代医家吴谦等在《医宗金鉴》中明确指出："脏，心脏也。心静则神藏，若为七情所伤，则心不得静，而神躁扰不宁也。故喜悲伤欲哭，是神不能主情也。"这里不仅澄清了脏躁的病位与病机，而且首次把脏躁纳入精神情志类疾病的范畴。关于脏躁的治疗，后世医家多在《金匮要略》甘麦大枣汤的基础上有所补充，如恽铁樵认为将甘麦大枣汤与柴胡桂枝干姜汤、桂枝茯苓丸、苓桂术甘汤、泻心汤等方同用，才是治本的方法；《施金墨临床经验集》以甘麦大枣汤与百合地黄汤、黄连阿胶鸡子黄汤、柴胡加龙骨牡蛎汤相配，治疗脏躁等。现中医将

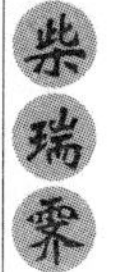

脏躁病的治疗亦纳入辨证论治的轨道，进一步丰富了本病的辨证论治内容。

二、病因病机

脏躁的病因病机总以情志所伤、心神失养为其关键。分述如下：

1. 情志所伤，心神失养

心主神明，为五脏六腑之大主。《类经》云：“情志之伤，虽五脏各有所属，然求其所由，则无不从心而发。”故凡情志所伤，势必损伤心气，耗竭心血，使心神失养，甚或精神惑乱，以致出现精神恍惚，烦躁不宁，悲忧善哭等症。

2. 愤懑恼怒，肝气郁结

肝主疏泄，性喜条达，亦能调畅情志。若平素肝气偏激，或骤因愤懑恼怒，均可导致肝气郁结，情志不畅，继而由肝及心，俾心气压抑，神不守舍，发生本病。若气郁日久化火，亦可上扰心神，使心神惑乱。此外，因气为血帅，气行则血行，气滞则血瘀，使血行不畅，心神失养，亦能发生脏躁。

3. 忧愁思虑，脾失健运

脾主运化，为气血生化之源。由于忧愁不解，思虑过度，所愿不遂，可使脾失健运，气结于中；或肝气郁结，横逆乘脾，形成肝郁脾虚；脾失健运，饮食减少，气血生化乏源，则致心脾两虚；脾失健运，水液代谢失常，水湿痰浊由生；或痰浊郁久化火，上扰心神，蒙蔽清窍等，均可发生脏躁。

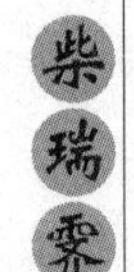

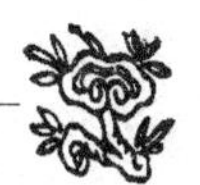

4. 阴虚阳亢，心神被扰

素体肝肾阴亏，精血虚损；或情志所伤，郁久化火，阴血内耗；或热性病后，阴津不足等，均由阴血不足，不能制阳，使虚阳上亢，心神被扰，以致精神惑乱，神不守舍，而发生脏躁。

三、诊断要点

1. 患者精神抑郁，烦躁不宁，悲伤欲哭，喜怒无常，欠伸频作，神情恍惚不定。

2. 少数患者或伴有手舞足蹈，骂詈号叫；或伴有面部及肢体的痉挛、抽搐；或素无心肺疾患而忽然喘促阵作；或突然失音，不能说话等症状。

3. 患者每次发病多为同样表现的重复。

4. 具有明显的情志失调病史，或精神刺激因素。

5. 其症状可因暗示而产生，可因心理暗示而改变或消失。

6. 多发于中青年女性者，但男性间亦有之。

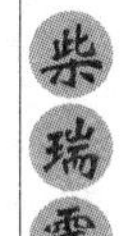

四、辨证论治

（一）辨证要点

1. 把握病证特点

本病的证候表现较为复杂、变幻多端，但无客观体征可查。因此，辨证时应根据患者的病情及家人的旁诉，把握其心神惑乱，精神抑郁，烦躁不宁，悲忧欲哭，精神恍惚不定的病证特点。

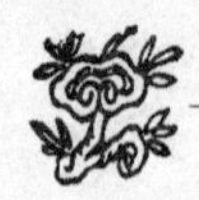

2. 辨别病情的轻重

脏躁的发病有程度轻重的不同。一般来说，轻者病程较短，仅在情志明显变化时发病，主要表现为精神抑郁，悲忧伤感，喜悲伤欲哭，神疲乏力，欠伸频作，不经治疗便很快自行缓解。重者病程较长，可在上述临床表现的基础上，出现烦躁不宁，喜怒无常，精神恍惚不定，甚或手舞足蹈，骂詈号叫，每遇精神刺激而加重，待诱发因素消除后，其心神惑乱等症状仍可持续存在，自行缓解较慢。

3. 辨别证候虚实

脏躁因阴血不足，心神失养者，多属虚证；由肝气郁结，瘀血阻滞，痰火上扰者，多属实证；若由肝郁脾虚，阴虚阳亢所致者，则属虚实夹杂证。所以，本病的辨证，要结合患者的体质、病程及其兼夹邪气的不同，全面予以考虑。

（二）治则要点

1. 由于脏躁的病位在心，以情志所伤，心神失养为主要发病机制，故对本病的治疗，当以疏肝解郁，养心安神为基本治则，并贯穿于整个辨证论治的全过程。

2. 根据治病求本的治疗原则，在治疗脏躁时，要注意审证求因，分型论治，以增强治疗的针对性，提高疗效。

3. 本病一般病程较长，用药不宜峻猛。对于实证的治疗，应注意理气而不耗气，活血而不破血，清热而不败胃，祛瘀而不伤正，重镇而不伐肝；对于虚证的治疗，应注意补气而不温燥，养血而不滋腻，扶正而不碍邪，以适应虚实夹杂病证治疗上的需要。

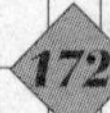

4. 本病的药物治疗固然重要，但虑其长期情志失调，或精神刺激等因素，还应根据患者的实际情况，配合心理静养，疗效更捷。

（三）常见证治

脏躁的辨证论治，主要根据其临床表现，审证求因，根据其程度、性质及其脏腑功能失调等不同，分为心神失养、肝郁脾虚、心肝血虚、痰火扰心、阴虚阳亢、瘀血阻滞六种类型。

1. 心神失养

症状：精神恍惚，心神不宁，多疑易惊，悲忧好哭，或哭笑无常，时欲欠伸，不能自主，舌质淡，苔白，脉细弱。

病机分析：心主神明，全赖营血濡养。若忧思积虑，情志所伤，使心气耗伤，营血不足以致心神失养，故见精神恍惚，心神不宁，多疑易惊；心神惑乱则悲忧好哭，或哭笑无常，时欲欠伸。舌质淡，苔白，脉细弱，则为心气不足，营血亏虚之象。

治法：甘润缓急，养心安神。

方药：甘麦大枣汤（《金匮要略》）。

小麦50g，甘草10g，大枣10枚。

方中小麦为君药，养心气而安心神，且能调和肝气；臣以甘草、大枣，甘润缓急，益脾养血，和中缓急。三药皆属甘平之品，既可甘以补之，养心脾之虚；又可甘以缓之，缓肝之急。《素问·藏气法时论》云："肝苦急，急食甘以缓之。"《灵枢·五味》亦云："心病者，宜食麦。"本方用药，正合此意。

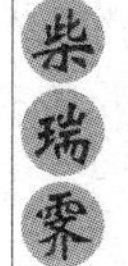

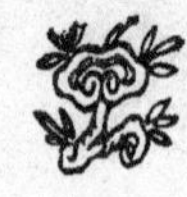

本方药性平和，仅宜于脏躁轻症者。若心烦失眠，舌红少苔，心阴虚明显者，可加百合、生地黄、柏子仁以养心安神；头目眩晕，脉沉细，属肝血虚者，加酸枣仁、当归以养肝安神；精神恍惚，心悸不宁较重者，属心火亢盛，加磁石、朱砂、珍珠母以镇心安神。

2. 肝郁脾虚

症状：精神抑郁，情绪不定，悲忧善哭，胸胁胀满，时欲太息，不思饮食，神疲乏力，大便不调，舌质淡，苔薄腻，脉弦缓。

病机分析：肝主疏泄，脾主运化。若肝气郁结，情志不畅，心神压抑，故见精神抑郁，情绪不定，悲忧善哭；肝气郁滞，疏泄功能失常，则胸胁胀满，时欲太息；肝气乘脾，运化失常，则不思饮食，神疲乏力，大便不调。舌质淡，苔薄腻，脉弦缓，均为肝郁脾虚之象。

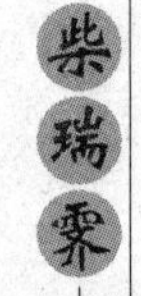

治法：疏肝健脾，养血安神。

方药：逍遥散（《太平惠民和剂局方》）。

柴胡 10g，当归 15g，白芍 20g，白术 20g，茯苓 15g，薄荷 5g，炙甘草 45g，生姜 5g。

方中柴胡疏肝解郁为君；当归、白芍养血柔肝，兼能滋养心神为臣；茯苓、白术、炙甘草健脾和中，以资气血生化之源，共为佐药；使以薄荷、生姜少许，既可条达肝气，又疏散郁热。全方合用，肝郁得解，血虚得养，脾虚得补，且寓养心安神之功于其中。

本方宜加炒酸枣仁、远志、五味子、柏子仁以养心安神。若精神抑郁较重者，加香附、郁金、甘松、陈皮以疏肝解郁；若脾胃虚弱明显者，加太子参、山药以健脾益气；若肝郁化火，急躁易怒，口苦而干者，加栀子、牡丹

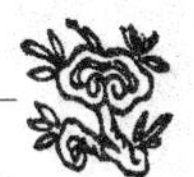

皮以清泻肝火。

3. 心肝血虚

症状：精神恍惚，悲伤欲哭，心悸不宁，胆怯善疑，失眠健忘，眩晕耳鸣，视物昏花，肢体麻木，筋惕肉瞤，舌质淡红，苔少或无苔，脉弦细。

病机分析：心藏神，肝藏魂。由于久病体虚，或情志不遂，阴血暗耗，以致心肝血虚，神魂不安，故见精神恍惚，悲伤欲哭。心血不足，不能养神，则心悸不宁，失眠健忘；肝血不足，筋脉失养，则肢体麻木，筋惕肉瞤；或肝血不能上荣清窍，则眩晕耳鸣，视物昏花；或肝血不足，失魂落魄，则胆怯善疑。舌质淡红，苔少或无苔，脉弦细，皆为心肝血虚之象。

治法：补肝养血，宁心安神。

方药：酸枣仁汤（《金匮要略》）。

酸枣仁30g，茯苓20g，知母15g，川芎5g，甘草5g。

方中重用酸枣仁为君，补肝养血，宁心安神。臣以茯苓，与酸枣仁相配，加强其宁心安神之功。佐以川芎疏达肝气，调畅气机，与君药相伍，补肝之体，遂肝之用，可收养血调肝之效；知母清热除烦，滋阴润燥，并缓川芎之辛燥，使无伤阴之弊。使以甘草和中缓急，调和诸药。全方合用，共奏补肝养血，宁心安神之功。

若心烦多梦，虚火内扰较重者，可去川芎，加生地黄、白芍、黄连以清热除烦；若心悸易惊，胆怯善疑较甚者，加党参、龙齿、珍珠母以益气镇静；若心肝血虚，病程较长者，加当归、丹参、龙眼肉以补血和血；若兼自汗或盗汗者，酌加浮小麦、牡蛎以敛汗宁心。

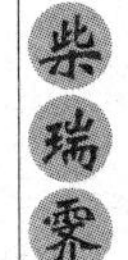

4. 阴虚阳亢

症状：精神恍惚，善悲欲哭，多疑善惊，心烦不寐，口燥咽干，头晕目眩，耳鸣健忘，午后面部烘热。舌质红，少苔而干，脉细数。

病机分析：肝藏血，肾藏精。肝肾阴亏，魂不守舍，心神不定，故见精神恍惚，善悲欲哭，多疑善惊；阴虚内热，上扰心神，则心烦不寐，口燥咽干；阴虚不能制阳，肝阳上亢，则头晕目眩，耳鸣健忘，面部烘热。舌质红，少苔而干，脉细数，均为阴虚阳亢之象。

治则：滋阴潜阳，宁心安神。

方药：百合地黄汤（《金匮要略》）。

百合 30g，生地黄 30g。

方中百合养阴宁心，安神定志为君；生地黄滋养阴血，潜制肝阳为臣。二药合用，养阴血，退虚热，宁心神，安魂魄，可收滋阴潜阳，宁心安神之功。

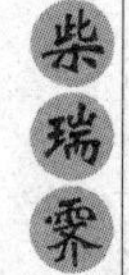

本方酌加珍珠母、钩藤、龙骨、牡蛎以潜阳安神；加小麦、甘草、大枣以养心安神；加麦冬、白薇、玄参以清退虚热。

5. 痰火扰心

症状：精神恍惚，悲忧欲哭，或哭笑无常，胸中窒闷，心烦口苦，坐卧不宁，咯痰黄稠，小便黄，大便干，舌质红，苔黄腻，脉滑数。

病机分析：情志不遂，肝气郁久化热，灼津成痰；或脾虚失运，聚湿成痰，久而化热。痰火蕴结，内扰心神，则精神恍惚，悲忧善哭，或哭笑无常；痰热互结于胸，则胸中窒闷，心烦口苦，坐卧不宁；痰热内郁不解，则咯痰黄稠，小便黄，大便秘。小便黄，大便干，舌质红，苔黄

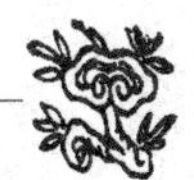

腻，脉滑数均为痰火郁结之象。

治则：清热化痰，宁心安神。

方药：黄连温胆汤（《六因条辨》）。

黄连5g，半夏10g，陈皮10g，茯苓15g，枳壳10g，竹茹15g，甘草5g。

方中黄连清心泻火，半夏燥湿化痰，二药相配，清热化痰，共为君药；竹茹清热化痰，茯苓甘淡渗湿，二药为臣，以增强君药清热化痰之功；佐以陈皮、枳壳理气化痰，宽胸散结；使以甘草益脾和胃，调和诸药。全方合用，既能清热化痰，又兼宁心安神。

本方加酸枣仁、远志、石菖蒲以化痰开窍，养血安神；若痰热较甚者，亦可加瓜蒌、天竺黄、川贝母以清热化痰。

6. 瘀血阻滞

症状：精神恍惚，性情急躁，悲忧善哭，心悸不宁，失眠健忘，入暮潮热，头痛、胸痛日久不愈，痛如针刺，且有定处，舌质紫暗，或有瘀斑、瘀点，脉弦涩。

病机分析：情志不畅，气机郁滞，久病及血，瘀血阻滞，故见头痛、胸痛日久不愈，痛如针刺；血行瘀滞，心神失养，则精神恍惚，性情急躁，悲忧善哭，或心悸不宁，失眠健忘；血分属阴，瘀久化热，则入暮潮热。舌质紫暗，或有瘀斑、瘀点，脉弦涩皆为瘀血阻滞之证。

治法：活血祛瘀，宁心安神。

方药：血府逐瘀汤（《医林改错》）加减。

桃仁10g，红花10g，当归15g，生地黄20g，川芎10g，赤芍20g，牛膝15g，桔梗10g，柴胡10g，枳壳10g，甘草5g。

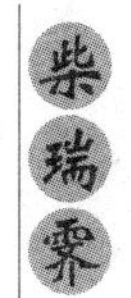

方中桃仁、红花为君，活血祛瘀，通络止痛；生地黄、当归、赤芍、川芎为臣，既滋阴养血，又活血祛瘀；枳壳、桔梗、柴胡、牛膝疏肝理气，升降气机为佐；甘草调和诸药为使。全方活血与养血合用，祛瘀与行气并施。临床使用时，可酌加炒枣仁、茯神、柏子仁、龙眼肉等养心安神。

（四）临证权变

脏躁病的症状变幻多端，临床治疗应知常达变，临证不惑，根据本病发展过程中兼夹病证的不同，灵活对待。

1. 脏躁多由情志不畅，精神刺激而诱发，常与郁证相合为患，使病情错综复杂。临床治疗时，可在脏躁辨证论治的同时，酌加疏肝解郁药以互为兼顾。一般郁证偏虚者，多选用橘叶、白芍、佛手、玫瑰花、合欢皮等药为宜；偏于实证者，多选用柴胡、川楝子、香附、郁金、青皮等药为宜。若郁证较重，则先治郁证，再据脏躁辨治。

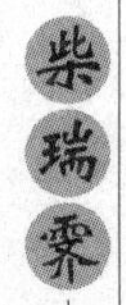

2. 脏躁因情志所伤，心神失养；或阴虚阳亢，心神被扰所致者，常与不寐兼病而作。临床治疗时，可在脏躁论治基础上酌加安神之品。前者以选用酸枣仁、柏子仁、远志、莲子、合欢花、夜交藤等养血安神药为宜；后者以选用朱砂、珍珠母、磁石、龙骨等重镇安神药为宜。亦可每晚加服朱砂安神丸，或天王补心丹，以提高疗效。

3. 男子脏躁的症状表现较为模糊，多见焦虑不安，性情急躁，心烦易怒等症，易与烦躁相兼为病。临床治疗时，烦躁属痰热内扰者，可配合温胆汤以清热化痰，除烦安神；若肝郁化火者，可配合丹栀逍遥散以疏肝解郁，清热泻火。若烦躁较重者，则先治烦躁，再按脏躁辨治。

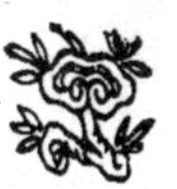

4. 由于久病入络致瘀，故脏躁除瘀血阻滞证型外，其他证型若久治不愈，亦应考虑瘀血阻滞的潜在病机，酌加活血祛瘀之品。尤其丹参一药，既能活血养血，又可宁心安神，常作为首选药。

五、验案举例

病例1：江某，女，45岁。2013年4月11日初诊。

患述1年前因胸中烦躁不安，口干舌燥，头晕耳鸣，盗汗明显，在某药店坐堂中医处服中药好转（出示处方见为大队寒凉滋腻之品，有数十味之多），某中医曾告此方药服后即可除根。但随后出现胸中燥热郁闷，心慌不宁，烘热汗黏，头晕恶心，夜间口干口黏，痰黏滞难咯，眠差梦多。自服知柏地黄丸、逍遥丸觉略轻。平素容易感冒。月经正常。舌质暗红有齿痕，苔白，脉弦细。此属脏躁肝郁血虚、阴虚阳亢之证，过用寒凉之药，易闭遏气机，而成湿热留恋、痰火内郁、扰动心神之变局。治宜清热化痰，宁心安神。方用黄连温胆汤加味。

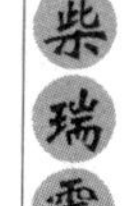

处方：黄连5g，半夏10g，陈皮10g，茯苓15g，枳壳10g，竹茹15g，石菖蒲10g，胆南星10g，丹参15g，甘草5g。6剂，每日1剂，水煎服。

4月18日二诊：药后咯痰清利，胸闷顿渐，其他症状减轻。上方加牡丹皮10g，炒栀子10g。续服6剂。

4月25日三诊：口黏、心慌不宁消失，亦不咯痰，诸症均轻。仍觉口干舌燥，胸中烦热，头晕耳鸣，眠差多梦。原阴虚阳亢之症已现，治以丹栀黑逍遥化裁。

处方：牡丹皮10g，栀子10g，玫瑰花10g，生地黄20g，当归15g，白芍20g，白术15g，茯苓15g，薄荷5g，

麦冬10g，石斛10g，桑白皮15g，地骨皮15g，丹参15g，炒枣仁25g，炙甘草45g。7剂，煎服同上。

5月4日四诊：患者喜告药后诸症显轻。口不觉干，胸中爽适，睡眠改善，头晕耳鸣亦随之而失。嘱原方续服7剂停药。

按：此案属脏躁肝郁血虚、阴虚阳亢之证，因过用寒凉之品，亢热未除而闭遏于内，寒热胶结而变为痰热阻滞。故燥热郁闷，心慌不宁，头晕恶心，痰黏难咳。故一诊急宜清化痰热，解散胶结，用黄连温胆汤加味；痰热得除，原阴虚阳亢之证毕现，故以丹栀逍遥合二地二皮汤加味，方证相应，脏躁得安。

病例2：王某，女，64岁。2013年7月18日初诊。

患述3年前因老伴过早离世，心情苦闷，思虑过度，常有幻觉老伴恍然与其说话，善悲易哭，整夜不眠。近来夜间胸中灼热，手足发烫，但不出汗。平素心烦急躁，常年门窗不关，不然觉气闷。不欲饮食，懒言少动，晨起便溏。舌淡微红苔白，脉弦大。此属心气不足、营血亏虚之证。

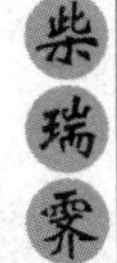

处方：陈小麦50g，酸枣仁30g，茯苓20g，知母15g，川芎5g，甘草10g，大枣10枚。6剂，每日1剂，水煎服。

8月2日二诊：告上方服后自觉上症减轻十之有三，自行续服7剂，症见过半，睡眠颇佳。仍食少便溏，舌淡苔微白，脉大。上方加太子参10g，山药15g。7剂，煎服同上。

8月10日三诊：患述药后精神好转，乏力显轻，腿觉有力，仍便溏。改用归脾汤合生脉饮化裁。

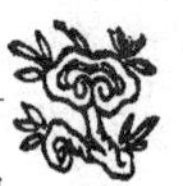

处方：太子参 10g，炒白术 15g，炙黄芪 15g，当归 15g，茯苓 20g，远志 10g，炒枣仁 20g，荷叶 10g，麦冬 10g，五味子 10g，炙甘草 5g，大枣 4 枚（掰）。7 剂，煎服同上。

8 月 18 日四诊：药后食欲改善，大便成形。上述症状全部消失，每天主动操持家务，亦可下地劳动。

按：此案属脏躁心气不足、营血亏虚之证。患者情志内郁而化热，思虑日久而耗血，渐积为脏躁。且损伤脾气，少气懒言，不欲饮食，大便溏薄。心脾两虚，更加重脏躁，神无所藏，故善悲欲哭，夜难安寝。故一诊以甘麦大枣汤合酸枣仁汤，且《金匮要略》甘麦大枣汤方后注有“亦补脾气也”一语，正和病机；二诊加太子参、山药，亦为补脾益气而不助热；三诊脏躁显轻后，以归脾汤和生脉饮化裁加味，斟酌得度，以做除本之治。

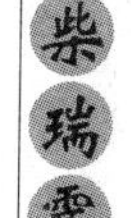

卑　　惵

一、概述

卑惵是指患者心神不宁或瘀血内阻，表现以自卑愧疚，惊恐胆怯，神情疑虑，精神惶惑，不能自主的一种精神神志疾病。其发病与情志所伤或精神刺激、暴受惊骇等因素密切相关。卑惵，亦称卑怯，卑为自卑愧疚之感，惵即恐惧怯懦之貌，以卑惵命其病名，揭示了本病的临床表现及其精神状态。本病在明代以前医籍中鲜有论及。《灵枢·本神》云：“是故怵惕思虑者则伤神，神伤则恐惧，

流淫不止……恐惧者，神荡惮而不收。”此非明言卑惵，但已寓恐证与卑惵合论之意。迄至明代，戴思恭《证治要诀·惊悸怔忡》指出：“痞塞不饮食，心中常有所怯，爱处暗室，或倚门后，见人则惊避，似失志状，此名卑惵，以血不足故。”不仅首次提出“卑惵”之病名，形象地描述了本病的症状特点，而且强调其病机与血不足有关，为后世辨治本病奠定了理论基础。嗣后，《杂病源流犀烛·怔忡源流》亦谓：“卑惵，心血不足病也，与怔忡病一类。其症胸中痞塞，不能饮食，如痴如醉，心中常有所歉，爱居暗室，或倚门后，见人则惊避无地，每病至数年。”此除说明其病机特点，补充其临床表现外，还提示该病病程较长，治疗较为顽难。

二、病因病机

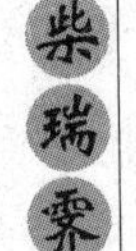

卑惵的病因病机较为复杂，古代医家认为是“心血不足病也”，治疗仅从虚证立论。现代临床研究表明，卑惵之病，有虚有实，虚者责之心血不足、心胆气虚、心肾阳虚；实者责之痰、瘀内阻。兹分述如下：

1. 心血不足

心主神明，且主血脉，二者相互为用。故素体阴血不足，或久病耗损阴血，或失血过多，或阴血生成不足，均可导致心血不足。心血不足，则心神失养，神气怯懦，而发生本病。《杂病源流犀烛·怔忡源流》所谓“卑惵，心血不足病也”，即指此病机而言。由于血液的生成或/和运行与心、肝、脾三脏至为密切，心血不足，肝脾受累，亦可形成心肝血虚、心脾两虚等复杂病机。

2. 心胆气虚

心主神明，胆主决断。因暴受惊骇，如耳闻虚响，目见异物等，损及心胆之气；或平素心虚胆怯之人，精神紧张，忧虑过度，梦寐不解，均可导致心胆气虚，使心神失守，胆失决断，而发生本病。《济生方·惊悸怔忡健忘门》谓："夫惊悸者，心虚胆怯之所致也。且心者君主之官，神明出焉；胆者中正之官，决断出焉，心气安逸，胆气不怯，决断思虑得其所矣。"即是对此病机的精辟论述。

3. 心肾阳虚

《素问·生气通天论》云："阳气者，精则养神。"盖肾阳为一身阳气之根本，心阳为气血运行、津液流注之动力，故心肾阳虚，神志失养，则神机不振而失恃，发生本病。《证治汇补·惊悸怔忡》所谓："有阳气内虚，心下空豁，状如惊悸。"其状如惊悸，即非惊悸，虽指怔忡而言，但寓卑惵病机于其中。

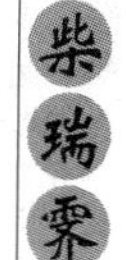

4. 痰瘀内阻

《灵枢·邪客》谓："心者，五脏六腑之大主也，精神之所舍也。"盖心血不足，或心胆气虚，或心肾阳虚，则神气内守，神去则舍空；复因心神不安，气机逆乱，或气郁生痰，或气滞血瘀，每使痰瘀互结，乘虚而内阻神舍，神不得归，而发生本病。《证治汇补·惊悸怔忡》所谓："心血一虚，神气失守，神去则舍空，舍空则郁而停痰，痰居心中，此惊悸之所以肇端也。"此言痰浊内阻致病之理，而瘀血内阻所致本病，其理与之相同。

三、诊断要点

1. 患者以自卑愧疚，惊恐胆怯，神情疑虑，精神惶

惑，不能自主为主要临床表现。

2. 具有素体虚弱，性格孤僻，不善辞令，优柔寡断，遇事不决等体质特点。

3. 发病多有情志不遂，精神紧张，暴受惊骇，忧愁思虑等精神情志诱发因素。

4. 本病男女皆有，多发生于青壮年。

四、辨证论治

（一）辨证要点

1. 辨轻重

卑惵病有程度轻重的不同。一般来说，轻者病程较短，仅在明显的情志变化或精神刺激时发病，主要表现为自责无能，常怀愧意，神情疑虑，善怯畏缩，不愿见人；重者病程较长，可达数年或数十年不愈，主要表现为自惭形秽，愧疚不已，精神惶惑，惊恐疑惧，独居暗室，或倚门后，见人则惊避。

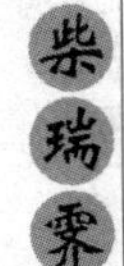

2. 辨虚实

卑惵因虚者居多，其虚证多见于心血不足，或心肝血虚、心脾两虚、心胆气虚、心肾阳虚等证型。然由于神志失常，气机逆乱，脏腑功能失调，气血津液代谢紊乱，痰浊、瘀血等病理产物应之而生，乘虚内居神舍，阻塞心窍，亦可形成虚实夹杂之证。辨别本病时，应结合患者体质、病程及兼夹邪气的不同，全面予以考虑。

（二）治则要点

1. 卑惵以情志所伤、心血不足、心神失养为主要发病机制，故治疗本病当以疏肝解郁，养血安神为基本治则，并贯穿于辨证论治的全过程。

2. 本病在其发展转归过程中，痰浊中阻，瘀血停留多属病理性产物，往往使病情复杂或加重。根据治病求本的原则，在采用涤痰开窍或祛瘀开窍治法时，还应针对其致病之源，标本兼顾，以提高疗效。

3. 本病的药物治疗固然重要，但与其发病有关的精神情志因素不解除，会给治疗带来很大困难。因此，结合患者的具体病情，配合心理疗法，改变原有的不良环境，培养锻炼其毅力和意志，消除不必要的顾虑和思想负担，坚定战胜疾病的信心，是治疗本病的重要措施。

（三）常见证治

1. 心血不足

症状：自责无能，常怀愧意，目光疑虑，默默不语，羞怯畏缩，不愿见人，或独居室内，拉之不出，昼不安卧，夜寐易惊，面色无华，口唇色淡；舌质淡，苔薄白，脉细弱。

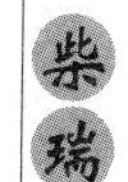

病机分析：心血不足，心神失养，则神气怯懦，故自责无能，常怀愧意，目光疑虑，默默不语，羞怯畏缩，不愿见人；神气怯懦较甚，则独居室内，拉之不出；心神失养，神志不安，则昼不安卧，夜寐易惊；血虚不能上荣头面，则面色无华，口唇色淡。舌质淡，苔薄白，脉细弱，皆为心血不足之象。

治法：补心养血，安神定志。

方药：四物安神汤（《寿世保元》）。

当归9g，茯神9g，白芍9g，熟地黄12g，黄连4.5g，

人参 6g，白术 9g，酸枣仁 15g，竹茹 9g，麦冬 9g，栀子 9g，辰砂（分冲）1.5g。

方中当归、熟地黄、白芍滋阴养血为君。茯神、酸枣仁养血安神为臣。佐以人参、白术益气健脾，以助气血生化之源；麦冬、竹茹、栀子、黄连养阴清热，除烦安神。辰砂入心，重镇安神，清心除烦，并能引药归经为使。诸药合用，既养血安神以治本，又清心除烦以治标，且寓补气生血之功。

若心经火热不甚，去黄连，酌加远志、石菖蒲、龙眼肉等，以增强养血安神之功；若兼肝气郁结，情志不畅者，加合欢皮、玫瑰花、绿萼梅以疏肝解郁。此外，辰砂重坠有毒，暂用尚可，不能久服，长期使用本方时，亦可去之不用。

2. 心胆气虚

症状：神情疑虑，精神惶惑，遇事寡断，自惭形秽，易惊善恐，如人诱捕，见人惊避，气短自汗，噩梦绵绵，面色㿠白，神疲乏力；舌质淡、苔白，脉虚弱。

病机分析：素体心虚胆怯，或暴受惊骇，使心胆气虚，心神失守，胆失决断，故见神情疑虑，精神惶惑，遇事寡断，自惭形秽；心胆气虚，神志怯懦，则见易惊善恐，如人诱捕，见人惊避；心气不足，则气短自汗，面色㿠白；胆气不足，则噩梦绵绵，神疲乏力。舌质淡、苔白，脉虚弱，皆为心胆气虚之象。

治则：补心定智，镇怯安神。

方药：安神定志丸（《医学心悟》）加味。

茯苓 30g，茯神 30g，人参 6g，远志 15g，石菖蒲 15g，龙齿 15g。

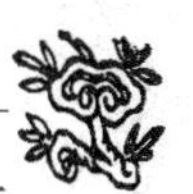

方中茯苓、茯神养心安神，益气和中为君。人参补气养心，益智安神为臣。佐以远志、石菖蒲、龙齿养心安神，镇静定怯。全方合用，标本兼顾，共奏补心定智、镇怯安神之功。

本方原作丸剂，现易作为汤，取其功专效捷之用。作汤剂时，若心胆气虚较甚，可加黄芪、五味子以补心益胆，加强本方补气之功；若兼心肝阴血不足者，加酸枣仁、柏子仁、熟地黄、当归以滋阴养血。

3. 心肾阳虚

症状：神色惶惑，目光疑惧，自惭形秽，愧疚畏缩，孤僻独居，见人惊避，心悸怔忡，畏寒肢冷，朦胧嗜睡，气短自汗，神疲乏力，面色㿠白；舌质淡，苔白滑，脉沉微或细迟。

病机分析：心肾阳气不足，神失其养，志不得达，神机不振或失恃，故见神色惶惑，目光疑惧，心悸怔忡；心肾阳虚，神气怯懦，则自惭形秽，愧疚畏缩，孤僻独居，见人惊避；心阳不足，则气短自汗，神疲乏力，面色㿠白；肾气不足，则畏寒肢冷，朦胧嗜睡。舌质淡，苔白滑，脉沉微或细迟，均为心肾阳虚之象。

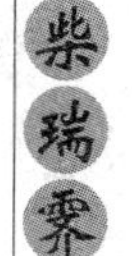

治法：温补心肾，镇静安神。

方药：桂枝去芍药加蜀漆龙骨牡蛎救逆汤（《伤寒论》）。

桂枝 9g，炙甘草 6g，生姜 9g，大枣 12 枚，龙骨 12g，牡蛎 15g，蜀漆 9g。

方中桂枝温通心肾之阳为君。臣以龙骨、牡蛎重镇潜敛，安神定惊。佐以蜀漆涤痰散结。使以炙甘草、生姜、大枣，与桂枝相合，辛甘化阳，以温运阳气，又益气和

中，调和营卫。全方合用，可奏温补心肾，镇静安神之功。

本方偏于温通心阳，宜于心阳虚衰、心神不摄之证者。若肾阳虚惫明显者，可加附子、细辛以温通肾阳，又能增强温通心阳之功；若阳虚夹痰阻心窍者，可加远志、石菖蒲、竹茹、贝母以化痰开窍；若兼心胆气虚者，可加党参、五味子、龙齿、珍珠母以补气镇怯。

4. 痰浊内阻

症状：自卑愧疚，羞怯畏缩，孤僻独居，见人惊避，目光呆滞，举止失常，喃喃自语，心悸怔忡，经久不愈。舌质淡，体胖，苔白滑，脉弦滑。

病机分析：本病经久不愈，心神不安，气机逆乱，变生痰浊，内阻神舍，神气怯懦，故见自卑愧疚，羞怯畏缩，甚或孤僻独居，见人惊避；痰浊阻蒙心窍，神志昏愦，则目光呆滞，举止失常，喃喃自语，心悸怔忡。舌质淡，体胖，苔白滑，脉弦滑，皆为痰浊内阻之象。

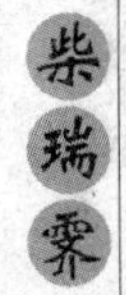

治法：化痰开窍，宁神安神。

方药：十味温胆汤（《世医得效方》）。

半夏 9g，茯苓 9g，陈皮 9g，枳实 9g，酸枣仁 15g，远志 9g，五味子 9g，熟地黄 12g，人参 6g，甘草 6g，生姜 6g，大枣 3 枚。

方中半夏燥湿化痰为君。陈皮、枳实、茯苓理气化痰，酸枣仁、远志、五味子养心安神，其中枳实、远志尚能化痰开窍，共为臣药。人参、熟地黄补养气血，且制理气化痰药之温燥。甘草、生姜、大枣为使，协调诸药，调和脾胃。诸药合用，共奏化痰开窍、宁神安神之功。

本方药性偏于温燥，若痰浊化热者，加胆南星、竹

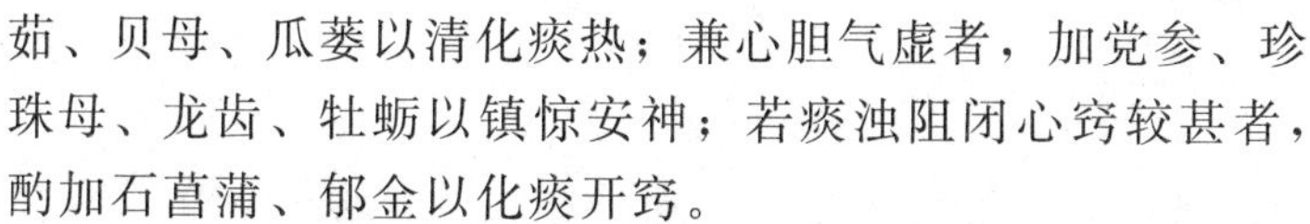

茹、贝母、瓜蒌以清化痰热；兼心胆气虚者，加党参、珍珠母、龙齿、牡蛎以镇惊安神；若痰浊阻闭心窍较甚者，酌加石菖蒲、郁金以化痰开窍。

5. 瘀血内阻

症状：神情疑虑，精神惶惑，愧疚不已，羞怯畏缩，见人惊避，心悸怔忡，失眠健忘，经久不愈。舌质淡暗，或青紫，或有瘀点、瘀斑，脉沉涩。

病机分析：本病经久不愈，心神不安，气机逆乱，血行不畅，变生瘀血，内阻心窍，使神气怯懦，故见神情疑虑，精神惶惑，愧疚不已，羞怯畏缩，甚或孤僻独居，见人惊避；瘀血阻滞，心神失养，则心悸怔忡，失眠健忘。舌质淡暗，或青紫，或有瘀点、瘀斑，脉沉涩，皆为瘀血内阻之征。

治法：通窍活血，宁心安神。

方药：通窍活血汤（《医林改错》）加减。

赤芍 9g，川芎 9g，桃仁 9g，红花 9g，大枣 4 枚，鲜姜 9g，老葱 3 根，麝香 0.3g。

方中桃仁、红花活血祛瘀为君。川芎、赤芍活血祛瘀、行气通经为臣。佐以麝香芳香开窍，并加强活血祛瘀之功，老葱升阳通窍，引药上行。使以生姜、大枣调和气血。诸药合用，俾瘀去血活，络通窍开，则神志怯懦渐除。

本方以祛瘀开窍之功见长，而宁心安神作用不足。临床使用时，酌情加入酸枣仁、茯神、远志、夜交藤以养心安神，或珍珠母、琥珀、龙齿、朱砂以重镇安神。若兼气郁不通者，加香附、郁金、柴胡、枳壳以疏肝理气；兼痰浊内阻者，加半夏、陈皮、远志、石菖蒲以化痰开窍。

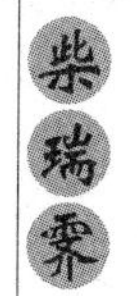

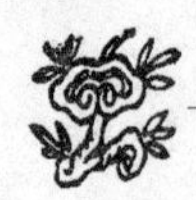

（四）临床权变

卑惵由于情志不遂，精神刺激，暴受惊骇，伤及心神所致，且在其发病过程中兼夹病证较多，故临床治疗时应以常达变，根据具体病情，灵活对待，以提高治疗效果。

1. 本病的发生或加重，与情志因素密切相关，无论何种证型、皆应加入橘叶、合欢皮、佛手、白芍、绿萼梅等疏肝解郁、理气行滞之品。

2. 本病以神志怯懦为关键病机，重用安神药理所当然。然证有虚实之异，虚者用酸枣仁、茯神、远志、五味子、龙眼肉等养心安神之品；实者用珍珠母、琥珀、龙齿、牡蛎、朱砂等重镇安神之品。无论所选何种方剂，均应视其中安神药的有无或多少酌情选用。

3. 本病病情较长，经久不愈，由于心神不安，气机逆乱，生痰致瘀在所必然，故无论何种证型，只要病久难愈，辨证治疗欠佳时，均可酌情加入化痰或祛瘀之品。

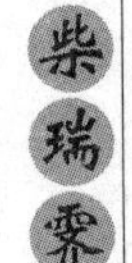

4. 本病在其发展过程中，多兼有惊悸怔忡，或失志等病证，且相互影响，使病情更加复杂。对此，根据其主次轻重，全面权衡，兼而治之。切忌操之过急，欲速不达。

五、验案举例

病例1：赵某，男，59岁。2014年12月13日初诊。

患述两年来体重下降十二三斤，伴全身畏寒，手足不温，胃脘胀满，大便不爽、不成形，日1次，色偏黑。曾在当地医院体检：血常规：白细胞（2.9～3.6）$\times 10^9$/L，被诊为白细胞减少症；胃镜检查：慢性浅表性胃炎、胃窦散在痘疮样糜烂；2014 年 8 月 12 日同德医院癌胚抗原 4.18nk/mL（0～3.4）；X 光检查：右肺下中叶及下叶炎性渗出改变。近 1 年来，一直怀疑罹患不治之症，孩子们都瞒着自己，整日生活在惊恐、疑虑、自卑、忧郁之中，饮食日减，足不出户，畏见邻里，夜间常被噩梦惊醒，夜尿频，夜起2～3 次。至亲开导，疑窦愈重，上症愈剧。舌质暗红，苔白，脉滑。此属卑惵病心胆气虚、胆胃虚寒、痰浊内阻之证。治宜温胆寒、益心气、豁痰浊。处以桂枝温胆汤。

处方：桂枝 10g，半夏 10g，茯苓 20g，陈皮 10g，竹茹 15g，枳壳 10g，炙甘草 5g，生姜 10g，大枣 4 枚（掰）。6 剂，每日 1 剂，水煎服。

12 月 20 日二诊：患者喜告药后噩梦消失，并有一种欣悦之感，心结一下子打开了，看问题也能看开了，以前孩子们劝想开些，但不由自己，钻牛角尖里出不来。服药后，就像天气久阴后太阳出来的感觉，手足转温，大便通畅，便色转亮。以前一吃完饭，即哈欠连连，卧床欲眠，现在吃过饭就想出去走走，觉得心中有了底气。从没喝过这么有效的药，觉得惊奇、高兴、激动。上方加石菖蒲 10g，玫瑰花 10g，合欢皮 15g。6 剂，煎服同前。

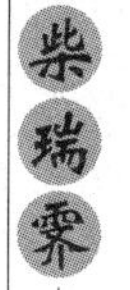

12 月 27 日三诊：饮食增加，夜眠踏实。上方加党参 15g，炒白术 20g。12 剂，煎服同上。

2015 年 1 月 9 日四诊：上症消失，精神轻松，情绪平和。请求中药治疗胃病。

按：此案属卑惵病心胆气虚、胆胃虚寒、痰浊内阻之证。全案用十味温胆汤之意温胆寒、益心气、豁痰浊，而不拘泥于其药。一诊亦非原方全用，而是据证渐渐加药，

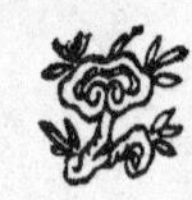

缓缓图功。肝胆互为表里之脏。二诊加入舒肝之玫瑰花、合欢皮，肝气舒畅则胆气清正。温胆汤实为清胆之用，此案加入桂枝一味，遂成真正温胆之剂，与心胆气虚、胆胃虚寒、痰浊内阻病机相合，故收捷效。三诊加入参、术，健脾以益胃、补心以宁神而收全功。

病例2：席某，女，62岁。2012年12月9日初诊。

患者秉性胆小怕事，畏见生人，平素不敢独宿。6个月前出现阵发性心悸，活动后偶觉胸闷气短，更添惶恐不安，志意消沉，沉默寡言，生趣全无。口服心得安、稳心颗粒、血塞通等，稍可缓解，但效果不明显。转请中医治疗。现食纳一般，全身怕冷，偶有虚汗，口水较多。舌淡苔薄，脉沉弦略数。既往史：脑梗死病史2年，无后遗症。心脏彩超示：风湿性心脏病，主动脉轻度狭窄并轻度关闭不全，二尖瓣轻度关闭不全，三尖瓣少量返流，肺动脉瓣少量返流。心电图示：窦性心律。此属卑惵病心肾阳虚、神失所养、营卫不和之证。以桂枝加龙骨牡蛎汤之意化裁。

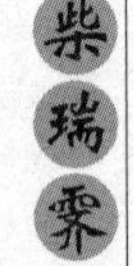

处方：桂枝10g，白芍10g，茯苓30g，丹参25g，炒枣仁30g，石菖蒲10g，夜交藤15g，琥珀粉3g（分冲），炙甘草5g，生姜10g，大枣4枚。6剂，每日1剂，水煎分两次服。

2013年3月6日二诊：其夫申某因肝热、脑鸣求治。代告其妻一诊后即到南京女儿处居住，服上方7剂，症状显轻。自觉效佳，断续服用30余剂，以防复发，至今心悸未作，眠食俱佳，心情好转，常出门购物，亦可与邻里参与小区广场操锻炼。请再巩固治疗。上方去琥珀粉、夜交藤，加菟丝子10g，沙苑子10g，枸杞子10g。7剂，隔

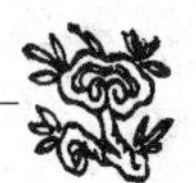

日1剂。以益肾气，巩固善后。

按：在中医临床上，单纯证型及原方施治极为少见，常常是偏于某一证型而又有兼夹，这就需要在临证过程中善于辨证，化裁用方。上案属卑惵病心肾阳虚之证，但又有营卫不和见症，故取桂枝龙骨牡蛎汤之意而量体化裁。龙、牡虽可潜阳敛神，但其重镇之性有碍于阳气布散，故易以茯苓、夜交藤、琥珀、炒枣仁之属。且茯苓安神又可渗湿，夜交藤、酸枣仁安神又可养血，琥珀清心又佐血行，比用龙、牡更为贴切。一诊收效后，去琥珀、夜交藤之偏凉之味，加“三子”以益肾气，有始有终，照顾周详。

百合病

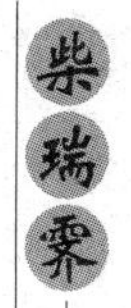

百合病病名见于《金匮要略》，系一种心肺阴虚内热的疾患，多见于热病之后，或见于情志不遂，化（郁）热伤阴。主要临床表现是神志恍惚不定，饮食行为失常，以及口苦、小便赤、脉微数等。百合病是以其证候特点命名的，是临床客观存在的一种常见病。现代人生活与工作节奏紧张，压力较大，情志偏激，耗伤阴津，引起脏腑气血失调，见症多端，可按照百合病予以辨治。

百合病即“百脉合病”之谓，其主要病机是心肺阴虚。心主血脉，肺朝百脉，百脉合病而累及全身。心肺（一宗）阴虚内热，其症状特点是多变的、多样的、难以固化的、难以表述的（百脉为病，表现不一）。百合病的治疗宜以养阴清热为法，以百合为主药组方治疗。

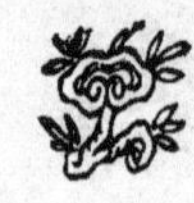

病例：郝某，男，56岁。2013年4月4日初诊。

患者由于平素过度工作压力，精神紧张，饮食及睡眠不规律，素患高脂血症、糖尿病、高血压病。随症长期服用各种降脂、降糖、降压、制酸等西药多种。近心神不宁，坐立难安，神情苦楚，不欲言语，亦厌闻人语，焦灼躁扰，寝食俱废，惶惶不可终日。多处求医，又加服助眠、抗抑郁等中西药多种，每次服药一大把，寸效不见而病情日重。现头晕，失眠，口中黏腻微干且苦，胸腹满闷，不欲饮食，大便不畅，少腹憋胀。稍觉身冷就要马上加衣覆被，一加衣覆被又觉燥热难耐。胃中烧灼，泛酸时作。治疗无望，痛不欲生，自诉全身内外无一处安适，反复絮叨："这次怕是得绝症活不成了！"舌质暗微红有齿痕，苔厚微黄，脉虚数不宁。此案症状丛生，杂乱如麻。总属胆胃不和，痰湿中阻，心肺阴虚。辨证宜先从少阳枢机不运、胃痞升降失常入手，以观其变，相机施治。方用小柴胡合平胃散改汤化裁。

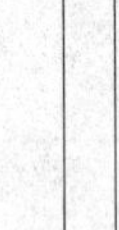

处方：柴胡10g，黄芩10g，半夏10g，苍术10g，厚朴25g，陈皮10g，大黄10g，甘草5g，生姜10g，大枣4枚。4剂，每日1剂，水煎分两次服。

4月9日二诊：药后大便通畅，胸腹满闷憋胀感消失，但口干欲饮，身觉燥热，小便频数，上症依然。本质病机心肺阴虚、内有燥热已露端倪。《金匮要略》谓："百脉一宗，悉致其病也。"随机而变，以简驭繁，养阴清热，遵百合病之治，径投百合知母汤原方。并嘱其停服所有西药。

处方：鲜百合5枚，知母15g。6剂，服法同上。

4月14日三诊：神情轻松安静，告药后可以睡眠4～

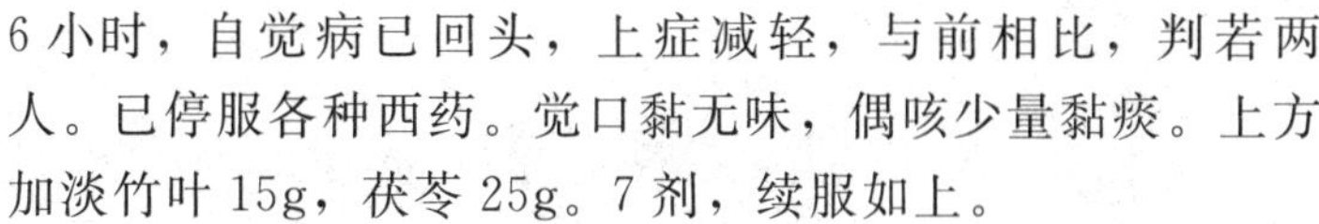

6小时，自觉病已回头，上症减轻，与前相比，判若两人。已停服各种西药。觉口黏无味，偶咳少量黏痰。上方加淡竹叶15g，茯苓25g。7剂，续服如上。

4月20日四诊：喜告药后心情转佳，食欲增加，能吃上饭睡好觉，人自然就有精神了。可与同事正常交流，不觉烦躁，略感疲倦。谨守病机，调整方药。

处方：百合15g，知母10g，山药30g，莲子15g，太子参10g，茯苓15g，生白术15g，甘草5g。7剂，煎服同前。

4月28日五诊：药后上症续轻近愈。效不更方，上方7剂，隔日1剂，巩固善后。

按：由于本案患者罹患高脂血症、糖尿病、高血压诸病，长期服用多种西药。平素工作压力大、精神紧张、起居失常，又加服助眠、抗抑郁西药多种。用药杂多，难免相互抵牾，而致变症蜂起成百合之病。证属胆胃不和，痰湿中阻，心肺阴虚。但临证施治宜循先后次第，层层剥离。一诊以柴平汤利胆和胃，升清降浊，祛湿化痰；中焦痰清、气机恢复后，继用百合知母汤以滋养心肺之阴。方证对应，便收桴鼓相应之效。四诊于百合知母汤中加入四君、莲子、山药汤，健脾生津，以开心肺阴精生化之源，易党参为太子参，益脾气而不助热。此案若不从百合病认识、把握和辨治，必为杂乱之证所惑，茫无所向，治丝益棼，而使病机丛杂，永无愈期矣！

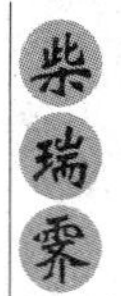

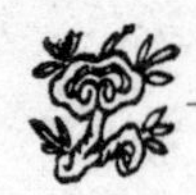

狐 惑 病

狐惑病病名见《金匮要略》，是以咽喉腐蚀、前后二阴溃烂为特征的疾病。由于本病的原因不甚明了，而侵犯的部位狐疑惑乱不定，或在咽喉，或在前阴，或在后阴，或在目，所以称之为狐惑病。

狐惑病的成因是湿热蕴毒，病机与心肝两脏相关。湿热毒气随心火上炎，可见咽喉溃烂，甚或声音嘶哑，下注肝经则二阴溃烂。其病变过程中有湿毒偏盛、热毒偏盛与湿热两毒俱盛的不同，临床可用甘草泻心汤、龙胆泻肝汤、当归芦荟丸等方加减治疗。

病例：黄某，男，45 岁。2012 年 12 月 6 日初诊。

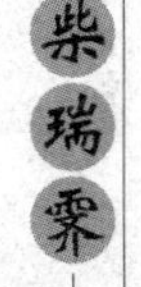

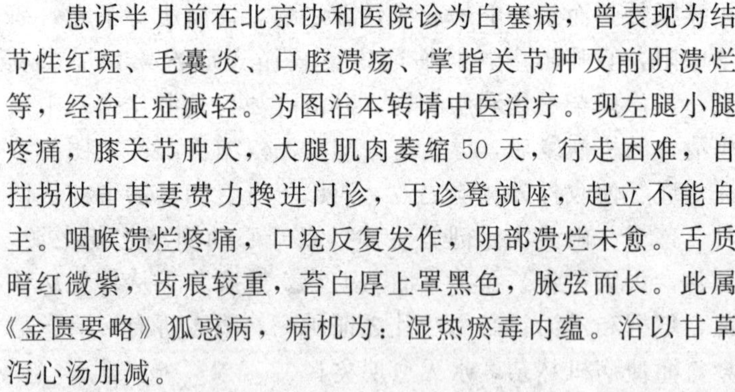

患诉半月前在北京协和医院诊为白塞病，曾表现为结节性红斑、毛囊炎、口腔溃疡、掌指关节肿及前阴溃烂等，经治上症减轻。为图治本转请中医治疗。现左腿小腿疼痛，膝关节肿大，大腿肌肉萎缩 50 天，行走困难，自拄拐杖由其妻费力搀进门诊，于诊凳就座，起立不能自主。咽喉溃烂疼痛，口疮反复发作，阴部溃烂未愈。舌质暗红微紫，齿痕较重，苔白厚上罩黑色，脉弦而长。此属《金匮要略》狐惑病，病机为：湿热瘀毒内蕴。治以甘草泻心汤加减。

处方：甘草 30g，半夏 15g，黄连 10g，干姜 5g，黄芩 10g，忍冬藤 30g，生地黄 30g，赤芍 30g，桂枝 10g，知母 15g。6 剂，每日 1 剂，水煎分两次口服。

12 月 13 日二诊：药后咽疼、口疮显轻近愈。但关节

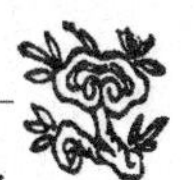

肌肉疼痛加重，由人搀扶仍无力站立，步履维艰。胸腹及背部有毛囊炎及紫色瘀血斑疹。患者神情焦虑，反复备述病痛之状。

处方：生地黄 30g，忍冬藤 30g，知母 15g，木防己 10g，赤芍 25g，海桐皮 15g，秦艽 10g，豨莶草 15g，木瓜 10g，鸡血藤 30g，桃仁 10g，生石膏 30g，甘草 5g，桂枝 10g。6 剂，每日 1 剂，煎服同前。

12 月 19 日三诊：药后关节肌肉疼痛减轻，外阴溃疡愈合。现腹泻。上方去石膏、桂枝，加青风藤 15g，海风藤 15g。7 剂，煎服同前。

12 月 27 日四诊：上方服 7 剂后，自觉效果良好，上症续轻，自行续服 10 剂，药后诸症显轻，下肢肿消退，全身关节肌肉疼痛十去其八，欣喜不已，自觉病情一次比一次好一大截。此次独自步行进入门诊，坐立自如。上方减量调整续服 14 剂。

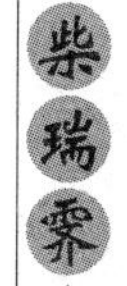

2013 年 1 月 12 日五诊：续有减轻。近觉胸部闷痛，如有物压。以血府逐瘀汤原方 7 剂，药后症失。

2 月 20 日六诊：调整续用自组经验方：生地黄 20g，忍冬藤 20g，知母 15g，木防己 10g，赤芍 30g，海桐皮 15g，当归 20g，青风藤 15g，川芎 10g，海风藤 15g，秦艽 10g，豨莶草 15g，桂枝 10g，甘草 10g。14 剂，煎服同前。

3 月 5 日七诊：一人步行而来，行走自如，起坐如常。告药后胸部闷痛、毛囊炎、紫斑及全身关节肌肉疼痛等均消失。自感肌肉有力，大腿肌肉在不断长粗恢复。咽喉溃烂、口疮、外阴溃疡未作。近因气候变化，肌肉疼痛小作，仍在断续治疗中。

按：此案证属狐惑病湿热毒俱盛之证，且兼有血脉痹阻、瘀血阻滞。一诊以甘草泻心汤加入并重用生地黄、忍冬藤、赤芍，养阴活血，清热利湿祛毒，尤其是反佐桂枝一味，使清热养阴而不至于凝滞碍湿；二诊湿热之毒受挫，瘀热痹阻明显，故用自组经验方以养血清热、行瘀通络，该方师桂枝芍药知母汤之意，临床常用于治疗四肢关节瘀热痹痛，与该患者病机符合，加减使用，疗效日现；五诊时出现胸部闷痛、如有物压一症，为狐惑病久，瘀血阻胸，穿插血府逐瘀汤7剂，症状消失后，续在上经验方基础上调整用药，坚持治疗而收显效。

肾结石

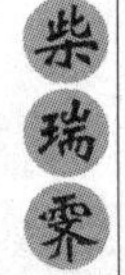

肾结石属于中医五淋中的“石淋”，其病因病机有下焦湿热交蒸，日久凝结；亦有肾阳不足，虚寒内生，或风寒束表，膀胱气化不利，寒则凝固，血路阻塞而导致；或肾阴亏虚，下焦热盛，津液煎熬而成结石；还有气滞血瘀等，均可导致结石发生。以下焦湿热交蒸为多见。

临证宜辨明病机，随证用方，并加入淡渗利湿，苦寒清热，缓急止痛，行气逐瘀之药，并注意宣畅通降肺气，使气机条达而有利于结石排下。另外，在疼痛剧烈发作期，常使肝气郁结，气机凝滞，可加入四逆散之类。

病例1：许某，男，38岁。2011年12月20日初诊。

患者左肾结石绞痛1周，疼痛难忍，无以名状，里急后重，坐卧不宁。住本院老年病科治疗。曾输液治疗用解痉药、左克、利多卡因、杜冷丁等，绞痛依然，排石不

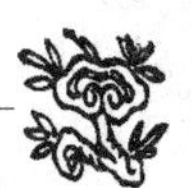

下。因西药副作用合并不全肠梗阻，腹痛阵作，肛门停止排便排气。转请余病房会诊，求助中医治疗。症见恶心呕吐，不能饮食，病痛难忍，昼夜不眠，表情痛苦，生趣全无，呻号不断。口苦黏腻，舌质暗紫苔白厚黄腻，脉弦紧滑数。本院超声检查见左肾结石 0.45cm×0.3cm。辨证属肝气郁滞，湿热瘀阻下焦。

处方：柴胡 10g，炒白芍 30g，枳壳 10g，金钱草 30g，瞿麦 10g，海金沙 30g，萹蓄 10g，川大黄 10g（后下），滑石 10g，车前子 10g（包），木通 5g，桃仁 10g，甘草 10g，炒内金 15g。3 剂，每日 1 剂，每剂煎 4 袋，每日 2 次，每次服 2 袋。

12 月 23 日二诊：患告当日中午开始服药，服完 1 剂后，晚上大便通畅，腹痛消失，3 剂后左肾区绞痛减轻。调整处方：柴胡 10g，炒白芍 30g，枳壳 10g，金钱草 30g，滑石 10g，海金沙 30g，桃仁 10g，川大黄 10g，瞿麦 10g，车前子 10g（包），芒硝 5g（后下），甘草 5g。3 剂，煎服同上。

12 月 29 日下午三诊：患者自来门诊。述其当时病作之状，中药收效之捷，脱离痛苦之喜！（患者原话："哎呀，你不知道那个疼啊，要命呢！用西药止痛排石，结果大便不下肠子堵住了，憋得肚子又痛，在床上几天几夜就没一会儿好受的。自从用中药后，一点西药也没用过，吃药当晚大便就通了，第 2 天就觉得轻松了，也能下床活动了。后来又吃了 3 剂。一点都不疼了，做彩超检查石头排走了。后又做核磁检查，结果还是未发现结石，中药真是太神奇了！现肾膜还有点积液，想再吃吃中药。"）其舌质暗红，舌前部苔少而薄，舌中根部苔厚微腻，脉弦。自感

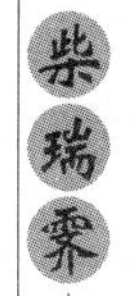

无不适。

处方：茯苓 25g，茯苓皮 30g，猪苓 10g，车前子 10g（包），泽泻 10g，大腹皮 15g，陈皮 10g，桑白皮 15g，瞿麦 10g，生白术 20g，桂枝 5g。6 剂，煎服同上。

回访告药后彩超检查，肾膜积液消失。

按：此案正处于肾结石不能排下，疼痛剧烈之期。此时用药不能一味地考虑往下排，处方里重用了白芍一味，这就是治病的“诀窍”。病作疼痛时局部必然紧张收缩痉挛，单纯加大利尿药剂量，难以收效。此时必须重用白芍，既能缓急止痛，又能让尿道松弛，再加上利尿药的作用，排石的过程才会顺利，结石才有可能排下来。有的患者注射杜冷丁都缓解不了疼痛，重用白芍止痛效果明显，这是多年反复验证的经验。

病例 2：陈某，女，45 岁。2014 年 5 月 9 日初诊。

患述 2 年前因腰部胀痛、眼睑浮肿，在永济某医院诊断为：双肾结石。在西安四医大多次超声检查：右肾结石 0.5cm，左肾 0.3cm。现双眼睑浮肿、腰痛、腿疼。腹泻后出现荨麻疹，遇冷或遇热均作，进食鸡蛋、豆浆后瘙痒明显。平素易生闷气，着急焦虑，手足冰凉。舌质暗略紫，苔薄，脉弦细。既往双侧乳腺增生。辨证属风邪客表，膀胱气化不利。

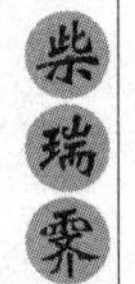

处方：麻黄 5g，桂枝 5g，杏仁 10g，白芍 10g，瞿麦 10g，赤小豆 15g，连翘 10g，桑白皮 15g，萹蓄 10g，金钱草 25g，甘草 5g。6 剂，每日 1 剂，水煎分两次服。

5 月 16 日二诊：药后眼睑浮肿减轻。上方加车前子 10g（包），海金沙 15g，炒内金 10g。6 剂，煎服同上。

5 月 23 日三诊：药后疼痛减轻。调整处方：麻黄 5g，

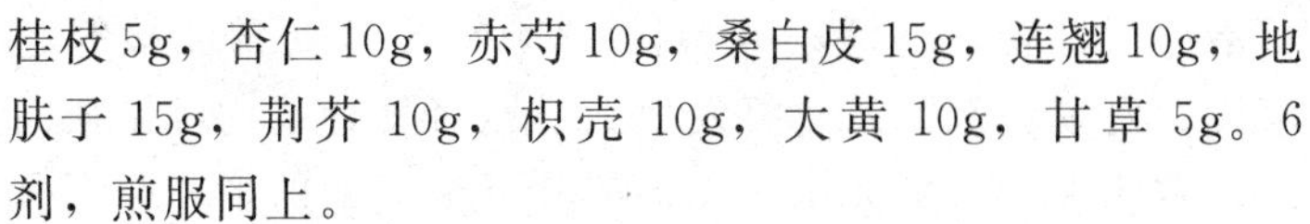

桂枝5g，杏仁10g，赤芍10g，桑白皮15g，连翘10g，地肤子15g，荆芥10g，枳壳10g，大黄10g，甘草5g。6剂，煎服同上。

5月30日四诊：调整处方：麻黄5g，细辛5g，附子5g，桂枝10g，炙甘草5g，生姜10g，大枣4枚。5剂，煎服同上。

6月6日五诊：药后手足心由凉变热，未见多汗。调整处方：麻黄10g，赤小豆30g，连翘10g，桑白皮30g，杏仁10g，金钱草30g，滑石10g，海金沙15g（包），白芍20g，炙甘草5g。7剂，煎服同上。

6月13日六诊：上方续服7剂。

6月20日七诊：上方加鸡内金10g，桃仁10g，瞿麦10g，萹蓄10g。6剂，煎服同上。

6月28日八诊：上方去鸡内金、萹蓄，白芍加至30g，再加王不留行15g。6剂，煎服同上。

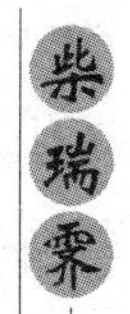

7月4日九诊：上方加柴胡10g，青皮10g。6剂，煎服同上。

9月20日：患者陪丈夫及母亲来诊。出示9月16日在西安第四医大超声检查报告（超声号：B1409160444；HISID 97696291）：双肾大小正常，图像未见明显异常；双侧输尿管未见明显扩张。结石消失。

按：此案无明显肾结石症状表现，辨证属风邪客表，膀胱气化不利，用麻桂各半汤加通降利湿之药，温通气机，解散寒凝，终使结石消化而排。

病例3：李某，男，54岁。2014年8月27日初诊。

患述平时嗜酒，1年前因腰痛、小便不利做彩超检查，诊断为肾结石。曾在广州某医院经体外碎石及药物排

石治疗后好转，有微小残留。2014 年 8 月 6 日体检时超声检查发现：双肾结石复发增大，双肾集合系均可见强回声，右侧多发，最大 1.4cm，部分肾盏可见扩张，最大分离 1.3cm，左肾强回声大小 0.8cm。经体外碎石后，转请中医排石治疗，经服某中医所处排石方 18 剂及成药肾石通 10 天（5 盒）未效。现间断发作尿憋、尿痛 20 天。小便不畅，点滴而出，阵发性尿痛尿憋，作则痛楚难忍，坐卧不宁，心情烦躁。舌质暗红，苔白腻上罩黄色，脉弦滑而大。证属湿热蕴结中下焦，痰瘀阻滞。

处方：柴胡 30g，炒枳壳 10g，白芍 50g，金钱草 30g，瞿麦 20g，海金沙 30g（包），桃仁 15g，王不留行 30g，郁金 15g，川大黄 10g，萹蓄 15g，甘草 10g。3 剂，每日 1 剂，水煎分两次服。

8 月 29 日二诊：患告服第一剂药后，见从尿道排出绿豆粒大小结石，上症减轻。上方加滑石 15g。3 剂，煎服同上。

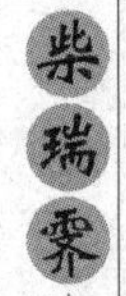

9 月 3 日三诊：药后小便通利，上症续轻。调整处方：柴胡 15g，炒枳壳 10g，白芍 30g，金钱草 30g，瞿麦 15g，车前子 10g（包），滑石 15g，海金沙 15g，萹蓄 15g，甘草 5g。5 剂，煎服同上。

9 月 26 日三诊：彩超复查：输尿管末端仅残留一片状结石（0.8cm×0.1cm）。近觉上火，胃纳亢盛，耳鸣、耳后有疖肿，腹股沟及肛门有癣样隆起数处，作痒。口中黏腻不爽，平时大便黏马桶。望其口鼻唇周肤色深红明显。辨证：少阳为主，湿热蕴结。

处方：柴胡 10g，黄芩 10g，瞿麦 15g，萹蓄 15g，川楝子 10g，连翘 10g，车前子 10g（包），生地黄 15g，炒

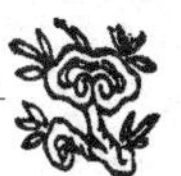

栀子10g，泽泻10g，金钱草30g，滑石10g，海金沙15g，甘草5g。10剂，煎服同上。

10月10日四诊：药后上火症状显轻。大便通利，不再黏马桶。几十年大便不成形，此次药后大便成形。腹股沟及肛周癣缩小痒止。望其口鼻及唇周深红变淡消散。

处方：杏仁10g，薏苡仁25g，瞿麦10g，车前子10g（包），萹蓄15g，白蔻仁5g，黄芩10g，炒栀子10g，连翘10g，赤小豆15g，滑石10g，石菖蒲10g，甘草5g。15剂，煎服同上。

11月6日五诊：患告药后大便成形，每日1次。全身内外甚觉舒适。

处方：瞿麦10g，车前子10g（包），金钱草30g，滑石10g，怀牛膝15g，甘草5g。7剂，隔日1剂，煎服同上。现仍在断续治疗中。

按：此案患者中下焦湿热见症明显，体外碎石后，结石难以排下，疼痛剧烈，治疗时用四逆散条畅肝气，与利水排石之药配伍，协力通降，使大部分结石排下，临床症状缓解。继以柴、芩、三仁等，清利湿热，解除导致结石发生的基本病机，以作图本之治。

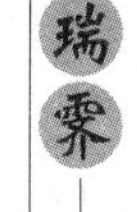

不 孕 症

一、概述

受孕是一个复杂的生理过程，除男性不育等其他因素外，导致女性不孕症的病因病机亦十分复杂。陈士铎《石

室秘录》总结女子不孕的原因有“为胞宫寒，脾胃寒，带脉急，肝气郁，痰气盛，相火旺，肾水衰，任督病，膀胱气化不利，气血虚”，此以功能性失调为多见，如月经失调、排卵功能障碍等；又云：“任督之间有疝瘕，则多障碍，胞胎缩于疝瘕之内，往往精不能施。”此以器质性疾病为多见，如子宫内膜异位、子宫肌瘤等。

中医临床上应辨病与辨证相结合，立足病因病机，予以施治。并把握两点原则：一是各证型之间虽各有侧重，但常相互联系，相互影响，合而为患，临证宜在辨准主证的基础上兼顾得当；二是女性随月经生理周期，气血的变化亦呈现周期性规律，临证宜根据各期气血变化的特点，灵活辨治。

二、病机辨治

1. 肝郁气滞

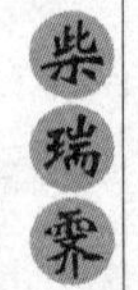

由于情志不畅，肝气郁滞，导致月经紊乱，难以孕育；或久不受孕或继发不孕，以致情怀不畅，加重肝郁气滞的程度，故肝气郁滞是不孕症中较为常见的证候类型。近年内分泌学研究表明，紧张焦虑的情志刺激，通过大脑皮层—下丘脑—垂体前叶通路，影响神经介质产生，阻碍性腺激素的释放，抑制卵巢的排卵活动。所以，从整体出发，把握轻、中、重三个程度，并在治疗上加以区分。轻者仅有常见的情志不畅表现，如胸胁胀满、情绪低落、月经不调等，对此可用逍遥丸或开郁种玉汤；中度则有焦虑不安、精神抑郁等症，据此选用加味逍遥丸或柴胡加龙骨牡蛎汤等；重者出现自卑愧疚、惊恐胆怯、神情疑虑、精神惶惑、不能自主等精神情志症状，临床常用加味温胆汤化裁。鉴于肝郁气滞愈重，精神情志的临床表现更明显，因而在辨证治疗上，均可根据病情选择配伍合适的宁心安神或重镇安神药，以提高疗效。

2. 瘀血留胞

瘀血留胞证型在继发性不孕中最为突出，一是流产后胞宫易于留瘀；二是人流术后易于损伤脉络；三是药流而致胞宫留瘀；四是引产导致气血郁滞；五是素有瘀血癥瘕积于胞宫等。现代医学中的输卵管阻塞、子宫内膜异位症等，都有不同程度的“瘀血”表现。但是，在瘀血留胞的审证求因上，存在着对其“瘀血隐证”的认识不足，因而影响对瘀血留胞的辨证治疗。在不孕症瘀血留胞证型中，并非具有明显的瘀血体征或临床表现，而根据流产、引产、人流或药流的病程分析，特别是反复多次的人流或药流，瘀血留滞胞宫势在必然，虽未见瘀血的临床表现，亦可直接推断其瘀血留胞之病机。

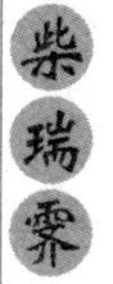

对于不孕症中所见腹痛拒按，痛经或经色紫暗，血块较多，舌暗红或暗紫，或舌边尖有瘀斑、瘀点，唇色紫暗等“瘀血显证”，辨证自然不难，若是见有癥瘕积聚，如附件炎、盆腔炎甚或炎性包快等，说明其瘀血程度更重。针对瘀血留胞的证型和病机，结合其兼夹寒热的临床表现不同，辨证使用温经汤或少腹逐瘀汤。对癥瘕积聚的瘀血重证，则可使用桂枝茯苓丸或活络效灵丹。

3. 痰湿阻滞

形体肥胖之人，痰湿内盛，下注胞宫，影响胞脉，阻塞胞络，可致不孕。说明痰湿体质是肥胖妇人不孕症的重要原因。在辨证方面需要注意，一是根据体质特征入手，凡过于肥胖者即使没有明显的痰湿表现，亦可依此而辨。

二是根据嗜睡乏力，头晕心悸，胸闷呕恶等症状，即可确定其辨证类型。三是除痰湿证外，具有月经稀发，愆期或闭经，带下量多、质厚，性欲淡漠，纳呆便溏，肢体沉重，腰酸畏寒等。此类证型多见于多囊卵巢综合征、甲状腺机能减退、卵巢功能低下、雌激素水平较低等。在治疗上，可根据病情轻重，选用苍附导痰丸或启宫丸加减。同时，要注意体育锻炼，取效更显。

4. 肝肾亏虚

肝肾亏虚，精血不足，是原发性不孕症基本的病因病机，临床除明显表现腰膝酸软，头昏耳鸣，神疲乏力，性欲低下，或乳房发育欠佳，子宫发育不良外，而以月经失调所致不孕多见，亦即现代医学性腺轴功能失调为主，在辨证上并不困难。但是，在调补肝肾时，由于肝肾亏虚，精血不足有所侧重，故而有偏于阳虚和阴虚的区别，加之月经周期气血盈亏的变化，因此调补肝肾须与月经周期相结合，才能收到事半功倍的效果。

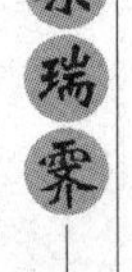

调补肝肾的方法，以平补阴阳最为适宜，选用毓麟丸化裁或肾气丸加减，切忌不要过于温补或滋补，更不宜峻补。在此基础上，如无明显的寒热表现，经前期配合活血化瘀，经后期配合补血养血，经间期配合疏肝理气。不论各期，若有明显的冲任虚寒，或经脉郁热，酌情加入温经散寒或清泄郁热之品。笔者体会，月经周期阴阳消长转化的规律，为人体阴阳的自然消长转化，不能当作病理情况对待。否则，经前侧重补阳，经后侧重补阴，反有助阳上火或滋阴腻滞等诸多弊端。只有在调补肝肾，平补阴阳的前提下，结合月经周期进行调经，并根据寒热偏颇适当制衡，方为万全之策。

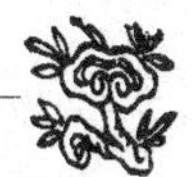

三、验案举例

病例1：刘某，女，31岁。2011年3月7日初诊。

患述婚后3年余，未行避孕措施，至今未孕。平素经营服装生意，生活节奏紧张，劳累奔波，饮食不周。曾断续多处服中药治疗不效。多次妇科检查未见明显异常。现头晕乏力，心烦急躁，焦虑不安，时欲太息，寐浅多梦，饮食不馨，晨起口黏微苦，大便偏干，2～3日一行。月经提前5日，经前情绪不稳，腰困明显，行经第一日经质黏稠暗黑，经行不畅，6日方净。末次月经为2月23日。舌质暗红舌尖微红，苔白厚微腻，脉沉弦。证属血虚肝郁，湿热蕴脾，冲任失调。因正值经间期，治以疏肝解郁，运脾化湿，调和冲任。处以丹栀黑逍遥散、四逆散改汤合小半夏汤化裁加味。

处方：牡丹皮10g，栀子10g，生地黄15g，当归15g，炒白芍15g，柴胡10g，茯苓20g，白术20g，薄荷10g，合欢皮20g，半夏10g，香附10g，枳壳10g，益母草15g，甘草5g，生姜10g。7剂，每日1剂，水煎服。

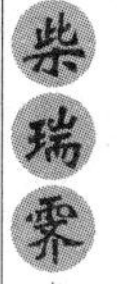

3月15日二诊：药后烦躁焦虑显轻，睡眠改善，口黏口苦减轻，大便通畅。经前调理，处以桃红四物汤合四逆散改汤加桃仁、香附、益母草。6剂，煎服同前。

3月28日三诊：药后月经比前推后两天，腰困未作，经色正常，行经通畅，5日即净。睡眠安稳，食欲明显改善，上症消失，自觉心情愉悦。经后调理，予以柴芍异功散改汤合二陈汤加香附、益母草。7剂，水煎服。此后，依照上述辨治思路，出入化裁调理月余，于第3个月服药期间喜告受孕。

按：功能性的不孕症常与生活方式不当、情志不畅、月经失调有密切关系，本案患者三者兼有而导致不孕。本案证属血虚肝郁，湿热蕴脾，冲任失调。在施治上的特点是：顺应月经周期，兼以养血、解郁、行瘀诸法，顺势而为，立足“调周”，诸症悉平，冲任调和，自然受孕。

病例2：屈某，女，27岁。2012年9月17日初诊。

患述婚后一年半怀孕2次，均妊娠3个月左右时自行流产，并告婚前曾药物堕胎一次，人工流产一次。现半产后3月余，面部黄褐斑明显，平素易上火，口唇干燥，但手足冰冷，下肢乏力。饮食、睡眠及二便尚调。经量多血块多，色暗，淋漓不尽，10余日方净。经前少腹拘急，小腹觉凉，腰痛腰困。行经第一天腹痛明显。末次月经8月26日。舌质暗红微紫，苔白微滑。脉弦微数。证属肾气亏虚，瘀血阻胞，气血失调，冲任虚寒。一诊正值经前，宜温经散瘀，以调冲任，以温经汤去阿胶合桂枝茯苓丸加味。

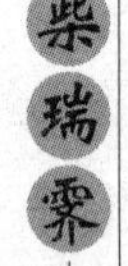

处方：吴茱萸5g，桂枝10g，川芎10g，当归20g，炒赤芍20g，牡丹皮10g，半夏10g，麦冬10g，党参15g，桃仁10g，茯苓15g，王不留行15g，香附10g，益母草15g，炙甘草5g，生姜10g。6剂，每日1剂，水煎服。

9月30日二诊：经净一天。药后9月23日行经，6日即净。少腹拘急，腰痛腰困及第一天痛经均减轻。月经前两天血块较多，但血块变小，后渐无血块。手足转温，自觉效果良好。现经后宜补益肾气，兼以祛瘀为治，处以自组方。

处方：熟地黄20g，菟丝子10g，当归15g，沙苑子10g，川芎10g，怀牛膝15g，炒杜仲10g，川断15g，丹参15g，赤芍15g，益母草15g，炙甘草5g。7剂，煎服同

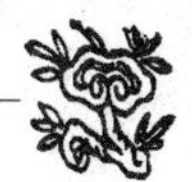

前。

10 月 8 日三诊：药后自觉有精神，面部黄褐斑变淡，有消散迹象。但微觉口干。处以黑逍遥散改汤合桂枝茯苓丸加香附、益母草。7 剂，煎服同上。

10 月 16 日四诊：药后面部黄褐斑明显缩小变淡，下肢不觉乏力。经前调治，处以当归芍药散合桂枝茯苓丸改汤加香附、益母草、王不留行。6 剂，煎服同前。

10 月 27 日五诊：告药后 10 月 22 日行经，经前诸症显轻近无，行经通畅，尚有少量血块，5 日即净。嗣后，循月经周期进退调理 2 月余，月经复常。2013 年 2 月 11 日怀孕 1 个月，恐重蹈覆辙，前来固胎调理。

按：本案患者有多次堕胎流产史，但情志不畅见症不明显，二便尚调。证属肾气亏虚，瘀血阻胞，气血失调，冲任虚寒。故一诊利用经前气血下聚胞宫之际，以温经汤合桂枝茯苓丸化裁，以温经脉虚寒，除瘀血阻胞；二诊则趁经后气血虚弱之时，以自组方补益冲任以固肾气；三诊则于经间期冲任气血充盛之机，以黑逍遥合桂枝茯苓丸，调和肝脾，兼以行瘀；四诊复于经前用当归芍药散合桂枝茯苓丸加味，调肝脾以祛瘀。全案施治过程循月经周期气血变化规律，温经补肾，调肝祛瘀，终使月经复常，冲任调和，肾气得固，临床症状消失而受孕。

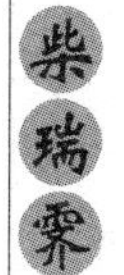

半产身痛

半产身痛与产后身痛相同，与女性产褥期的特殊生理有关。是由于气血虚弱，虚损未复，又遇风、寒、湿、瘀

乘虚而入，致使营卫不和，气血不畅，经脉失养，造成肢体肌肉关节疼痛。

在临床施治上，宜抓住气血虚弱之关键病机，但在运用补益气血时，顾及畏寒虚热并见的病机特点，不可过用辛温大热之品，以防助热耗血，甚至造成汗漏，更损阳气；在活血祛风、通络止痛时，慎用“风药”，以防耗散气血，表虚不固。

根据患者的体质特点及兼夹病机，灵活选方，随证化裁，循序施治。

病例1：黄某，女，44岁。1989年6月12日初诊。

患者身体素健，半年前避孕失败，妊娠2个月，因羞于人工流产，服用活血堕胎方药2剂，以致半产大出血。嗣后未加调养，复受风寒，引起全身骨节疼痛，尤以足掌关节痛甚，并伴自汗恶风，遂请某医处祛风止痛方药20余剂，反致骨节疼痛加重，后又服乌鸡白凤丸等药月余，亦未收效。就诊时近盛夏，犹着棉衣，主诉骨节疼痛，指节痛甚，稍事活动，身痛难忍；询知自汗恶风，欲去棉衣不能，望其面色萎黄虚浮，两目、口唇、指甲青紫。舌质青，体胖，边有瘀斑、瘀点，苔水滑，脉沉涩无力。辨证为半产气血暴虚，寒凝血滞阻络所致。治宜温补气血为主，佐以活血通络为法。方用芪归建中汤加味。

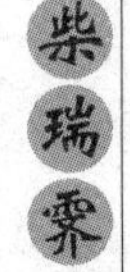

处方：生黄芪30g，当归15g，桂枝10g，炒白芍20g，炙甘草5g，生姜10g，大枣12枚，人参5g（另煎兑服），红糖30g，黄酒适量，水煎，温空腹服。

9剂后，身痛、自汗恶风明显减轻，已脱冬装改着春装，余症同上。仍处上方酌加活血之品。

处方：生黄芪25g，当归、桂枝、生姜各10g，炒白

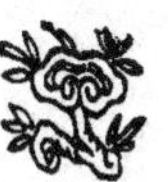

芍、党参各15g，桃仁、红花、炙甘草各5g，大枣6枚，黄酒适量。继服13剂，诸症渐平，嘱其饮食调养，外避寒湿以善其后。

按：《产鉴》认为："产后百节开张，血脉流散，遇气弱则经络皮肉之间血滞不散，骨节不利，筋脉引急，所以腰背不得转侧，手足不能动摇，身热头痛。若以为伤寒治之，则汗出而筋脉动惕，手足厥冷，变生他病。"半产身痛虽与产后身痛发病不同，但其机理则一。本例即由活血堕胎之品，使半产气血暴虚，寒凝血滞阻络所致，前医误用祛风止痛之剂，其辛散走窜，使气血更虚而身痛加剧。故初诊此病，虽寒凝血瘀见症较为突出，但考虑产后气血俱虚，活血、祛瘀药易伤人体正气，而不敢妄投，始终以芪归建中汤加党参（或人参）大补气血为主，初佐黄酒散寒通络，流通气血；后待气血渐复，才酌用小量桃仁、红花活血祛瘀、标本兼顾，故收全功。

病例2：张某，女，46岁。2012年12月5日初诊。

患者平素畏寒恶风，但不影响生活。6个月前因人流术后受凉，全身肌肉烧灼样疼痛，畏寒恶风症状加重，用灸法治疗后，出现自汗、盗汗、怕风、怕凉，现心悸、气短、乏力、多梦。舌红苔白，脉浮缓。辨证属营卫不和，卫阳不固。

处方：桂枝10g，白芍10g，附子10g（先煎30分钟），炙甘草5g，生姜10g，大枣4枚。4剂，每日1剂，水煎分2次服。

12月9日二诊：药后出汗减少，食欲增加。处十全大补汤加味。

处方：炙黄芪25g，桂枝10g，党参10g，炒白术

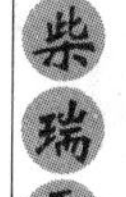

15g，茯苓15g，当归15g，熟地黄15g，川芎5g，炒白芍20g，防风10g，浮小麦30g，炙甘草5g，生姜5g，大枣4枚。6剂，煎服同上。

12月23日三诊：药后肌肉疼痛显轻，烧疼感消失。正值经期，畏寒、恶风、汗出明显。处柴胡桂枝汤调理。

处方：柴胡10g，黄芩10g，半夏10g，党参10g，桂枝10g，炒白芍10g，炙甘草5g，生姜5g，大枣2枚。6剂，煎服同上。

2013年1月6日四诊：药后汗止，肌肉疼痛消失。畏寒恶风显轻。仅头部微恶风。心烦急躁，眠差，情绪差，时有轻生之念。处丹栀逍遥散改汤加味。

处方：牡丹皮10g，栀子10g，当归15g，炒白芍20g，柴胡10g，茯苓15g，白术15g，薄荷5g，豆豉10g，合欢皮20g，夜交藤15g，川芎5g，炙甘草5g，生姜5g。7剂，煎服同上。

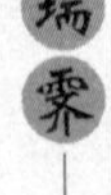

4月7日五诊：药后基本痊愈，停药至今未作。现晨起头皮疼痛，起床后即失；或遇天气变化时疼痛。以补中益气汤加味善后。

处方：生黄芪20g，党参10g，炒白术15g，陈皮5g，当归10g，升麻3g，柴胡5g，川芎5g，蔓荆子10g，炙甘草5g，生姜5g，大枣2枚。7剂，服法同上。

按：此案证属营卫不和，卫阳不固。一诊患者人流后，因恶寒怕风，治以灸法，造成漏汗不止，径用桂枝加附子汤，温阳固表，调和营卫，汗减食增；二诊用十全大补培扶正气，补益气血，以求固本；三诊正值经期，气血不足，用柴胡桂枝汤，以固太少；四诊患者出现类似产后郁冒的见症，遂改为丹栀逍遥加味为治；五诊基本痊愈，

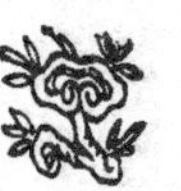

以补中益气加味以清余邪而收功。桂枝加附子汤与桂枝去芍药加附子汤两方的区别在于，桂枝加附子汤偏于回护卫阳，桂枝去芍药加附子汤偏于温助心阳，均能调营卫和气血。

病例3：李某，女，40岁。2013年3月22日初诊。

2个月前行人流术后自觉全身肌肉疼痛，畏寒恶风，双臂麻木，牙齿发凉，面颊酸困，小腹部下坠感，双小腿发凉，脚后跟疼，大便正常。舌红苔薄边有齿痕，脉弦细。辨证属气血两虚。予十全大补汤。

处方：黄芪25g，桂枝10g，当归20g，熟地黄20g，川芎10g，炒白芍20g，党参10g，炒白术20g，茯苓20g，甘草5g，生姜5g，大枣4枚。6剂，每日1剂，水煎分两次服。

3月29日二诊：药后双臂麻木消失，全身肌肉疼痛及畏寒恶风减轻。其他症状未轻，觉腹中隐隐作痛。改拟小建中汤。

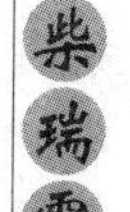

处方：桂枝10g，白芍20g，党参10g，炙甘草5g，生姜10g，大枣4枚。7剂，煎服同上。

4月5日三诊：不觉腹痛，仍恶风寒。上方加黄芪25g，白术20g，防风10g。7剂，煎服同上。

4月13日四诊：药后恶风寒显轻。牙齿发凉、小腿凉及足跟疼变化不大。上方合入真武汤。

处方：黄芪25g，白术20g，防风10g，桂枝10g，白芍20g，党参10g，茯苓20g，熟附子10g（先煎30分钟），炙甘草5g，生姜10g，大枣4枚。7剂，煎服同上。

4月21日五诊：药后全身温暖感，不觉畏恶风寒，牙齿发凉、小腿凉、足跟疼均减轻，身痛及小腹部下坠感

消失。上方附子加至15g，再加炒杜仲10g，川断15g，怀牛膝15g。7剂，煎服同上。

4月28日六诊：药后精神好转，身觉有劲。除牙齿吸气时稍有凉感外，上症均消失。嘱服金匮肾气丸1个月。

按：此案证属气血两虚，施治须注意次第，全面权衡，步步稳进。虽有畏寒见症，亦不可骤进大热之品。一诊气血亏虚用十全大补丸，气血充足方可为下一步施治之基。二诊选用小建中汤加党参从中气入手，做求本之治。三诊嵌入玉屏风，借温里以益气固表，益气补血蕴于其中。四诊处方化裁恰切，接续前力，于小建中汤、玉屏风散基础上又化入真武汤温振肾阳，进一步治本。脾肾气化复常，诸症自除。

乳　　病

临床上乳癖和乳痈较为多见。乳癖相当于现代医学的乳房囊性增生、乳房纤维腺瘤；乳痈相当于现代医学的乳腺炎。

关于乳癖，《疡科心得集》云："有乳中结核，形如丸卵，不疼痛。不发寒热，皮色不变，其核随喜怒为消长，此名乳癖。"明确指出乳癖的病机与患者的情志密切相关。其治疗"不必治胃，但治肝而肿自消"。对于乳癖，笔者在临床上多从肝郁气滞、肝郁痰结、肝郁化火、冲任不调论治，常用方剂柴胡疏肝散、丹栀逍遥散等，随证加桃仁、香附、荔枝核、橘核、王不留行、益母草及消瘰丸等。

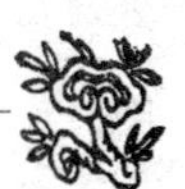

乳痈多见于初产妇产后3～4周，非哺乳期较为少见。大多为葡萄球菌、链球菌感染，细菌侵入乳管和乳腺组织所致。西医主要以抗生素治疗，若成脓则给予穿刺抽脓或切开引流，疗效有一定局限性，且引流过程患者较为痛苦。中医认为，本病多由肝气郁结，脾胃蕴热，郁热内结，营气不运，经络阻塞，乳汁郁久化热，酿毒成脓。对于乳痈，笔者临床上常用仙方活命饮、四逆散、消瘰丸等加减治疗，或消或托，相机而用，效果显著；临床亦可见少数寒滞肝脉，寒凝成毒者，亦当辨证鉴别，据证施治。

病例1：徐某，女，21岁。2012年11月18日初诊。

患者右乳头之左侧乳晕处有指头大小脓包，反复破溃1年。破溃后外流豆腐渣样脓液，局部疼痛。在当地诊所挤出后用碘外擦包扎，可渐渐愈合，但不久即复发。红肿、溃破、愈合，循环连接，轻时每月1次。近2个月加重，每月发作2～3次。其母甚为焦急，恐影响婚恋，转请中医治疗。患者秉性刚强急躁，月经基本正常。舌质暗红苔白微腻，脉弦略数。体格检查：右乳头左侧乳晕处脓包已成，患处红肿，压痛。此属肝郁化火、热毒结聚而成痈疡。治宜疏肝解郁，清热解毒，消肿溃坚，活血止痛。方用仙方活命饮合四逆散加味。

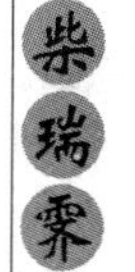

处方：金银花45g，白芷10g，炮山甲珠15g，防风10g，当归30g，赤芍30g，陈皮10g，皂角刺10g，王不留行30g，柴胡10g，炒枳壳10g，甘草10g，生姜15g。5剂，100mL白酒兑入煎剂中同煎，每日1剂分两次煎服。

11月25日二诊：药后脓溃，现已收敛愈合。调整处方：金银花30g，白芷10g，王不留行30g，陈皮10g，炒赤芍30g，当归20g，蒲公英30g，川芎10g，防风10g，

青皮10g，连翘10g，甘草10g。6剂，煎服同上。

12月3日三诊：药后患处结痂自掉，痊愈。月经将行。调整处方：当归25g，赤芍20g，川芎10g，生地黄25g，王不留行30g，柴胡10g，蒲公英30g，青皮10g，金银花30g，白芷10g，路路通10g，甘草5g。5剂，服法同上。

12月29日四诊：服药一剂后，12月5日行经，5天即净，有少量血块排出，自觉行经通畅。12月22日又红肿溃破一次，但自觉患处缩小表浅，很快愈合。经前调理。

处方：金银花25g，连翘10g，蒲公英30g，赤芍20g，路路通10g，白芷10g，王不留行30g，当归20g，川楝子10g，柴胡10g，荔枝核15g，川芎10g，生地黄20g，甘草5g。6剂，煎服同上。患者为学生，服药不便，随后四个多月来，一直未间断地仅在经前调理用药。乳房患处一直未见红肿溃破。随访告毕业后结婚生子，正常哺乳。

按：此案证属肝郁化火，热毒结聚而成痈，治疗须斟酌运用消托二法，处方时要分清寒热虚实，用药时要注意加入透达之药，使脓液彻底排出，切忌过早收敛，关门留毒。此案不断清热、消溃，病灶渐渐缩小，脓液彻底清除后，使患处自然收口。方中皂角刺、王不留行、白芷、路路通等均为清中有散之味，此亦为“围师必缺”之法。另外，注意仙方活命饮须用酒水各半煎煮。

病例2：王某，女，37岁。2013年12月27日初诊。

患诉月经前后或情志不舒时，间断右侧乳房刺痛1年余，乳头白色溢液3年余。经期3天，周期30天。末次

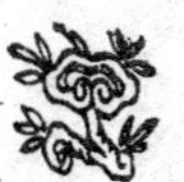

月经：12月22日。月经量少，色暗，无血块。近3月行经时脐周疼痛，白带黏稠，呈豆腐渣样，有异味。舌质红，苔薄白，脉沉。既往史：乳腺囊性增生9年，慢性宫颈炎史，慢性非萎缩性胃炎。辨证属血虚肝郁，痰气交结。治宜疏肝养血，化痰散结。方用逍遥散改汤加味。

处方：当归15g，炒白芍20g，柴胡10g，炒白术15g，茯苓15g，王不留行15g，橘核10g，香附10g，桃仁10g，川芎5g。7剂，每日1剂，水煎服。

2014年1月3日二诊：药后乳房刺痛减轻。上方加薏苡仁20g，附子5g。7剂，服法同上。

1月10日三诊：药后乳房刺痛消失，白色溢液显轻，仍有少量，白带多。改拟完带汤加减。

处方：苍术15g，炒白术20g，党参10g，车前子10g，柴胡10g，炒白芍20g，赤芍30g，黑芥穗10g，甘草5g，陈皮10g。7剂，服法同上。

1月17日四诊：药后白带减少，乳头已不溢液。所诉主症均消失。后仍断续前来治疗乳腺增生、慢性宫颈炎等，均有减轻。

按： 乳房刺痛为妇科常见之症，施治时于通则之外，用方须因人化裁，加味亦要精心选择，入细求准。一诊以逍遥散化裁疏肝养血，加橘核化痰散结，王不留行、桃仁行肝经之瘀，郁解血充，痰消结散，乳房疼痛随之减轻；二诊合入薏苡仁、附子，温阳利湿以散痰结、止带下，药后乳房疼痛消失，溢液减少；三诊以完带汤专力调肝健脾，化湿止带。全案始终立足调肝，使血不归经之乳泣一症亦随之消失。另外，香附与荔枝核，橘核与王不留行，是用于治疗乳腺增生有结块或疼痛的两个“对药”，亦对

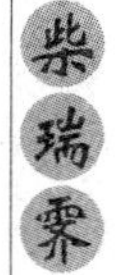

妇科子宫肌瘤、卵巢囊肿等有很好的疗效。在辨证用方基础上，配加此“对药”，常可提高临床疗效。

病例3：冯某，女，43岁。2013年6月17日初诊。

患述乳房刺痛，乳头作痒，烦躁易怒，目干涩模糊，大便不畅1月余。5月4日彩超检查：左侧乳腺乳头旁见0.5cm×0.4cm低回声结节，左侧乳腺囊性增生，右侧乳腺窦性结节。月经提前，经色暗有血块。末次月经5月30日。舌质淡暗舌尖红，苔薄白，脉左弦右浮滑。辨证属肝气郁结，化热上扰，痰瘀阻滞。先予疏肝解郁，化痰祛瘀，方用四逆散加味。

处方：柴胡10g，炒赤芍20g，半夏10g，王不留行25g，桃仁10g，荔枝核15g，香附10g，炒枳壳10g，青皮10g，甘草5g。7剂，每日1剂，水煎分2次服。

7月9日二诊：药后大便通畅，乳房刺痛减轻。药后6月24日行经，经色转红，血块减少。近因事乳房刺痛加重，乳头作痒，不可碰触，不能戴乳罩，心烦急躁。改拟丹栀黑逍遥加味，养血舒肝，祛风止痒。

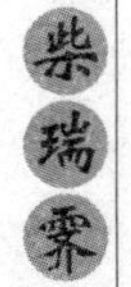

处方：牡丹皮10g，炒栀子10g，当归15g，炒白芍20g，生地黄15g，王不留行15g，桃仁10g，川楝子10g，柴胡10g，荔枝核15g，香附10g，炒枳壳10g，延胡索10g，老鹳草30g，甘草5g。7剂，煎服同上。

7月19日三诊：喜告服药至第四剂，上症全部消失，乳房变软，不觉刺痛，乳头不痒。月经将至。调整处方：桃仁10g，红花10g，牡丹皮10g，栀子10g，当归20g，赤芍15g，王不留行15g，香附10g，生地黄15g，川芎10g，荔枝核15g，老鹳草30g，甘草5g。7剂，煎服同上。

8月12日四诊：告药后上症一直未作。嘱7月9日

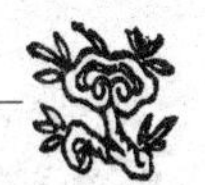

方续服 7 剂巩固。

按：此案乳房刺痛，乳头作痒，皆为肝气郁结，化热上扰，痰瘀阻滞之见症，故一诊先予四逆散加化痰散结、行瘀通络之品，药后大便通畅，乳房刺痛减轻；二诊在一诊处方基础上加减，化入丹栀逍遥散之意，并加入老鹳草，融入养血祛风之法，药后乳房刺痛未作，乳头瘙痒消失；三诊调整为丹栀桃红四物汤养血活血，清热行瘀，与上诊之理气散结，祛风通瘀之品合而为功，药后病症悉平。

病例 4：康某，女，42 岁。2012 年 7 月 26 日初诊。

患者乳腺增生 3 年，并发现有小结节。行经前乳房碰触疼痛。颈部及肩部僵硬疼痛，平素口干，寐浅梦多，时觉心烦，手足冰冷。月经量少、色暗、不畅，行经时少腹拘急。末次月经 7 月 17 日。食纳及二便尚可。舌红苔微黄，脉弦。辨证属太阳经输不利，肝郁痰瘀互结，冲任虚寒。治宜通督温经，疏肝解郁，化痰祛瘀。方用桂枝加葛根汤合四逆散加味。

处方：粉葛根 30g，桂枝 10g，炒赤芍 20g，香附 10g，荔枝核 30g，柴胡 10g，炒枳壳 10g，桃仁 10g，王不留行 20g，当归 20g，甘草 5g，生姜 10g，大枣 4 枚。6 剂，每日 1 剂，水煎分 2 次服。

8 月 3 日二诊：药后颈肩僵硬减轻，乳房碰触疼痛亦轻。改从寒凝瘀阻论治。调整处方：桂枝 10g，麻黄 10g，细辛 5g，熟附子 10g（先煎 30 分），甘草 5g，生姜 10g，大枣 4 枚。6 剂，煎服同上。

8 月 10 日三诊：药后自觉身热，微有汗出，颈肩部疼痛消失，比前软和，转侧自如。乳房疼痛消失。口干较

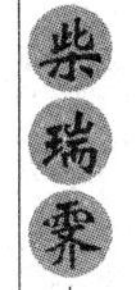

甚。经前调理。改拟温经汤化裁。

处方：吴茱萸 5g，桂枝 10g，川芎 10g，当归 15g，炒赤芍 20g，牡丹皮 10g，法半夏 10g，麦冬 10g，党参 10g，香附 10g，益母草 15g，老鹳草 25g，炙甘草 5g，生姜 10g。6 剂，煎服同上。

8 月 27 日四诊：药后 8 月 16 日行经，少腹拘急消失，经量比前增多，色亦转红，较前通畅。自己按摩乳腺小结节消失，手足转温。口干，微觉心烦。改拟丹栀黑逍遥加味。

处方：牡丹皮 10g，炒栀子 10g，当归 15g，炒白芍 15g，柴胡 10g，茯苓 15g，白术 20g，薄荷 5g，香附 10g，荔枝核 15g，桃仁 10g，老鹳草 20g，炙甘草 5g，生姜 10g。7 剂，煎服同上。回访告药后无明显不适，停药。

按：此案治疗是有顺序的，要一层层地渐次打开，大扣不解除，小扣（乳腺增生）就解不开。就像一个包裹一样，你不先解开外边，里边的就无法解开。症状发展到现在皆因久积而成，所以要慢慢一层一层的打开。剩下最后一个结，辨证准确自然就会一下打开。此案通督温经为解第一扣，消散寒凝为解第二扣，疏肝解郁为解第三扣，层层打开，病无藏处，消散痊愈。

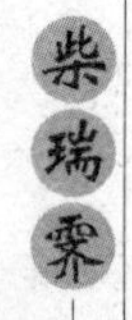

病例 5：李某，女，28 岁。2013 年 7 月 11 日初诊。

患者产后 3 个月，哺乳期。1 个月前因情志不畅出现双侧乳房疼痛，右侧痛甚，乳头时红时白，红时不疼，白时疼痛，越白越痛。触诊右侧乳房有结节，外上象限、内下象限尤显，乳房时痛时不痛，食欲差，大便正常，日 1 次。曾输消炎药（药物不详），口服阿莫西林、罗红霉素、鹿角粉、乳癖消片，外用罗红霉素、鱼石脂软膏，疗效均

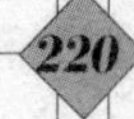

不佳。舌淡苔白厚，舌边尖红，脉沉。辨证属寒滞肝脉，病在气分，欲作乳痈。治宜温通寒滞，散脓消痈。方用桂枝去芍药加麻黄附子细辛汤。

处方：麻黄 5g，熟附子 5g，细辛 3g，桂枝 5g，赤芍 15g，炙甘草 5g，生姜 5g，大枣 2 枚。3 剂，每日 1 剂，水煎分两次温服。

2014 年 6 月 12 日二诊：因其他病来诊。赞叹上方之神奇，告服后即愈。乳房疼痛消失，乳腺触不到结节。

按：此案患者诉其乳头时红时白，红时不疼，白时疼痛，越白越痛。根据《素问·举痛论》云："寒气入经而稽迟，泣而不行，客于脉外则血少，客于脉中则气不通，故卒然而痛。""五脏六腑，固尽有部，视其五色，黄赤为热，青黑为痛，白为寒，此所谓视而可见者也。"辨此痛乃寒气凝滞经脉，气血不通所致，中医有"乳头属肝、乳房属胃"，故辨证为寒凝肝脉。又色赤为热，色白为寒，白时痛甚，患者病性属寒而非属热。且乳头时红时白的临床表现，符合风邪善变的特点，故证属寒滞肝脉，病在气分，欲作乳痈。

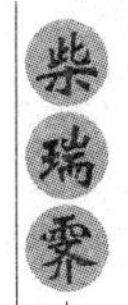

案中用方出自《金匮要略·水气病脉证并治》，条文为"气分，心下坚，大如盘，边如旋杯，水饮所作，桂枝去芍药加麻黄附子细辛汤主之"。本条首冠以"气分"二字，"气分病"之病机为"阳气不足、气血虚弱、寒气凝滞"。方中麻黄味辛性温，辛以通络，温以散寒，在宣发阳气同时破癥瘕、消积聚。附子味辛甘性大热，黄元御谓其可"通经脉之寒瘀，消疝瘕之冷结"。细辛性温，《本草经疏》曰："升发辛散开通诸窍之功也……凡风气寒气，依于精血津液便溺涕唾以为患者，并能曳而出之，使相离

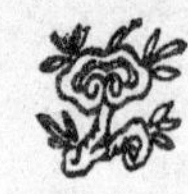

而不相附，则精血津液便溺唾各复其长，风气寒气自无所容。”故有祛风解表、散寒止痛的作用，善开通结气，宣散郁滞，能上透颠顶，旁达四骸，无处不到。三药相合而成麻黄附子细辛汤，可解表通络，温经扶阳，宣散瘀滞，开通结气。案中取该方治“气分病”之长，复加入赤芍，又化入桂枝汤，桂枝，《本经疏证》曰“和营、通阳、利水、下气、行瘀、补中”，赤芍，《本经疏证》云“能治血中气结”。该患者产后3个月，正值哺乳期，桂枝汤既可调和营卫，又可调理脾胃，符合妇人产后气血两虚之体质特点。赤芍量大于桂枝，意在温经同时起活血散瘀之用。全方辛温通络，温阳散寒，切中本案病机，故效如桴鼓。

病例6：李某，女，36岁。2013年6月7日初诊。

患诉产后5月余，发现左侧乳房有一核桃大小硬块，疼痛不明显，平时给予热毛巾外敷、按揉等，因经余中药调理乳汁通畅、量多，遂未在意。20余天后，乳房肿痛明显，并出现低热，自测体温37.7℃～38.8℃，以下午4～5时明显，自觉全身怕冷。舌质暗红，苔白微腻，脉弦滑而数。彩超检查示：乳腺管有积脓，组织肿胀。输液治疗10天（罗氏芬3g），效果不明显，乳房仍肿痛。再次做彩超示：乳腺管仍积脓，组织肿胀更加严重。左侧乳房甚至比右侧大一倍，医生建议回奶后行穿刺排脓手术。6月3日在我院彩超室行穿刺手术，吸脓注药。因痛苦异常，难以名状，中止穿刺，改请余处方服中药治疗。此属乳痈热毒壅盛，气滞血瘀，脓毒内聚。治宜清热解毒，消肿溃坚，活血止痛。方用仙方活命饮加味。

处方：金银花50g，防风10g，当归30g，陈皮10g，炒赤芍30g，白芷10g，炮甲珠15g，柴胡10g，王不留行

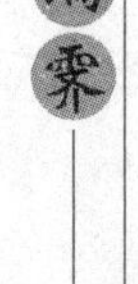

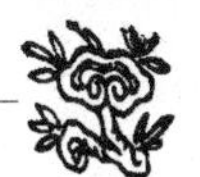

30g，青皮 10g，路路通 10g，连翘 15g，甘草 10g。3 剂，每日 1 剂，水煎分两次服。

6 月 10 日二诊：患告第一次服药当晚即排出大量脓水、混合血水、乳汁，滴滴答答，睡觉时甚至可浸湿衣服，每天至少 100mL，3 剂药服完后，乳房肿胀、疼痛显轻。调整治疗方案。

处方：柴胡 10g，炒赤芍 20g，当归 15g，王不留行 30g，枳壳 10g，玄参 15g，川贝母 10g，煅牡蛎 30g，天花粉 15g，青皮 10g，荔枝核 15g，大黄 10g，路路通 10g，甘草 5g。6 剂，煎服同上。

1 个月后让徒弟回访，患者告药后仍断断续续排出脓血水，持续 10 余天，乳房穿刺之处原有溃破，亦随脓排尽后渐渐愈合，乳房硬块及疼痛消失，痊愈。仍在正常哺乳中。

按：该患者为本院西医大夫，获愈后自述中药效果要比罗氏芬好得多，如果早知道中药效果如此神奇，就不会去做穿刺手术。穿刺因需将每个乳腺小管内脓液吸净后再注入青霉素等药物，剧烈疼痛乃至大声呼号，穿刺医生为其好友，甚至不忍心下手操作，至今回想仍令其心有余悸。

本案西医诊断为急性乳腺炎，此属乳痈热毒壅盛，气滞血瘀，脓毒内聚。首诊处方以仙方活命饮加减，大剂量金银花清热解毒为君；配柴胡、连翘增其清热解毒之力；炮甲珠、路路通、王不留行通经活络，透脓溃坚；当归、赤芍活血散瘀以消肿止痛；陈皮、青皮理气而疏其滞；贝母清热散结；防风、白芷疏散外邪；甘草解毒和中。方中去乳香、没药、皂角刺，加用柴胡、青皮、荔枝核疏肝理

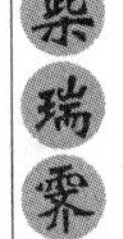

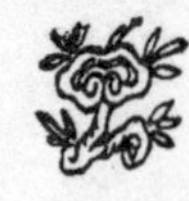

气，路路通、王不留行祛瘀散结。该方溃后不可再服，二诊调整处方，以四逆散合消瘰丸加味，疏肝解郁，化痰散瘀，清除余脓，加大黄、路路通给邪热以出路，患者服用6剂后，乳房溃疡逐渐收口愈合。

病例7：吴某，女，25岁。2013年11月14日初诊。

患述产后8个月，乳腺炎7个月。产后1个月后出现发热，体温：39℃。诊为双侧乳腺炎。可触及硬块，发红，触之发热。经输液治疗好转，之后多在每月月初及月末时出现乳腺炎反复发作，此次月中亦复发。现全身发冷、发热，乳房疼痛。月经产后至今未行。舌质暗红，苔薄白，脉弦涩微数。辨证属瘀热阻滞，肝郁痰结，痈毒初成。

处方：金银花30g，白芷10g，炮甲珠10g，防风10g，炒赤芍20g，当归20g，王不留行25g，柴胡10g，炒枳壳10g，桃仁10g，玄参15g，川贝10g，牡蛎30g，连翘15g，甘草5g。3剂，每日1剂，水煎加白酒100mL，分两次温服。

11月18日二诊：第一剂后，局肿发红，上半身及后背出汗，三剂药服完，右侧乳腺肿块消失。调整处方：柴胡30g，枳壳15g，赤芍30g，桃仁15g，当归30g，川贝15g，牡蛎30g，玄参30g，王不留行30g，甘草10g。3剂，煎服同上。

11月22日三诊：偶尔左乳上有气聚之包块，时聚时散，散则全无。改拟处方：柴胡20g，炒枳壳10g，赤芍20g，荔枝核15g，香附10g，炙甘草5g。5剂，煎服同上。

因同住杏林嘉园，路遇询问，告知药后痊愈，正常

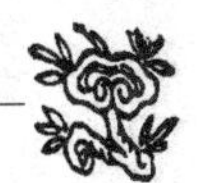

哺乳。

按：药后乳房患处若出现片状红斑属正常药效反应，红斑处正是乳腺管不通之处，片状红斑为内痈外散吸收之象，与药后汗出与否，均为观察药效的重要指征。一诊处方以仙方活命饮合消瘰丸化裁加减，药仅三剂，肿块即消失；二诊以四逆散合消瘰丸加味，疏肝解郁，续散余邪；三诊因判别其包块为气聚而成，用四逆散加香附、荔枝核，四逆散中柴胡升阳疏郁，枳壳下气破结，与柴胡一升一降，顺达肝气，赤芍可养肝阴，更入血分养血活血，与柴胡合用，共调气血，香附、荔枝核为余治疗乳腺结块行气散结的经验“药对”。诸药合用，气散结消，反之于平。

盆腔炎

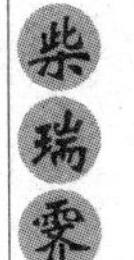

盆腔炎属于妇科常见病证，临床上可分为急性盆腔炎和慢性盆腔炎。急性盆腔炎可见子宫、卵巢、输卵管、盆腔结缔组织、盆腔腹膜等急性炎症表现，严重时可产生败血症及脓毒血症，导致休克，甚至危及生命；慢性盆腔炎多由急性盆腔炎延误诊治，或治疗不彻底，或患者体质虚弱，病情迁延所致，起病缓慢，反复难愈。

笔者在临床上治疗此病，急性盆腔炎多按湿热瘀毒壅盛论治，常用方有薏苡附子败酱散、大黄牡丹汤等，随证施治；慢性盆腔炎则根据其病史、体质及临床表现，从湿热瘀阻、寒凝瘀滞、气滞血瘀、肝郁脾虚、肝肾不足等论治，常用方有当归四逆加吴茱萸生姜汤、当归芍药散、桂枝茯苓丸、逍遥丸等。慢性盆腔炎多见寒热错杂、虚实互

见的复杂病机，临证宜灵活权变，用方宜据证化裁。

病例1：卫某，女，41岁。2013年1月3日初诊。

患者子宫切除术后一月余，腹痛、发热20天，被诊为急性盆腔炎。现少腹剧痛难忍，发热，体温39.5℃。因阴道有粉红色、咖啡色分泌物，遂在妇科做引流，即用探测针从宫颈口进去引流，但亦吸不出什么。腰右侧酸痛难支甚，发热时身冷明显，汗出。大小便时腹部绞痛难忍，难以排出。由二人搀扶进入诊室，候诊期间痛作，倒于诊床，踡卧呻吟，面色㿠白，表情苦楚。舌质暗红微紫，唇紫，脉弦略数。曾输抗生素8天不效，再用左氧氟沙星加一倍量仍不效。自服瑞芝清退热。此属妇科内痈急症，辨证为热毒壅盛，瘀结胞宫。治宜清热解毒，化瘀散结。方用薏苡附子败酱散合大黄牡丹汤化裁加味。

处方：薏苡仁30g，熟附子10g（先煎30分钟），败酱草30g，牡丹皮10g，大黄10g，赤芍25g，当归20g，柴胡10g，黄芩10g，桃仁10g，金银花30g，白芷10g，陈皮10g，甘草5g。3剂，每日1剂，水煎分2次服。

1月6日二诊：药后上症显轻。患告第一剂药后晨起上厕所即觉腹部舒服，疼痛显轻。每次药后，汗出浸浸，比以前汗出显著增加。现腹痛已去十之七八。服2剂时发热退去，至今未作，未再服退热西药。上方去黄芩，加鱼腥草30g。6剂，煎服同上。

1月12日三诊：药后阴道分泌物消失，发热腹痛一直未作，自觉痊愈。续以桂枝茯苓丸合当归芍药散加味逐邪务尽。

处方：当归20g，炒赤芍25g，川芎10g，白术20g，茯苓20g，泽泻10g，桂枝10g，桃仁10g，牡丹皮10g，

鱼腥草 30g。6 剂，煎服同上。

1 月 27 日患者带其妹前来调经，告药后诸症尽失，停药。

按：此案属急性盆腔炎，病证属内痈急症范畴，中医治疗思路与西医不同。发热就说明有脓，但是在脓未液化之前，用针引流引不出来。汗出就是肿脓在吸收、在消散。输液其实起了一个对脓肿灶的包裹作用，所以疗效差，不利于中药治疗。笔者的经验是脓肿必须从汗解，要全部被吸收，汗解一途最捷。一诊组方用柴胡、白芷、金银花等就是消散、辛散之意，尤其是用附子起着极大温散作用。本案患者介于一部分成痈而一部分还未成痈之间，大黄牡丹皮汤用于未成痈时，所以斟酌化裁与薏苡附子败酱散二方合用加味，恰合病机而收显效。

病例 2：樊某，女，27 岁。2013 年 3 月 3 日初诊。

患者痛经 10 余年，经前、经期、经后皆有疼痛，后渐至痛不可忍，发生多次休克。曾被诊为子宫内膜异位症、慢性盆腔炎。现平素腹痛隐隐，白带多而清稀，行经时腹痛严重肌注杜冷丁方可缓解。面色暗青皖白，手足冰凉，行经时恶心，纳呆，虚汗，便干，经量多，有少量血块，色正常。舌淡红，苔薄，脉沉细。末次月经为 2 月 14 日。曾在北京某院注射一针，花费 8000 元，但仅可缓解疼痛一段时间，复作后症状如前。辨证属肝经虚寒，寒瘀胞宫，冲任失调。治宜温经散寒，行瘀逐寒。先予当归四逆加吴茱萸生姜汤。

处方：当归 30g，肉桂 10g，赤芍 20g，细辛 5g，木通 10g，吴茱萸 10g，甘草 5g，生姜 10g，大枣 4 枚。6 剂，每日 1 剂，水煎分两次服。

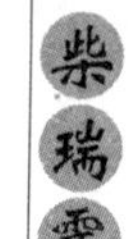

3月10日二诊：药后手足冰冷减轻，白带减少。月经将至。上方调整药量，并加麻黄、附子。

处方：当归30g，肉桂10g，赤芍20g，木通10g，细辛10g（先煎30分钟），熟附子15g（先煎30分钟），麻黄10g，甘草5g，吴茱萸10g，生姜15g，大枣6枚。4剂，服法同上。

3月29日三诊：患告药后3月12日行经，痛经显轻，大便通畅，不觉恶心，手足觉温。但药后上火，牙疼鼻衄。改拟处方：当归20g，炒白芍20g，香附10g，荔枝核15g，柴胡10g，王不留行20g，川芎10g，益母草15g，桃仁10g，甘草5g。6剂，服法同上。

4月14日四诊：药后平时腹痛消失，白带显减。4月6日行经，痛经天数由原4～5天，减少至1～2天，疼痛持续时间缩短，程度亦显著减轻。不用止痛药可正常行经。

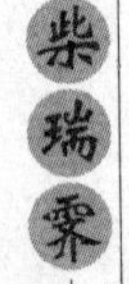

处方：当归20g，炒白芍20g，川芎10g，吴茱萸5g，桂枝10g，党参15g，桃仁10g，延胡索10g，荔枝核15g，香附10g，甘草5g。6剂，煎服同上。之后，患者自觉效佳，每遇经前即来调理。

按：此案属慢性盆腔炎急性发作，患者痛经之程度实属罕见。辨证属肝经虚寒，寒瘀胞宫，冲任失调。以痛经属寒而论，有经寒与脏寒之分。经寒亦可称厥阴肝经之寒，脏寒实属厥阴肝脏或为胞宫之寒（这里亦可称腑寒，因胞宫为奇恒之腑）。一诊以当归四逆加吴茱萸生姜汤，先解经寒，使寒邪有消散之通道；二诊继温脏寒，合入麻黄细辛附子汤，收到捷效。一般而言，痛经都与厥阴肝经与冲任虚寒相关。前者为虚寒，主方用当归四逆汤或当归

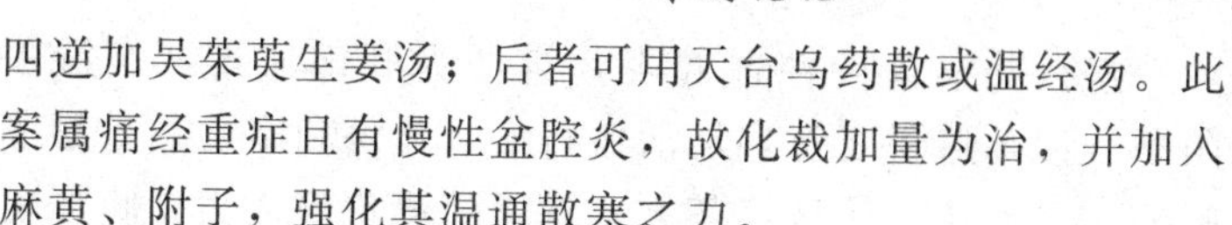

四逆加吴茱萸生姜汤；后者可用天台乌药散或温经汤。此案属痛经重症且有慢性盆腔炎，故化裁加量为治，并加入麻黄、附子，强化其温通散寒之力。

病例3：曹某，女，45岁。2012年7月5日初诊。

自述半年来间断出现腹部隐隐作痛，月经提前。至今年5月份则半月一次月经，乳房胀痛，白带多，经量正常，色深无血块。平素脾气急躁，睡眠不佳，饮食、大小便可。舌淡暗，苔中后部白腻，脉弦。经临猗县医院超声检查：双侧乳腺增生；右侧卵巢囊肿，盆腔少量积液。诊为慢性盆腔炎。辨证属肝郁血虚，痰湿瘀阻。治宜疏肝养血，祛湿化瘀。

处方：当归20g，炒白芍20g，半夏10g，王不留行20g，香附10g，荔枝核15g，柴胡10g，薏苡仁20g，桃仁10g，甘草5g，牡丹皮10g，炒栀子10g。7剂，煎服同上。

7月19日二诊：上方共进14剂。药后腹痛减轻，大便偏稀，上方去丹、栀，加桂枝10g，茯苓20g。7剂，煎服同上。

8月16日三诊：药后腹痛发作次数显减。末次月经7月11日，调整处方：当归20g，炒赤芍20g，茯苓20g，王不留行20g，川芎10g，白术20g，桃仁10g，益母草15g，桂枝10g，薏苡仁25g，牡丹皮10g，荔枝核15g，香附10g，莪术20g，甘草5g。7剂，煎服同上。

2013年2月28日：患者因其他病到门诊就医，告知上方自己断续服用共计二十余剂，腹痛消失。2012年12月11日在临猗医院彩超复查：附件未见异常。月经正常，自觉已无明显不适。

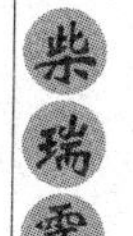

按：此案为慢性盆腔炎，辨证为肝郁血虚，痰湿瘀阻。一诊师逍遥之意，加活血行瘀、化痰利湿之品，腹痛减轻；二诊化入桂枝茯苓丸，增强消癥化瘀之力，腹痛次数显减；三诊利用经前气血壅滞较盛之机，以当归芍药散合桂枝茯苓丸加薏苡仁、莪术、王不留行、香附、益母草等，共奏养血、利湿、行瘀、活血之功。患者断续坚持服用，症状消失。

病例4：郭某，女，41岁。2014年8月7日初诊。

患者1个月前行混合痔手术，术后半月出现下腹部疼痛，在我院诊为急性盆腔脓肿。现疲乏，发热，厌食，呕吐，晨起口苦。最高体温39.5℃。舌淡微红，苔白，脉沉弦滑而数。查体：双侧附件区可扪及包块。超声提示：盆腔左侧不均质地回声（考虑炎性包块）约8.0cm×5.0cm大小；盆腔右侧低回声包块（考虑黏稠积液），子宫内膜增厚；行剖腹探查术：术中见肠管与肠管间、肠壁间均致密粘连成团，使整个盆腔封闭，无法分离粘连。西药输液不效，所以只能寻求中医治疗。辨证属湿瘀化热，酿脓内壅（晨起口苦），治宜利湿清热，散瘀消脓。方用薏苡附子败酱散合桂枝茯苓丸加半个大黄牡丹汤。

处方：熟附子15g（先煎30分钟），薏苡仁30g，败酱草30g，桂枝15g，茯苓30g，桃仁10g，赤芍20g，牡丹皮10g，冬瓜仁25g，当归25g，甘草5g。6剂，水煎服。

8月14日二诊：药后身热，微有汗出，体温稍降，腹痛减轻。上方加鱼腥草25g，川芎10g。6剂，水煎服。

8月21日三诊：发热未作，不觉厌食，呕吐未作，口苦减轻，腹痛显轻。仍感乏力。改予桂枝茯苓丸合薏苡

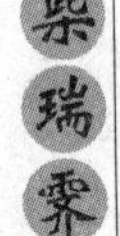

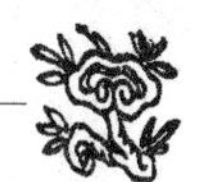

附子败酱散改汤。

处方：桂枝 10g，茯苓 15g，桃仁 10g，赤芍 20g，牡丹皮 10g，薏苡仁 25g，败酱草 25g，附子 5g。7 剂。

8 月 28 日四诊：乏力减轻。上方加当归 20g，川芎 10g。6 剂，水煎服。

9 月 5 日五诊：左侧包块缩小，右侧黏液消失。本院 9 月 4 日盆腔彩超示（超声号 cs760556）：左侧附件区黏稠脓性包块 6.3cm×4.4cm，形态不规则，内显点状回声；右侧附件区未见异常。上方茯苓增至 25g，附子增至 10g（先煎 30 分钟）。续用 7 剂，煎服同上。

9 月 12 日六诊：口苦消失。上方加当归 25g，川芎 10g，白术 20g，枳壳 10g，泽泻 10g。12 剂，煎服同上。

10 月 9 日七诊：现两侧少腹间断刺痛感。调整处方：桂枝 10g，茯苓 15g，桃仁 10g，赤芍 20g，牡丹皮 10g，薏苡仁 25g，当归 25g，败酱草 25g，附子 5g，莪术 30g，白芷 10g，甘草 5g。14 剂，煎服同上。

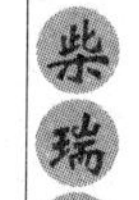

10 月 23 日八诊：轻而未已。上方加炒蒲黄 10g，炒五灵脂 10g。12 剂，煎服同上。

11 月 7 日九诊：药后少腹刺痛感消失。10 月 24 日本院彩超（超声号 cs00777166）：双侧附件区未见异常；盆腔积液（左侧髂窝见 2.1cm 游离性暗区）。上方继用 12 剂，痊愈。

按：此案属急性盆腔炎，湿瘀化热，酿脓内壅，湿热瘀毒皆盛，一诊化合用薏苡附子败酱散、桂枝茯苓丸、大黄牡丹汤三方为治，并重用附子，使湿热瘀毒从汗而解；二诊于上方加入鱼腥草、川芎，加强解毒行瘀之力，药后发热退却，腹痛显轻；后数诊中病退药减，随证合入当归

芍药散、失笑散等，坚持治疗，终使病症获痊。

病例5：鲁某，女，33岁。2012年11月4日初诊。

患诉少腹至膝煎熬不适1年，行经前后明显加重，后半夜常难受莫名而醒，寐浅梦多，时有噩梦。少腹至膝似抽非抽、似紧非紧、似疼非疼，难以名状。月经正常，有清稀带下。舌质淡暗尖微红边有齿痕，苔白厚微腻，脉沉细。西医诊断：慢性盆腔炎。辨证属肝血不足，胞宫虚寒，筋脉失养。治宜养血柔肝，温通胞宫。方用当归芍药散合苓桂术甘汤加味。

处方：当归30g，炒白芍30g，川芎10g，炒枳壳10g，泽泻10g，炒枣仁30g，桂枝10g，炒白术25g，茯苓30g，炙甘草5g。7剂，每日1剂，水煎服。

12月9日二诊：患告上方服后，少腹至膝症状消失。因工作紧张，难以抽暇前来，又自行服用共计14剂，上症一直未作。此次复查调方。原方续服10剂。

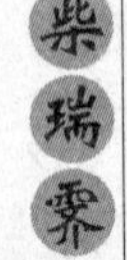

按：此案属慢性盆腔炎，症状虽然明显，但病证较为轻浅。属以肝血不足为主的复杂性病机。方中仅10味药，即融裁了七个经方之意。如当归芍药散、苓桂术甘汤、酸枣仁汤、枳实芍药散、枳术丸、泽泻汤、芍药甘草汤，以准确精细地应对这种复杂性病机，经方的融合使用，实已成为新的方剂或汤方。实际上仲景方本身就有许多方药融合可供借鉴。融合要有道、有法，要符合病机，不是随意的增减。

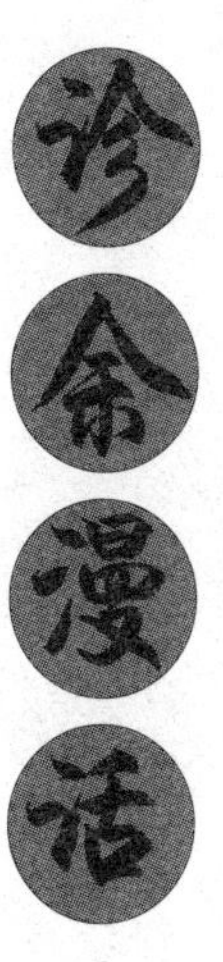
诊余漫话

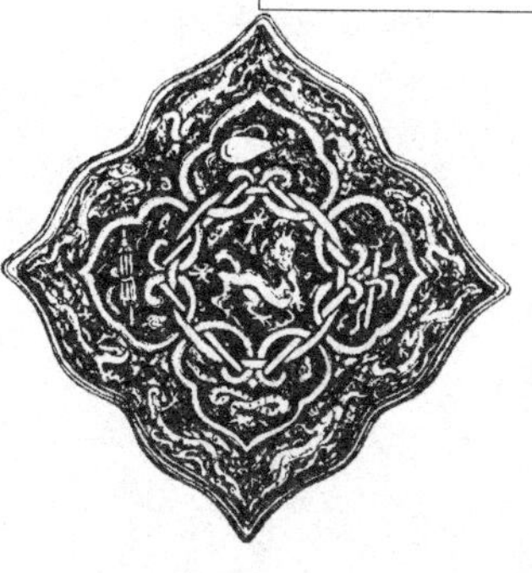

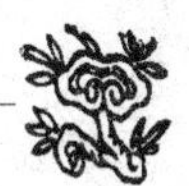

经典心悟

太阳中风“营弱卫强”病机的研讨

古今医家对于《伤寒论》太阳中风“营弱卫强”病机的认识，多从正虚与邪实两方面作解。如清代吴谦等认为“经曰：邪气盛则实，精气夺则虚。卫为风入则发热，邪气因之而实，故为卫强，是卫中之邪气强也；营受邪蒸则汗出，精气因之而虚，故为营弱，是营中之阴气弱也”(《医宗金鉴》)；近代刘渡舟教授亦谓“‘卫强’是指风阳并于卫阳，卫分之邪强……汗出伤荣，故为‘荣弱’。‘强’指邪气盛，‘弱’指卫气虚”(《伤寒论诠解》)；现行全国高等医药院校《伤寒论讲义》及有关著作均持此说。笔者对此持有异议，认为“营弱”即营阴不足，可以谓之正气虚；但“卫强”既非生理性的卫气强，又非病理性的邪气实，而有其特殊的病机含义。

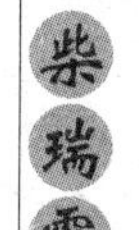

1.“卫强”非病理性邪气实

卫，即卫气，主卫外而属阳；营，即营气，主内守而属阴。在生理状态下，卫行脉外，具有护卫肌表，温养肌肉、皮毛，以及调节控制腠理的开合、汗液的排泄等功能；营行脉中，能够营养濡润脏腑及四肢百骸。卫气与营气之间的正常运行与相互协调，是维护人体正常功能，不受外邪侵袭致病的重要前提。相反，如果感受外邪，影响营卫之间的正常运行，或导致营卫的功能不相协调，就会

出现太阳病的一系列病理变化。太阳中风之证，即是太阳病常见的一种证候类型，由外感风邪，营弱卫强所致，以发热、汗出、恶风、脉缓等为其病证特点。由于风邪开泄，伤及卫阳，以致卫阳虚而不得外固；复因腠理疏松，又使营阴弱而不能内守，故太阳中风证“营弱卫强”病机的实质，即营与卫二者俱虚。诚如程郊倩分析的“荣之弱固弱，卫之强亦弱，凡皆邪风为之也”（《伤寒论后条辨》）。营与卫皆属人体的正气，外感风邪可以称之为邪气实，而“营弱卫强”只能言其正气虚，“卫强”绝非病理性的邪气实。太阳病是人体感受外邪，正邪交争于体表部位出现的病证，凡提到太阳病，皆寓有邪气实致病的病因内涵，不论太阳伤寒，抑或太阳中风，均是如此，这属于太阳病的共性问题。但是，由于患者体质的强弱不同，感受外邪有轻有重，而罹患太阳病的病理变化与证候特点，亦因之各异，所以“营弱卫强”旨在揭示太阳中风证营卫俱虚这一病机特点。历代医家把“营弱卫强”的病机，理解为正虚与邪实相互对立的两个方面，正是混淆了太阳中风证病因与病机因果关系的缘故。

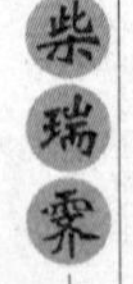

2. “卫强”的病机含义

《伤寒论》关于太阳中风病机的论述，12条云“太阳中风，阳浮而阴弱，阳浮者热自发，阴弱者汗自出”；97条又云“太阳病，发热汗出者，此为营弱卫强”。以上两条所谓“阳浮而阴弱”和“营弱卫强”，均是用以揭示太阳中风的病机，解释其发热、汗出的主证。若前后互参，就不难看出，“卫强”与“阳浮”，“营弱”与“阴弱”，是互文见义的同一病机概念。诚如方有执分析指出：“上条言阳浮而阴弱，此言荣弱卫强，卫强即阳浮，荣弱即阴

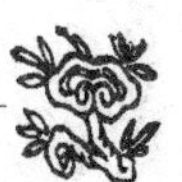

弱，互相发明也。”（《伤寒论条辨》）。盖卫者固外属阳，营者内守属阴，而“阴阳之要，阳固乃密”（《素问·生气通天论》），故太阳中风之证虽由“营弱卫强”所致，但病机的主要方面在于“卫强”，所以“卫强”在太阳中风病机中有着重要的意义。笔者认为，所谓的“卫强”，即“阳浮”之互词，一方面揭示太阳中风之证，因风邪开泄，腠理疏松，卫阳被伤，不得固护肌表，而反浮越外泄，以致卫阳与营阴不相和谐，如柯韵伯说：“和者平也。谐者合也。不和见卫强，不谐见营弱，弱则不能合，强则不能密。”（《伤寒来苏集》）。另一方面说明太阳中风之证，因卫阳浮越外泄，使卫阳生理上的温煦之功，导致病理性的发热之证，故仲景自释曰“阳浮者热自发”。由于这种发热，是卫阳浮越外泄的结果，其证候特点则表现为“翕翕发热，若着衣覆被过厚之感”。因此，“卫强”的含义，是与“营弱”相对而言，乃卫阳被伤而浮越外泄，故又称为“阳浮”，其实质属于卫阳虚。

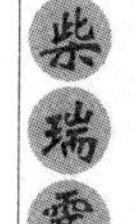

综上所述，“营弱”是指血汗同源，汗出营阴受损；“卫强”乃言风邪开泄，卫阳被伤而浮越外泄，二者共同揭示了太阳中风的病理机制。太阳中风，外感风邪为其病因，可谓邪气实，“营弱卫强”为其病机，其实质即营卫俱虚，可谓正气虚。因此，外感风邪与“营弱卫强”并论，可以从邪实与正虚两方面作解，而“营弱”与“卫强”病机之间，则不能以正与邪对讲。

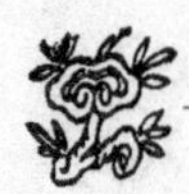

《伤寒论》“柴胡证”与“一证”辨析

重温《伤寒论》颇有争议的103条“伤寒中风，有柴胡证，但见一证便是，不必悉具……”及贤哲诠释，可以看出，自成无己首次注释迄今，几乎所有的注家皆认为本条的“柴胡证”为小柴胡汤证；而“一证”则是指其中的一部分主症。对此，笔者不敢苟同，故僭陈己见如次。

1. “柴胡证”应包括大、小柴胡汤证

顾名思义，“柴胡证”是指柴胡汤证而言。《伤寒论》中的柴胡汤证因其程度不同而有大小之分，故从概念内涵看，“柴胡证”本身即应包括大、小柴胡汤证在内。综观全论，凡提及“柴胡证”者计有8条（103条、104条、106条、107条、127条、154条、253条、267条），其中有指小柴胡汤证者，有指大柴胡汤证者，而更多的则是合指大、小柴胡汤证，如107条之“胸胁满而呕，日哺所发潮热”本为典型的大柴胡汤证，但文中亦称“此本柴胡证”。又如106条云：“太阳病，过经十余日，反二三下之，后四五日，柴胡证仍在者，先与小柴胡汤；呕不止，心下急，郁郁微烦者，为未解也，与大柴胡汤下之则愈。”显而易见，此“柴胡证仍在”，乃指大、小柴胡汤证而言，因而才有先与小柴胡汤不解，再与大柴胡汤则愈之病理机转。再从253条“得病二三日，脉弱，无太阳柴胡证，烦躁，心下硬，至四五日，虽能食，以小承气汤少少与微和之”分析，仲景在鉴别使用承气汤时，为了排除太阳与少阳病，所以强调“无太阳柴胡证”。可见，与太阳并列对

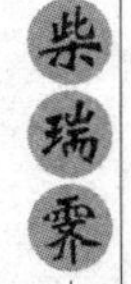

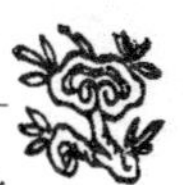

举的“柴胡证”实际是少阳病的互词，理应包括大、小柴胡汤证。104条之“凡柴胡汤证而下之，若柴胡汤证不罢者，复与柴胡汤”，更能说明之所以柴胡汤证误用下法，正是由于大柴胡汤证与承气汤证在症状表现上有相似之处，容易混淆才致误下，据此推测该条“柴胡证”亦包括大、小柴胡汤证。至于其他条文的“柴胡证”，虽未明言是小柴胡汤证，抑或大柴胡汤证，但从《伤寒论》整体内容上不难看出，“柴胡证”应包括大、小柴胡汤证无疑。由于103条继98条、99条论述小柴胡汤病因、病机、主治之后，紧接着又提出“柴胡证”，很容易使人根据条文的顺序，将此理解为小柴胡汤证，这正是历代注家未能从《伤寒论》全书全面理解而发生误注的根本原因。

鉴于大、小柴胡汤证仅是其少阳枢机不利，郁热内蕴的程度不同而已，加之临证所见的柴胡证亦因人而有轻重之异，故仲景于103条中，概括地提出“柴胡证”，旨在示人根据具体病情，分别使用大、小柴胡汤。与此同理，仲景在阳明病篇以同样的方式多次提到“承气汤”，也正是要求根据具体病情，分别使用大、小、调胃承气汤，若将此“承气汤”理解为三承气汤中的其中之一，则有失仲景原意。因此“柴胡证”包括大、小柴胡汤证，正是仲景的匠心所在。

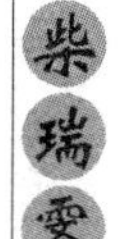

2. “一证”当指“柴胡证”主症而言

历代注家对“一证”的认识颇不一致，有的认为是指或然诸症（如成无已等）；有的认为是指口苦、咽干、目眩（如程应旄等）；有的认为是指往来寒热（如恽铁樵等）；有的认为是指小柴胡汤证四大症之一（如刘栋等）。目前较为统一的认识，是将“一证”理解为小柴胡汤证的

往来寒热、胸胁苦满、嘿嘿不欲饮食、心烦喜呕、口苦、咽干、目眩七个主症的其中之一。

笔者对此持有疑义。该条“但见一证便是，不必悉具”，旨在强调《伤寒论》六经辨证的关键在于抓主症，但由于“一证”的前提是“柴胡证”，故其含义非指小柴胡汤的部分主症。若按照现今通常的说法，把“一证”作为小柴胡汤七证中的任何一个主症，均会使《伤寒论》全书矛盾百出，很难自圆其说。例如把小柴胡汤证的“往来寒热”作为“一证”对待，那么140条的“伤寒十余日，热结在里，复往来寒热者，与大柴胡汤”，又该作何理解？显然往来寒热亦是大柴胡汤的主症之一。此外，小柴胡汤除上述七症外，尚有“胸满胁痛”（37条）；“颈项强，胁下满”（101条）；“潮热”或“发潮热”（107条、232条）；“胁下硬满，不大便而呕”（233条）；“呕而发热”（378条）等，这些表现不同的主症，又非小柴胡汤七症所能囊括。事实上，由于少阳枢机不利，表里失和，升降失司，不仅可以出现上述诸症，而且还会影响其他脏腑，进而出现更多的见症，只是这些症状并不一定同时出现，也不可能完全相同而已。故不论“七症”也好，抑或“四症”“三症”也好，都不能概括小柴胡汤的所有主症，且“一证”亦非小柴胡汤证所独具。因此，仲景所谓的“一证”当指“柴胡证”的主症而言。临证若能见到反映少阳枢机不利的柴胡证的主症，便可权衡其程度轻重，分别使用小柴胡汤或大柴胡汤。若囿于小柴胡汤的“一证”之词，难免陷入按图索骥的窠臼。

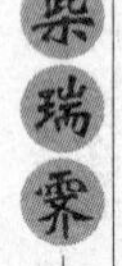

3. “但见一证便是”的实质在于主症与病机统一

一般来说，主症是病机的典型反映，有什么样的病

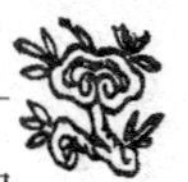

机，必然会表现出相应的主症，但亦有病机不同而主症相似者，故《伤寒论》六经辨证除了抓主症外，在很大程度上是通过辨证寻求主症与病机的统一。当主症与病机相符，则可投以相对应的汤方；相反，则以病机为据而施治。因此，能否“但见一证便是”，关键在于“一证”是否反映了少阳枢机不利的病机。例如100条云“得病六七日，脉迟浮弱，恶风寒，手足温，医二三下之，不能食，而胁下满痛，面目及身黄，颈项强，小便难者，与柴胡汤，后必下重；本渴饮水而呕者，柴胡不中与也，食谷者哕”。此条所述之证，其症状颇似“柴胡证”，若从字面上理解“但见一证便是”，则完全可以使用柴胡汤，但究其“本渴饮水而呕”，则说明其病机为脾阳不足，转输无权，使水气不化不能上承所致，故尽管此条有似“柴胡证”之处，也不能使用柴胡汤。与此相反，如53条云：“伤寒五六日，头汗出，微恶寒，手足冷，心下满，口不欲食，大便硬，脉细者，此为阳微结……此为半在里半在外也……可与小柴胡汤。”此条的“阳微结”，并未具有小柴胡汤的典型主症，于理是不应使用该方的，但仲景紧紧切中“此为半在里半在外”这一少阳枢机不利、阳气内郁不伸的病机，以小柴胡汤和解少阳，疏达气机为治。由此可见，所谓“但见一证便是”，必须能反映少阳枢机不利这一病机，否则是绝对不能使用大、小柴胡汤的。说明寻求主症与病机的统一，乃其实质所在。

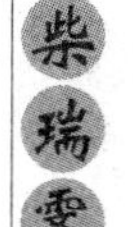

《伤寒论》第52条之我见

对《伤寒论》第52条“脉浮而数者，可发汗，宜麻黄汤”中“数”脉的解释，许多医家认为因数脉主热，不宜用辛温的麻黄汤治疗，因而释“数者急也，即紧也”（柯韵伯），“脉数即浮紧之变文”（黄坤载）。笔者对此有不同的看法，试述于后。

1. 浮数之脉多见于里热，亦可见于表寒

数脉是以至数言，紧脉是以形状论，二者是完全不同的。《伤寒论》中言脉浮紧者10条，其中17、38、46、47、50、55、156、194条，是言伤寒表实之脉，只有206、226两条指阳明表里热盛。言脉浮数者7条，除259、326条是言里热成实或阳复太过外，其余49、52、57、72、138诸条，都是邪热在表或风寒表邪未解。尤其是52、57条明确指出“脉浮而数者，可发汗，宜麻黄汤”；“脉浮数者，可更发汗，宜桂枝汤”。可见，浮紧之脉多见于表寒，也可见于里热；浮数之脉多见于里热，亦可见于表寒，浮紧与浮数在一定条件下都可作为表寒证的依据，这就体现了《伤寒论》脉同而病异，一脉主多病的特点。所以，绝不能因为麻黄汤是治风寒表实的辛温之剂，就片面地将脉浮数改为浮紧。如果认为伤寒表实证脉见浮数，即是浮紧之变文，那么阳明表里热盛而脉呈浮紧者，又作何解释呢？

2. 本条详脉略证的意义

52条以详脉略证的方法，提出“脉浮而数”宜用麻

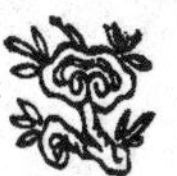

黄汤，至少有以下两方面的意义：①对麻黄汤证脉象的补充。风寒表实证脉象一般多见浮紧，但临证每因风寒束表较重，卫阳郁闭化热鼓动脉气，故出现浮数或浮紧而数之脉。②由于寒性凝敛，阳气闭郁，内郁之热不得外达，故除见风寒表实脉证外，还可能“致衄”，或因阳郁过重，出现“不汗出而烦躁”，甚至内传阳明。而“数”脉即是阳气被郁不伸的反映。所以“脉浮而数”实际上是对麻黄汤证表闭阳郁病机的概括。

总之，将本条“脉浮而数”理解为浮紧是片面的，不科学的。

阳明病成因刍议

——兼论少阳阳明大便难的证治

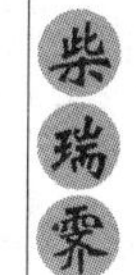

《伤寒论》阳明病篇的证治范围颇为广泛，其成因与证治亦不尽相同。仲景于本篇首条提出病有太阳阳明，有正阳阳明，有少阳阳明（以下简称“阳明三证”），并突出其病理“胃家实”，从此展开对阳明病证内容的全面讨论，被后世医家所称许。然而，以往注家多把阳明三证中的“太阳”“正阳”“少阳”理解为阳明病“胃家实”的不同成因，即由太阳病、少阳病误治伤津，或阳明自身热结灼津所致，使阳明三证并列的辨证精神，简化为单纯的病因论，有悖仲景原意。其次，阳明三证中，太阳阳明的“脾约”证，治以麻子仁丸；正阳阳明的“胃家实”，治宜三承气汤之类；惟少阳阳明的“大便难”未明确提出治法与方药，因而给人以有少阳阳明证治之名，并无少阳阳明证

治之实的错觉，每致后学于此疑窦顿生。故此，笔者拟就阳明病的成因及前贤较少论及的少阳阳明大便难的证治问题，略述己见，冀图教正。

1. 阳明三证中“太阳”“正阳”“少阳”非指阳明成因

《伤寒论》阳明病篇，旨在揭示肠胃因热化燥成实的里实热证，故仲景以“胃家实”为提纲，指出阳明病的病机特点，概括阳明病的辨证纲要，反映了外感病过程中典型的肠胃因热化燥，因燥成实的阳明病。这是阳明病证治的主体内容，即所谓的“正阳阳明”。正阳阳明的“胃家实”病证，除见脘腹痞满、便秘不通、腹痛拒按，甚或神昏谵妄等腑实证外，尚能反映身热、汗自出、不恶寒、反恶热等外证，为外感病过程中，阳气亢旺，热邪最盛的急危重症。此外，与正阳阳明“胃家实”相区别的，如太阳阳明的“脾约”则不然，其病证特点是“不更衣十日，无所苦也”，仅以大便结硬不下为主；少阳阳明的“大便难”，也只表现为大便排解困难，并无其他兼症。二者既可出现在外感病的过程中，又以杂病为多见，其病势多属轻浅。由此可见，仲景提出的阳明三证的共同之处，均具有大便排解困难，甚或秘结不通的证候，但是“胃家实”可以见到大便难，而大便难却不一定都是“胃家实”，它们系阳明病证治中三种表现不同的证候类型。鉴于在阳明三证中，以“胃家实”为阳明病证治的主体内容，它与单纯的“脾约”和“大便难”，在病因、病机、主症上有着明显的区别，所以仲景才在阳明病篇打破以往的叙述方法，先于阳明病提纲证之前，将以“胃家实”为主体的证治内容名为“正阳”，并把“脾约”和“大便难”的阳明

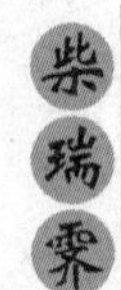

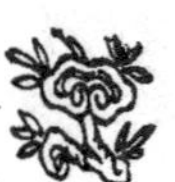

病证，分别冠以“太阳”或“少阳”加以识别，形成了《伤寒论》全书中别具一格的先鉴别比较，后引出提纲证的特殊书写体例，体现其深邃的辨证精神。因此，阳明三证中的“太阳”或“少阳”，已超出六经分证时的含义，绝非“太阳病”或“少阳病”；所谓“太阳阳明”或“少阳阳明”也不是太阳阳明合病或少阳阳明合病，它们在此仅是作为阳明病不同证候类型鉴别比较的对待之辞。

仲景于“阳明”之前冠以“太阳”“正阳”“少阳”以区分阳明三证的本意，应溯源至《伤寒论》六经分证的依据上。六经分证是以阴阳为总纲，分为三阳病和三阴病。其中三阳病之间有着必然的内在联系，既反映了疾病属阳、热、实的共同特点，又因为各自的证治内容不同有所区别，因而仲景设太阳、阳明、少阳作为三阳经病的分证纲领，其辨证精神显而易见。具体到阳明病篇，“脾约”“胃家实”“大便难”均系阳明病，但由于成因不同，反映在病证上仍有很大的差异，治疗方法亦不尽相同。它们是在阳明病的前提下既有联系又有区别，这与三阳病在六经分证的阴阳总纲大前提下的联系和区别相类同，于是仲景在阳明病篇借用三阳病鉴别比较的分证方法，使用“太阳”、“正阳”（即阳明）、“少阳”的不同概念，将阳明三证作一划分，并在特定的语言环境中，把“太阳阳明”与“脾约”，“正阳阳明”与“胃家实”，“少阳阳明”与“大便难”等同起来，作为一个具体病证的表述，丝毫也没有阳明成因的意思。事实上，脾约证并非都来自太阳，大便难也不一定专属少阳，太阳病或少阳病误治伤津，并不是导致“脾约”或“大便难”的主要原因，相反，更为多见的则是正阳阳明“胃家实”的成因。如本篇186条之“太

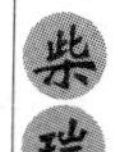

阳病，若发汗，若下，若利小便，此亡津液，胃中干燥，因转属阳明”就是对此的最好说明。不难看出，以往多数注家皆从三阳经邪入腑解释阳明三证，把在此的“太阳”“正阳”“少阳”理解为阳明病“胃家实”的不同成因，忽略阳明三证的辨证精神，有失仲景原意，亦颇难自圆其说。

2. 少阳阳明大便难的证治

阳明三证中，仲景虽未明确提出少阳阳明大便难的证治问题，但有一点可以肯定，它与太阳阳明的“脾约”及正阳阳明的“胃家实证”治有所不同，否则就失去阳明三证并列的辨证意义。根据仲景“少阳阳明者，发汗利小便已，胃中燥烦实，大便难是也”的论述来看，显系肠胃津液耗伤，大便因燥而排解困难无疑，属于阳明病中津伤失润或津伤热结最轻浅易治者，只要使其津液还入胃中，治疗并不困难。《玉函经》及《千金翼方》作少阳阳明为“微阳阳明”，即说明其程度不重，尚有自欲大便或导出大便的可能，待其津液自复或津液自和则大便即下，或用润导之法使其外出。仲景对此未提出具体治法，正是示人根据具体病情随证施治。一般来说，少阳阳明的大便难，可根据下列情况决定治疗与否或采用不同的方法：①不做任何治疗，通过观察小便次数的变化做出预测，以期大便自下。如本篇208条谓：“当问其小便日几行，若本小便日三四行，今日再行，故知大便不久出。今为小便数少，以津液当还入胃中，故知不久必大便也”。②对于自欲大便但不能排解者，则可采用润肠泽枯的外导之法。如本篇235条所说“当须自欲大便，宜蜜煎导而通之；若土瓜根及大猪胆汁，皆可为导”。③或因少阳枢机不利，上焦不

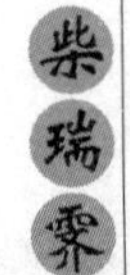

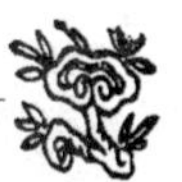

通，津液不下，胃气因燥失和所致大便难或“阳微结者”，可用小柴胡汤，使“上焦得通，津液得下，胃气因和”，则大便自然通调。④此外，限于仲景的历史条件，后世温病学家总结津亏肠燥所致的大便难，缘于“无水舟停”，主张以补药之体，作泻药之用。如吴鞠通创制“增水行舟”之法，拟用增液汤之类，实乃对本病治疗内容的丰富和发展，足可借作参考。

试论小承气汤试探法

试探法是中医在临证过程中对于尚未确诊的病证，提出有根据的假设，进行试探性的治疗，并通过观察患者对相应汤方的反应，进一步确定病证性质、程度的一种试探性诊断方法。张仲景在《伤寒论》中首用试探法，根据服用小承气汤后腹中有无矢气的转动来辨别燥屎的有无，决定是否用承气汤攻下。本文拟谈谈小承气汤试探法的临床意义及运用中应注意的问题。

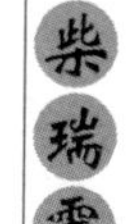

1. 小承气汤试探法的临床意义

典型的阳明腑实燥屎内结之证，常以潮热、谵语、手足濈然汗出等证与不大便二者同时并见，此时脉证显彰，理当径直攻下，无须试探。若二者仅见其一，辨证则有一定困难。故仲景首倡小承气汤试探诊断法以决其疑。《伤寒论》中运用小承气汤试探法有以下两种情况：一是服用大剂量的小承气汤来鉴别阳明腑实燥屎的成与不成。如219条云：“阳明病，潮热谵语，脉滑而疾者，小承气汤主之。因与承气汤一升，腹中转矢气多者，更服一升；若

不转矢气者，勿更与之。”从此条的“潮热、谵语、脉滑而疾者”分析，虽未见不大便或大便难，但以证推测，其腑实燥屎已初步形成，至轻亦属阳明热证。在此病性已定而程度未明的情况下，仲景以大剂量的小承气汤（小承气汤一服药量为六合，今用一升，可谓大剂）作试探，若药后腹中转矢气者，说明仅为热盛而尚未成腑实燥结之实证，则改用清热之法。可见此时用试探法是用来辨别疾病的程度。二是服用小量的小承气汤以鉴别不大便是属于外感抑或属于杂病。如 214 条云：“若不大便六七日，恐有燥屎，欲知之法，少与小承气汤，汤入腹中，转矢气者，此有燥屎也，乃可攻之；若不转矢气者，此但初头硬，后必溏，不可攻之，攻之必胀满不能食也。”此条仅提出不大便，并无潮热、谵语、手足濈然汗出等阳明见证，虽有形成腑实燥屎的可能，但又不能排除为其他疾病所致，若猛浪攻下，恐辨证不确，诛伐无过；而改用他法，又怕坐失良机，延误病情。在这种定性困难的情况下，仲景则以小承气汤（文中“少少与小承气汤”即是）作试探。若药后腹中矢气转动，说明燥屎已成，才可攻下；对于药后不转矢气，而见大便初头硬后必溏者，则说明非肠燥成实，旋即改用他法治疗。可见此时用试探法是用来辨别疾病的性质。由此不难看出，同一小承气汤试探法，根据不同的病情，其用量也不尽相同，所谓一法两用是也。就其适用范围来讲，不仅限于辨别腑实的成与不成，而且还能鉴别外感与杂病的不同病机。这充分说明小承气汤试探法，不论在外感抑或杂病的诊治过程中，都具有一定的指导意义。

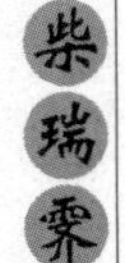

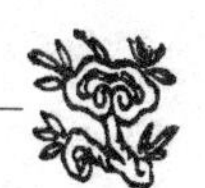

2. 小承气汤试探法的运用

小承气汤试探法作为一种具体诊断方法，其临床意义是毋庸置疑的，但若根据服用小承气汤后有无腹中转矢气，以辨别阳明腑实燥屎的成与不成，则有一定的局限性。从临床角度来看，凡具有阳明腑实燥结之证者，如现代医学的肠梗阻之类疾病，多有因肠蠕动增强而肠鸣亢进，按中医的理论解释，这是机体的正气与邪热燥结相争，欲排泄邪热而不能的一种正邪斗争的反映。当此之时，使用小承气汤试探，由于药后可增强人体的抗邪能力，促使肠蠕动增强，肠鸣则更加亢进，出现腹中矢气的转动。这种反应标志着燥屎已成，足以确诊为腑实燥结之证，故应承气汤急下。这是临证常见的一种情况。然而临床上还有另一种特殊现象，肠中虽有燥屎阻结，但因正气抗邪不利，肠蠕动减弱，肠鸣音消失，如麻痹性肠梗阻等病。此时若以小承气汤试探，其结果也可能因药力不及而腹中不转矢气。这种现象并不能说明腑实燥结未成，若拘泥于不转矢气，则失去用承气汤攻下的机会，将会造成不可设想的后果。因此，应脉证合参，全面考虑，方能做出正确的判断。对于非阳明腑实燥结而又不大便或大便难者，使用小承气汤试探法，同样也会出现肠蠕动增强而肠鸣音亢进。这种腹中矢气转动者，并非承气汤所适应，甚或为承气汤攻下之禁忌。若拘于小承气汤试探法，给予大剂攻下，将会造成误治，铸成大错。至于大便初硬后溏的里虚患者，服用小承气汤，亦可因苦寒而矢气大转。因此，笔者认为：阳明腑实燥结之证，服用小承气汤而腹中转矢气者，为正气尚足，或腑实燥结较轻；然不转矢气者，则标志正气衰败，或腑实燥结较甚。前者当以承气汤

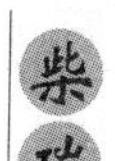

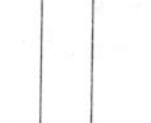

攻下无疑，而后者则更宜重用小承气汤急下，以挽一线之生机，不必再拘泥于腹中有无矢气的转动。相反，类似阳明腑实燥结的不大便，或大便初硬后溏的里虚患者，服用小承气汤虽可出现腹中矢气转动，但也不能贸然攻下，这是使用仲景小承气汤试探性诊断的正确方法。

阴阳易证治管窥

“阴阳易”之名，始见于《伤寒论》第391条。该条云：“伤寒阴阳易之为病，其人身体重，少气，少腹里急，或引阴中拘挛，热上冲胸，头重不欲举，眼中生花，膝胫拘急者，烧裈散主之。”对于此条病证的含义，历来存在争议。对于烧裈散的评价，历来褒贬不一。现代研究《伤寒论》的专著，对此条证治或删去不录，或附录于后，存疑待考，或有论及者，亦多沿袭旧注作解，难以令人信服。目前，多数学者对此条证治均持否定态度。笔者通过文献调查认为，有必要通过进一步研究和讨论，对阴阳易证治进行再认识。为此，本文拟对阴阳易证治的有关问题，略陈管见以就正于同道。

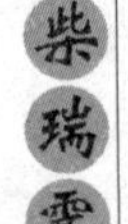

1. 关于阴阳易的含义

对于阴阳易的含义，成无己注释最早。他说：“大病新差，血气未复，余热未尽，强合阴阳得病者名曰易。男子病新差，未平复与女子交，得病，名曰阳易。妇人新差，未平复。男子与之交，得病，名曰阴易，以阴阳相感，动其余毒相染着，如换易也。”（《注解伤寒论》）成氏此说，言阴阳易为伤寒新差，强合阴阳，以致男病传女，

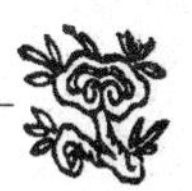

女病传男而出现的一种病证。

成氏之后，一些医家继承了成氏此说，并加以进一步注释和发挥。如喻嘉言说："病伤寒之人，热毒藏于气血中者，渐从表里解散，惟热毒藏于骨髓之中者，无由发泄，故差后与不病之体交接，男病传不病之女，女病传不病之男，所以名为'阴阳易'即交易之义也。"另一些医家则认为阴阳易就是"女劳复"，是伤寒新瘥，因犯房劳而病情复发。如陈尧道说："男病新瘥，女与之交，曰阳易。女病新瘥，男与之交，曰阴易。细考之，即'女劳复'也。有谓男病愈后，因交而女病；女病愈后，因交而男病，于理未然，古今未尝见此病也。"（《伤寒辨证》）还有一些医家则认为，阴阳易是伤寒的一种变证。如日本学者山田正珍说："阴阳易者，便是伤寒变证，故冠以'伤寒'二字也。阴阳二字，对房事言之，易者，变易也。此平素好淫人，伤寒中更犯房事，夺精血，以致此变易也，是以谓之'阴阳易'。"（《伤寒论集成》）

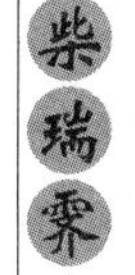

笔者认为，关于男病传女，女病传男和以陈氏为代表的女劳复之说，均未能正确反映《伤寒论》原意并与临床实践不尽相符，其理如下：

（1）以《伤寒论》第391条论述可知，"伤寒"是患阴阳易的前提。"伤寒"虽有一定传染性，但其病邪乃由皮毛而入，非通过性接触而传染。

（2）若果系因房事而男病传女或女病传男，则当男女俱病，而且"病状相似"。既为伤寒新瘥男女相传，则被传者应出现伤寒病的各种表现。可是"阴阳易"的病状如"身体重，少气，少腹里急或阴中拘挛。热上冲胸，头不能举，眼中生花，膝胫拘急"等则与六经病中各经主证均

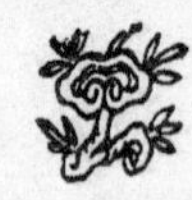

大相径庭。由此可知，阴阳易系男病传女，女病传男之说似难以成立。

1987年，何复东氏曾报告[1]，用烧裈散治疗阴阳易病30例，30例中，全系伤寒患者因同房而自身出现烧裈散证，并未发现男病传女或女病传男的情况。何氏这一资料客观地否定了阴阳易病系男病传女或女病传男之说。

（3）“女劳复”语出成无已《伤寒明理论》。该书云：“若男女相易则为阴阳易，其不易自病者，谓之女劳复，以其内损真气，外动邪热，则不可治矣！昔督邮顿子不以华佗之诊为信，临死致有出舌数寸之验。”此说根据《三国志·华佗传》提出。该书曾有这样的论述：“故督邮顿子献，得病已差，诣佗视脉曰：‘尚虚未得复，勿为劳事，御内即死。临伤，当吐舌数寸。’其妻闻其病除，从百余里来省之，止宿交接，中间三日发病。一如佗言。”成氏所言“女劳复”，系指伤寒新瘥，早近女色而病情复发，并能导致死亡。

陈尧道反对阴阳易病为男病传女、女病传男之说，认为系伤寒新瘥，早近女色，以致病情复发。此说肯定系患者自病，符合最新临床观察结果，有其正确的一面。然而，陈氏关于阴阳易诸证，系患者自病因房劳而复发的观点，亦有两点难以服人。

其一，《伤寒论》既言“伤寒阴阳易之为病”，显然“伤寒”系阴阳易之前提。患者因房劳病情复发，则其临床表现应以伤寒六经病证为主。然而，阴阳易病证与伤寒六经病证则有很大的不同。

其二，《伤寒论·辨阴阳易差后劳复病脉证并治第十四》共有条文7条。除论阴阳易一条之外，其余6条均有

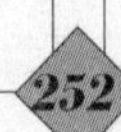

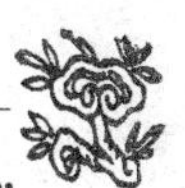

“大病差后”“伤寒差以后”“伤寒解后”或“病人脉已解”“病新差”之类的论述，明确地限定了这些条文新论述的脉证和治疗方案，均属伤寒病解后，病情再度发作。换言之，《伤寒论》并没有明确指出阴阳易一证的产生，是在伤寒新瘥之时。据何复东氏报告，曾用烧裈散治疗阴阳易30例。其中，外感初愈因同房而发病者23例，占76%。此外，尚有7例，占23%的病例，在外感过程中同房后感邪而发病。根据《伤寒论》原著所论以现今某些临床报告可知，将阴阳易理解为“女劳复”的观点，也未必准确。

对于“伤寒阴阳易之为病”的含义，笔者倾向于山田正珍的意见。认为应将此病理解为外感病因同房而发生的一种变证。其中“伤寒”，乃泛指一切外感疾病。“阴阳”指“男女”，即性生活，与《礼记·礼运》“饮食男女，人之大欲存焉”一语中的“男女”同义。“易”，指变化。如《经籍纂诂》言：“易，变也。”根据《伤寒论》原著所论和现今某些临床观察报告，笔者认为阴阳易这一病证大致有四个特征。其一，发病与同房密切有关，均发生于男女同房之后。其二，与感受外邪密切有关。多数为外感病初愈因同房而发病，少数因同房后感邪或感邪后正值外感病期间，因同房而发病。其三，发病者为感邪者或外感病患者本人。其四，临床上具有“身体重，少气，少腹里急，或阴中拘挛，热上冲胸，头重不欲举，眼中生花，膝胫拘急”等证。

2. 关于阴阳易的治疗

对于阴阳易的治疗，《伤寒论》中明确指出以烧裈散主之。张仲景提出的这一治法并非出于凭空臆想，而是他

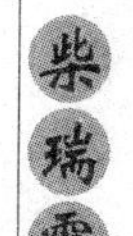

对前人经验的继承和发展。对此，长沙马王堆汉墓出土医书《五十二病方》（以下简称《病方》）已提供了有力的证据。

《病方》曾6次提到用“女子布”（即女子的经衣）治疗疝气、癫痫、烧伤、蛊等疾患，说明在两汉以前，裈裆作为药用已较为普遍了。其中《病方》还有关于“燔女子布，以饮”治疗“蛊”疾的记载。其中“蛊”，据马氏考证[②]，其证与《素问·玉机真脏论》所言“病名曰疝瘕，少腹冤热而痛白，一名曰蛊”相同。马氏还引《左传》中“近女室，疾如蛊……淫溺惑乱所生也”为佐证。此二者不仅与阴阳易之病因相同，而且其证亦与阴阳易所表现的“少腹里急，或引阴中拘挛，热上冲胸”等极相近似。

3. 关于烧裈散的疗效

关于烧裈散的疗效，已为少数曾经使用过此方的学者所证实。如近代名医刘渡舟教授为此请教过山西已故名医李翰卿先生，并得到了李先生的肯定答复[③]。近年来何复东曾报告[①]，运用烧裈散治疗阴阳易30例。治愈29例，好转1例，有效率达100％。其中，有的病案出现烧裈散证用此方有效、复发后再用此方仍有效，其疗效可以重复。

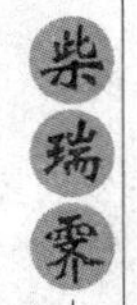

在历代名医著述中，有关烧裈散的医案不多，近代关于烧裈散的临床研究，也做得不多，尽管何复东报告的病例还不够多，但是，关于烧裈散的疗效和阴阳易这一病证的存在，应当是肯定的，或至少不能轻易否定。后世在治疗阴阳易这一病证中，还创制了一些新方，本文在肯定烧裈散疗效的同时，并不否定后世对阴阳易在治疗上的发展。

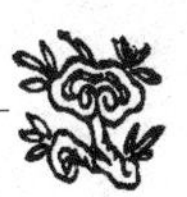

4. 关于烧裈散的用药

现今通行的《伤寒论》各版本，在其烧裈散方后注之末有“妇人病取男子裈烧服”一语。对此笔者有三点疑问：其一，《五十二病方》中广泛使用“女子布”，未用男子裈裆，可见秦汉之际，男子裤裆鲜入药用。其二，考《千金翼方》，在烧裈散方后注中，并无“妇人病，取男子裈烧服”之语。其三，《伤寒论》并无男病传女，女病传男之说。

根据上述三点笔者认为，宋以后版本关于烧裈散方注中所言“妇人病取男子裈烧服”一语，恐非《伤寒论》原书所载，多系后人所补入。

裈裆此物，历代本草收录者鲜。对烧裈散作用机理，历代医家认识均大体相同。如方有执在《伤寒论条辨》中说：“裈裆近隐处，阴阳二气之所聚也。男女异用，物各归本也。”沈明宗在《伤寒六经辨证治法》中说：“烧裈散原系阴浊之物，同气相求，引邪使从阴窍出。”

何复东根据国外学者提出的“腋汗疗法”及“气味与人体”关系的学说，认为烧裈散方药的机理，可能也和腋汗和体臭一样，含有某种微量化合物，因而对人体有效。当然，这只是一种推测，一种假说，究竟含有什么有效成分，这些成分又如何通过机体而发挥其治疗作用，是还需要进一步深入研究的问题。

5. 参考文献

①何复东．烧裈散治疗阴阳易差后劳复病30例小结．国医论坛，1987，(4)：35

②马王堆汉墓帛书整理小组．五十二病方．第1版．北京：文物出版社，1979

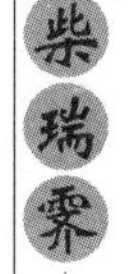

③刘渡舟，傅士垣等．伤寒论注解．第1版．天津：天津科学技术出版社，1983

百合病命名之我见

《金匮要略》中百合病的命名问题，历代医家的认识颇不一致。笔者不揣浅陋，僭陈管见如次。

诸家对百合病命名含义的理解，约有三种不同意见：其一，认为以主治药物命名者。如魏念庭所说“百合病用百合，盖古有百合病之名，即因百合一味而瘳此疾，因得名也”（《金匮要略本义》）；王晋三亦指出“百脉一宗，明言病归于肺，君以百合，甘凉清肺，即可疗此疾，故名百合病”（《绛雪园古方选注》）。现行全国高校统编教材《金匮要略选读》亦从此说。其二，认为以类比治法命名者。如吴谦等所谓“百合，百瓣一蒂，如人百脉一宗，命名取治，皆此义也”（《医宗金鉴》）。其三，认为以病机命名者。如尤在泾指出“百脉一宗者，分之即为百脉，合之则为一宗；悉致其病，则无之非病矣”（《金匮要略心典》）。

以上所论，孰是孰非，有必要加以讨论。①赞同以主治药物命名者，着眼于仲景治疗百合病所用的七张方中，有六张是用百合为主药，且因百合一药能润肺清心，尤以阴虚内热者为宜。此说强调百合为治百合病的主药，无疑是正确的，但若以此作为百合病命名之据，似有不妥。盖因《金匮要略》一书有以病因、病证命篇名者，却从未有以药物命病证之名的先例。从该书的典型病证分析来看，如仲景治胸痹所用的瓜蒌薤白白酒汤、瓜蒌薤白半夏汤、

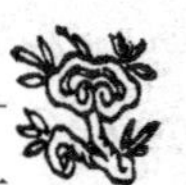

枳实薤白桂枝汤三方，皆以瓜蒌为君，并视为胸痹证治不可多得之佳品。又如治黄疸所用的茵陈蒿汤、茵陈五苓散，方中亦以茵陈为君，被誉为治疗黄疸之要药等。这些均与百合地黄汤类方用百合为主治疗百合病相似，但并未因此而以主治药物命其病证之名，即可视其一斑。何况在中医汗牛充栋的典籍中，有哪一种病证是以主治药物命名的？若拘泥于“百合一味而瘳此疾”之说，一者该篇瓜蒌牡蛎散中未用百合该当何论？再则与百合相配的生地黄、知母、滑石、代赭石、鸡子黄等药，又作何解释？因此，百合病的命名与百合药为主治疗是风马牛不相及的两回事，不可混为一谈。②主张以类比治法命名者，根据心主血脉，肺朝百脉的理论与实践，认为百脉有病应治从心肺，故将人体的百脉与一宗，取类于百合药物的百瓣与一蒂，突出治病求本的辨证精神。这种类比方法对于加深理解百合病的治法大有裨益，但若以此作为百合病的命名之由，不仅仲景时代无此先例，即使千余年后的今天亦未有所闻。由此可见，以类比治法命名者，多是出于某些注家的臆测之心，恐非仲景原意。③认为以病机命名者，是从“百脉”为病之流与“一宗”致病之源二者分与合的辨证关系上，揭示一宗有病则百脉俱受其累，百脉有疾亦可溯源至一宗的病理机转，这对阐发仲景未达之蕴理颇为精当，然作为百合病的命名，未免有牵强之嫌。因为“百合”一词，无论如何解释，也囊括不了“百脉”与“一宗”的病机内容，故以病机命名之说，亦不妥切。

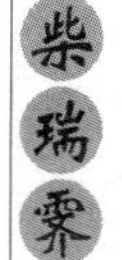

笔者认为，百合病是以其证候特点命名的。仲景所论的百合病，即“百脉合病”之谓。理由有三：首先，仲景于该篇首条明言：“百合病者，百脉一宗，悉致其病也。”

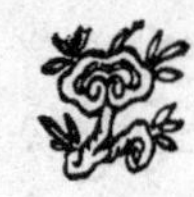

所谓“百脉”，泛指人体的各条经脉；“一宗”，是概言主血脉与朝百脉的心肺。所以，心肺有热，势必影响经脉，反映到人体的各个部位，而不同部位的病证，又多溯源至心肺之本，故“百脉一宗”，旨在概括百合病心肺与血脉这一源和流、本与标的病机关系。“悉致其病”一语中的“其”，为承前代指“百脉”而言，意在说明百脉俱病的病证特点。不难看出，百合病即是由心肺累及百脉的一种病证。其次，从临床表现来看，百合病除“口苦、小便赤，脉微数”，为阴虚内热较客观的证候外，其余如“意欲食复不能食，常默然，欲卧不能卧，欲行不能行，饮食或有美味时，或有不用闻食臭时，如寒无寒，如热无热……如有神灵者，身形如和，其脉微数”等证，既涉及人体各条经脉及所属之脏腑，又非哪一条经脉及所属脏腑能以解释，故对此症状百出，变幻莫测，难以名状，而形体一如常人的病证，以“百脉合病”解释，正切中这一病证特点。再者，从篇中诸方作用机理分析，仲景治疗百合病所用的七张方剂，均有不同程度的清心润肺、滋养阴血作用，并通过其滋阴清热之功，俾心肺复常，则百脉诸症自除。值得注意的是，在此七方中，有用百合组方为功者，但亦有方中不用百合的，如瓜蒌牡蛎散；有以方中百合命方名者，但亦有不用百合名方的，如滑石代赭汤。充分说明仲景治疗百合病所用的地黄、知母、滑石、瓜蒌根、鸡子黄等，均有清心润肺的作用，并非百合一药所独有。所以，用百合一药命百合病之名，有失偏颇。因此，只有将百合病理解为“百脉合病”，既能概括百合病的病证特点，又与运用百合等药治疗百合病的方药不相矛盾，符合仲景的原意。

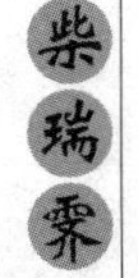

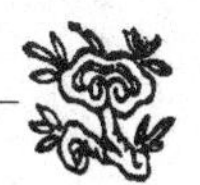

狐惑病命名及成因之我见

《金匮要略》中狐惑病的命名及成因问题，由于历代医家的认识颇不一致，每使后学于此疑窦顿生。鉴于此，笔者略抒鄙见，敬请指正。

1. 狐惑病以其病位及病证特点命名，应改“蜮”为“惑”

考西晋王叔和与宋林亿等编次校订的《金匮要略方论》版本中，狐蜮病之“惑”均作“惑”字。至清，唐容川《金匮要略浅注补正》提出“‘惑’乃‘蜮’字之误耳。蜮字，篆文似惑，传写滋误”后，不少医家迳改“惑”为“蜮”，并认为“蜮”是一种小虫，病以“蜮”为名，意在提示感染虫毒之病因。现行全国高等医药院校教材《金匮要略讲义》，亦从此说。笔者对此不敢苟同。鉴于“惑”与“蜮”二字形近义异，故应澄本清源，以正视听。从该篇条文“蚀于喉为惑，蚀于阴为狐”分析，所谓的“狐惑”是以其病位及病证特点命名的。“狐”与“惑”分称，旨在提示其发病部位，合称意在强调其病证特点。盖以咽喉溃烂为“惑”者，一是因为手少阴心经的支脉，从心系上挟咽喉，湿热蕴毒于心，常随心火上炎以致咽喉溃烂，甚或声音嘶哑，故咽喉溃烂之病位与心经密切相关；二是由于心主血脉，其华在面，故“其面乍赤、乍黑、乍白”，乃气血失其常度，应责之于心；三是狐惑病的“默默欲眠，目不得闭，卧起不安……不欲饮食，恶闻食臭”等见证多端，变化莫测，又与心神被扰有关；四是临床确有以

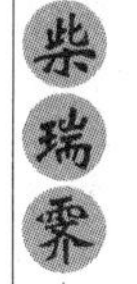

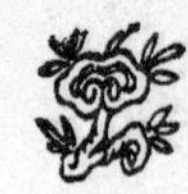

咽喉与二阴溃烂，单独或交替发作者，方用甘草泻心汤治疗亦有效验。盖以阴部溃烂为“狐”者，一是因其病位曲隐难言，又与肝经相关；再者其病证“柔害而幽隐，如狐性之阴也”(《金匮要略心典》)。

如上所述，狐惑之病，既可以咽喉与二阴溃烂同时并见，亦可单独或交替出现，所以狐惑以其病位及病证命名，含义确切，寓理深邃，符合仲景原意。值得指出的是，隋唐之际，巢元方《诸病源候论》与孙思邈《千金要方》两书，均早于林亿等的校订本，接近于王叔和的编次本，有较高的参考价值。其中巢元方认为“狐惑二病者，是喉阴之为病也”；孙思邈亦指出“狐惑之病……其毒在喉咽者为惑病，在阴肛者为狐病”；即可佐证。至于唐容川提出的“‘狐惑’二字对举，狐字着实，惑字托空，文法先不合矣”的论据，正是忽视了仲景以“狐惑”命病位及病证之名的匠心所在；其“‘蜮’字，篆文似惑，传写滋误”的观点，既与医理难通，亦缺乏考校根据。因此，目前教材中应将“狐蜮”之“蜮”改为“惑”字，以恢复仲景原书的本来面目。

2. 狐惑病因于湿热蕴毒，而非感染虫毒

对狐惑病的成因认识，历代注家以持虫病者为多。现行高等医药院校《金匮要略讲义》，亦认为是由于感染虫毒所致。对此，笔者认为有再行讨论的必要。

其一，仲景在论述狐惑病时，并未谈到该病因系感染虫毒，注家中持此论者，多是拘于文中“蚀”字，并引申为“因虫而蚀”的病因来。殊不知“蚀”的本意作名词，用来泛指虫蛀物；而又引申作动词，为侵蚀、亏损之意。文中“蚀于喉”与“蚀于阴”，即属后者，说明咽喉及二

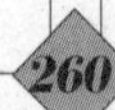

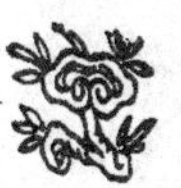

阴部位被侵蚀而溃烂。至于何因所蚀，单从文字分析难以定论。

其二，限于历史条件，仲景当时对病因的诊断，仅借助于以表测里、审证求因的辨证方法，除肉眼可及的蛔虫等肠道寄生虫外，对虫病并无更多、更深的认识。隋巢元方《诸病源候论》对虫病的论述较详，但亦明确指出狐惑病“皆由湿毒气所为也”。

其三，从狐惑与百合、阴阳毒病合篇论述来看，三者在病因、病机上均与热相关，在病证表现上颇相类似，可见神情恍惚，变幻莫测，难以名状，故合为一篇讨论。此外，仲景《金匮要略》书中已有虫病篇，若果真认为狐惑病属于虫病之类，亦绝不会归属于此。

其四，从该条文法分析，仲景以“惑”与“狐”排比对偶，互文见义。若释“惑”为“蜮”，认为咽喉溃烂乃虫毒所致，那么对二阴溃烂以“狐”为名者，又当作何解释呢？由此可见，以“蜮”代指病因，以“狐”形容症状，才属真正的文法不合。

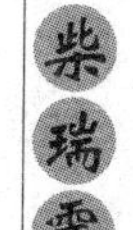

其五，仲景治疗狐惑病的内服主方是甘草泻心汤，该方在《伤寒论》中用治痞证，而于《金匮要略》中则用治狐惑，由于二者病因皆为湿热作祟使然，故可异病同治。若谓甘草泻心汤为治虫毒之方，那么痞证的病因亦很难解释。近年有用龙胆泻肝汤等清热利湿方剂治疗本病，颇有疗效，其方药机理又该当何论？

其六，据现代医学的认识来看，狐惑病颇似“白塞氏综合征”（又称眼、口、生殖器三联综合征）。目前对该病的病因认识尚无定说，有持病毒学说者，有持过敏反应学说者，有持胶原纤维病说者，多数学者认为系自身免疫性

疾病。可见本病的病因问题，在现代医学高度发展的今天尚无定论，何况一千七百多年前的仲景时代呢。同时亦不难看出，后世注家认为该病由虫毒所致的见解，仅属推测而已。

综上所述，狐惑病的成因是湿热蕴毒，病机与心肝两脏相关。湿热毒气随心火上炎，可见咽喉溃烂，甚或声音嘶哑，下注肝经则二阴溃烂；其病变过程中有湿毒偏盛、热毒偏盛与湿热两毒俱盛的不同，临床可用甘草泻心汤、龙胆泻肝汤、当归芦荟丸等方加减治疗。因此，《金匮要略》教材应将感染虫毒之病因，改为“湿热蕴毒”，既符合仲景原意，又与现代医学的认识相吻合。

经方求真

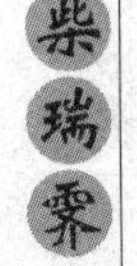

《金匮要略》“蒲灰”的本草考证

《金匮要略》蒲灰散由蒲灰、滑石组成，为清热利湿，祛瘀消肿的有效方剂。由于该方蒲灰一药不详，加之古代本草专著无此记载，故历代医家对蒲灰名实的认识不一。综观诸家之言，有用生蒲黄粉者，有用香蒲烧灰者，有用败蒲席烧灰者。其中以全国高等医药院校《金匮要略讲义》为代表，主张蒲灰以生蒲黄为是，似已成定论。笔者对此持有异议，认为有进一步考证的必要。

1. “蒲灰”并非生蒲黄

在古今医家中，以持“蒲灰”即蒲黄的观点为众，理

由有三。一是认为蒲黄乃鲜黄色之细小花粉，质地轻松，遇风易飞扬，入水则漂浮水面，黏手而不成团，因其形似灰状称为“蒲灰”，如邹润安谓“蒲黄之质，固有似于灰者”（《本经疏证》）。二是根据《神农本草经》所载蒲黄“主心腹膀胱寒热，利小便，止血，消瘀血”来看，该药系利水消瘀之品，尤以利水通淋见长，有治《金匮要略》该方证条文“小便不利”或“厥而皮水”的药性特点。三是从《千金要方》用蒲黄、滑石各等份治“小便不利，茎中疼痛，小腹急痛”分析，其组成、用量、主治病证与《金匮要略》蒲灰散方证相类似，有重要的参考价值。笔者认为，蒲黄具有清热利湿，祛瘀止血的作用，与滑石相配，则利水通淋之功尤著，不仅《千金要方》有记载，且经千百年临床验证，并非言之无理，但以此认为蒲黄即是《金匮要略》蒲灰散中的“蒲灰”，尚缺乏充分的考证根据。

（1）从蒲黄的命名来看。陶弘景云“蒲黄，即蒲厘花上黄粉也”（《本草经集注》）。说明蒲黄由其本草来源与药物颜色命名。而灰色介于黑与白之间，与黄色迥然有别，若称蒲黄为“蒲灰”，则有失其命名之深意。或曰：蒲黄烧灰存性作炭剂用，即呈灰褐色。殊不知仲景用药，其炮制方法或注于药名之后，或述于用法之中，未尝有如此从略，更未见药物因炮制而易其药名者。所以，如果认为蒲黄即是“蒲灰”，既与常理有悖，又不合仲景的用药修治习惯。

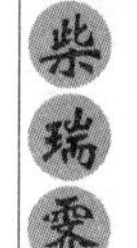

（2）据仲景用药与《神农本草经》的关系分析。《伤寒杂病论》共用《神农本草经》所载药物约136种，占全书用药总数的80%以上，可见仲景用药与《神农本草经》

的药物学知识密切相关。蒲黄首载《神农本草经》，若《金匮要略》蒲灰散中“蒲灰”即是蒲黄，那么仲景为何不用命名考究、众所周知的蒲黄，反而另改药名，取其含义隐晦，鲜为人知的“蒲灰”呢？这不仅与仲景勤求古训，博采众方的严谨治学态度相悖，而且在后世本草著作中从未见有“蒲灰”为蒲黄别名的记载。由此而知，仲景所用“蒲灰”另有所指。

（3）按蒲黄的质地而论。蒲黄质地轻松，易轻扬飘浮，且黏手不成团，形似灰状。但若以此作为蒲黄即是“蒲灰”的佐证，亦有失偏颇。因为与“蒲灰”相配用的滑石，其加工炮制后的质地和蒲黄极相似，为何又不称为“滑灰”呢？因此，邹润安所谓“蒲黄之质，固有似于灰也”的解释，很难自圆其说，且有捉襟见肘之嫌。

（4）以《千金要方》类似方药辨析。《千金要方》为唐代孙思邈所撰，该书集唐以前医学经验之大成，且距汉时不远，其中记载蒲黄、滑石一方，与《金匮要略》蒲灰散的组成、用量、主治颇近似。不少医家以此为由，认为“蒲灰”即是蒲黄，却忽略了孙思邈撰著《千金要方》时，尚未见到《伤寒杂病论》的原书，何况《金匮要略》是自宋代翰林学士王洙于馆阁蠹简中发现后得以流传的。故持此说断定“蒲灰”当是生蒲黄，则欠全面。由此可见，《金匮要略》蒲灰散中“蒲灰”非生蒲黄，亦非生蒲黄炒炭者，而是有另外的药物所指。后世医家以生蒲黄代用“蒲灰”，属于衍化运用的另一回事，不可混为一谈。

2.“蒲灰”以败蒲席灰为是

既然《金匮要略》“蒲灰”非生蒲黄，就只有香蒲灰与败蒲席灰两种可能，其中孰是孰非，亦有待于可靠的本

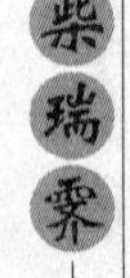

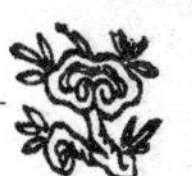

草考证。

（1）从香蒲与败蒲席的功效分析。古代蒲席多用香蒲编织而成，败蒲席即蒲席经久使用之陈久者，二者药源较接近，但功效并不完全相同。《神农本草经》谓香蒲“主五脏，心下邪气，口中烂臭”，说明香蒲乃清利湿热之品。《名医别录》谓败蒲席“主治筋溢、恶疮”，甄权亦指出“破恶血，败蒲席灰也”（《药性论》）。可见败蒲席烧灰后，除能清利湿热，尚有活血祛瘀之功。多数医家认为蒲灰散方证由湿热内蕴，兼有瘀血所致，故以病证测药，当用败蒲席灰为宜。

（2）以古代用药烧灰的炮制方法来看。古代本草专著很早就记载用药烧灰的炮制方法，以适应特殊的临床需要。《名医别录》与《本草经集注》在败蒲席、败船茹、败鼓皮、败天公、人发等药项中，均有“烧作灰”“烧灰”或“烧之”的注脚，说明古人用药烧灰者，多为经使用的陈旧之品或动物毛发。由此可知，败蒲席烧灰已为当时临床所习用，而香蒲在同时代本草著作中，未见类似烧灰的用法与记载。

（3）据《五十二病方》用药情况考证。马王堆汉墓医书《五十二病方》的出土，给研究秦汉时期医药提供了考证依据。从该书用“百草末八灰”“燔髶灰”“取段（锻）铁者灰”及“燔狸皮，治灰，入酒中，饮之”来看，证实汉以前用药烧灰是客观存在的。且该书曾两处用到“故蒲席”或“敝蒲席”，冠于蒲席之首的“故”与“敝”二字，乃“败”与“旧”之意，可见“故蒲席”与“敝蒲席”，即《名医别录》所载“败蒲席”。尤其从“令伤者毋痛，毋血出，取故蒲席厌⧄⧄⧄燔⧄⧄⧄⧄痏”分析，一是

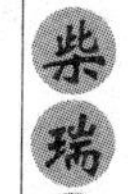

故蒲席“令伤者毋痛，毋血出”，说明败蒲席有祛瘀止血的作用，与后世的本草记载相同；二是“燔”为火烧之意，“痏”乃创伤之谓，此以败蒲席烧灰外敷创伤面的治疗方法，使败蒲席的功效与炮制方法，从《名医别录》的记载上溯若干年，并佐证香蒲与败蒲席的作用不完全相同。因此，《金匮要略》当时用败蒲席烧灰是完全可能的。

3. 结语

鉴于“蒲灰”本草名实的争议千百年来悬而未决，本文考证《金匮要略》蒲灰散中“蒲灰”即败蒲席灰，在于澄清汉代本草“蒲灰”的名实所指，恢复仲景用药的本来面貌，揭示后世以蒲黄代用败蒲席灰的缘由所在。绝不能因蒲黄可代败蒲席灰为功，即认定“蒲灰”是生蒲黄，亦不应该认为《金匮要略》蒲灰散中“蒲灰”即败蒲席灰，而否定蒲黄的现代临床使用。至于败蒲席灰能否继续使用，应结合临床实际与现代药理综合研究。

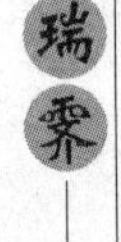

论大柴胡汤无大黄

《伤寒论》大柴胡汤一方，历代多数医家认为应有大黄，现行全国高等院校《伤寒论选读》及《方剂学》教材均列大黄于本方中。然亦有认为大柴胡汤无大黄者。笔者认为，推究大柴胡汤有无大黄，应着眼于《伤寒论》的整体内容，溯本求源，才能得出符合原书本意的正确结论。

一、大柴胡汤应有大黄的理由欠足

综观诸家之言，认为方中有大黄的理由有四：①王叔

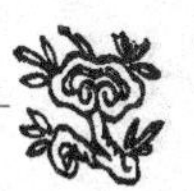

和编次、林亿等校订本的方后注云："一方加大黄二两。若不加，恐不为大柴胡汤。"②据原文"与大柴胡汤下之则愈"一语，测知方中当有大黄。③大柴胡汤证中有呕不止、心下急、郁郁微烦、心中痞硬、呕吐而下利等为阳明里实证，无大黄何以攻下里实。④征之临床，大柴胡汤用于胆囊炎、胰腺炎和急性胃肠炎等，大黄为必用之药。

笔者认为上述理由欠足。①从方后注文不难看出，王叔和、林亿等编次校订《伤寒论》时，所看到的底本并无大黄，故云"一方加大黄二两"。对于其他书有大黄的观点，校订者是赞同的。出于保持《伤寒论》的原貌，才在方后注文中提出自己的看法："若不加，恐不为大柴胡汤。""恐"本身就有商榷之意，所以"恐不为"不等于"不为"大柴胡汤。当然方中无大黄既可能系传抄脱落，也可能是后人所加，单凭此说，难以定论。②持"下之则愈"为方中当有大黄者，多是拘于"下之"二字。殊不知《伤寒论》中"下之"含有多意，如107条中"胸胁满微呕，日晡所发潮热"，显系大柴胡汤证，而用大柴胡汤"下之以不得利"，说明本方仅能使大便通畅，并不应该出现下利，可见此处"下之"二字与承气汤"下之"的含义有所区别。同样道理，252条"与小承气汤和之愈"，也不能认为小承气汤就是和解之剂。类似提法在《伤寒论》中并非一处，因此不能据"下之"二字即言方中必用大黄。诚如冉雪峰所说，此"非下阳明乃下少阳，仍是少阳内枢下枢之意……若谓本方原有大黄，或必用大黄，则牵制本方外枢之力"。此"外枢""下枢"，是借以说明小柴胡汤和解少阳枢机偏于升，大柴胡汤偏于降而已，颇有破疑解惑之见地。③大柴胡汤证是由小柴胡汤证发展而来，

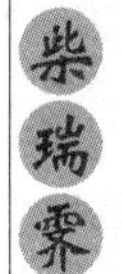

除见往来寒热、胸胁苦满，尚以呕不止、心下急、郁郁微烦、心中痞硬、呕吐而下利为其主症。此乃少阳枢机不利，里气壅滞之故。认为大柴胡汤证为阳明里实者，多释心下痞硬，是热结胃脘之象，下利是热结旁流所致。岂不知热结旁流为阳明腑实之重症，至此下利清水臭秽，而腹满痛不减，按之坚硬有块，并见循衣摸床、撮空理线等神志症状，其病情危笃，绝非大柴胡汤力所能及。若照此推理，栀子豉汤证由于无形邪热内扰胸膈，致“胸中窒”“心中结痛”及栀子厚朴汤证的“心烦腹满”，不也属于阳明腑实证不成？其实，呕吐而下利，是胃气壅滞、升降失常的反应，与心中痞硬并见，说明无形热壅气滞较甚，与阳明有形之里实热证迥然有别。因而用大黄攻其里实的说法难以成立。④《伤寒论》方，旨在示人以法，大柴胡汤广泛用于胆囊炎、胰腺炎等，显示出其古方今用的强大生命力。但绝不能因为现在用治此类疾病必用大黄，即反证大柴胡汤方当有大黄，强加于古人。目前临床多用小柴胡汤加石膏治疗原因不明兼少阳证之高热，疗效确切，能否说明小柴胡汤原方当有石膏？不言而喻，《伤寒论》原方组成与后世在此基础上的加减运用不同，以此作为论据，毫无说服力。至于现代使用本方多用大黄，那是后世扩大运用范围，加减变化的另一回事。因此，柯韵伯认为“此方是治三焦无形之邪热，非治胃腑有形之实邪……仲景不用大黄之意晓然。后人因有下之二字，妄加大黄以伤胃气，非大谬乎”是不无道理的。

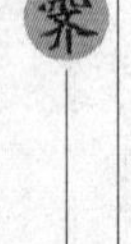

二、大柴胡汤当无大黄的根据

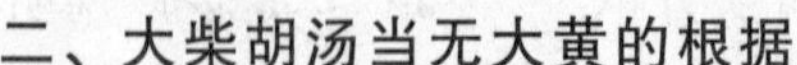

除上述论证外，大柴胡汤当无大黄，尚有以下六方面

根据：①按治则分析，《伤寒论》209 条指出："伤寒呕多，虽有阳明证，不可攻之。"少阳以呕为主症，大柴胡汤更是"呕不止"，可见本方证确属禁攻之例。仲景既言呕多见阳明证者也不可用攻，何况本方不具有阳明证，其禁攻下，已显而易见。210 条又云："阳明病，心下硬满者，不可攻之。"其心下硬满系热结胃脘，胃气壅滞，与阳明腑实的部位有上下之别，性质有无形、有形之分。若但据心中痞硬或心下硬满，贸然攻下，必伤中气，每致下利之变证，故言方有大黄，则与原书治则相悖。②从煎服法来看，大柴胡汤系"去滓再煎"法。《伤寒论》中去滓再煎方剂的特点，多属于和解之剂，且寒热并用，具有扶正祛邪的作用。再煎之目的，是使其药性更加协调，作用和缓持久，所以大柴胡汤以此煎法，其功效主治不言自明。相反，《伤寒论》凡具泻下作用的方剂，不论其作用大小，均未见有此种煎法。故若言本方泻下，似与理难通。③以大黄煎煮时间而论，《伤寒论》汤剂用大黄者计 12 方，除大承气汤、柴胡加龙牡汤大黄后下少煎外，余者均与他药同煎，并根据病情的需要，煎煮时间长者由七升煎至三升，短者由三升煎至一升半。惟大柴胡汤"以水一斗二升，煮取六升，去滓再煎，取三升"。虽《伤寒论》汤方煎药非以时计算，但大黄从一斗二升煎至三升，足见其为久煎。据现代药理研究，大黄主要含有泻下成分（蒽醌苷）和收敛成分（鞣质）两种，若煎煮时间过长，泻下成分破坏，收敛成分煎出，非但不能泻下，相反会出现便秘的副作用。故以此旁证，本方亦当无大黄。④依方后注文来看，《伤寒论》运用泻下方剂的原则是得效即止，慎勿过剂。如大承气汤方后注明"得下，余勿服"，小承气

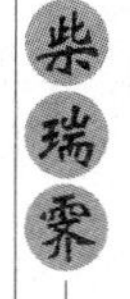

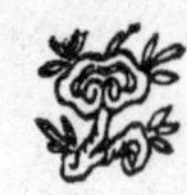

汤亦注明“初服者当更衣，不尔者尽饮之，若更衣者勿服之”。而大柴胡汤仅强调“温服一升，日三服”，并无类似注文，证明原方本身并无泻下作用。⑤从仲景名大小诸方来看，多是据其程度不同而有所区别。如承气汤根据阳明腑实热结的程度不同方有大小之分；建中汤由于中焦虚寒的轻重不同方有大小之异……柴胡汤与上理相同，也是根据少阳枢机不利，郁热内蕴的程度不同而方有大小之别。因此，小柴胡汤与大柴胡汤均为和解少阳之剂，具有疏解少阳、宣泄郁热的作用，所不同者是小柴胡汤病证较轻，大柴胡汤病证较重而已。⑥与《金匮要略》联系比较，《金匮要略》用大柴胡汤仅一见，从条文“按之心下满痛者，此为实也。当下之，宜大柴胡汤”来看，很难说明本条即是大柴胡汤证。按照通常的说法，大柴胡汤主治少阳阳明合病，就应具备少阳与阳明两经证候，若但以心下满痛为实，宜大柴胡汤下之，那么大柴胡汤证与三承气汤证还有什么区别？鉴于历史等客观原因，《金匮要略》中文字错简存疑甚多，故以《金匮要略》大柴胡汤有大黄，论证《伤寒论》大柴胡汤有大黄，似有不妥。再者，仲景不可能在同一时间内，在同一著作中，写出两个名称相同，而药物不同的方剂。因此，不论《伤寒论》抑或《金匮要略》的大柴胡汤，均当无大黄。

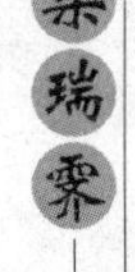

最后值得说明的是，现在使用大柴胡汤已不再用去滓再煎法，且方用大黄又多系后下，这就与《伤寒论》的原意不尽相同。若按今之用法，硬套《伤寒论》中的大柴胡汤证，势必会得出与原书不同的结论来。古今对本方有无大黄聚讼不已的主要原因，就是将《伤寒论》的原意与后世的运用混为一谈，这个教训应引以为戒。

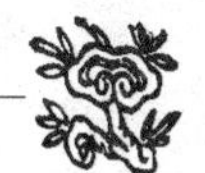

《金匮要略》大柴胡汤亦无大黄

——兼答谢晓英同志的商榷

《山西中医》1987年第3期发表了笔者的《论大柴胡汤无大黄》一文（以下称为《原文》），曾谈到"《金匮要略》用大柴胡汤仅一见，从条文'按之心下满痛者，此为实也。当下之，宜大柴胡汤'来看，很难说明本条即是大柴胡汤证"；并根据《伤寒论》与《金匮要略》原为《伤寒杂病论》一书，认为"仲景不可能在同一时间内，在同一著作中，写出两个名称相同，而药物不同的方剂"；最后提出"不论《伤寒论》抑或《金匮要略》的大柴胡汤均当无大黄"的论点。对此，谢晓英同志的《大柴胡汤有无大黄之我见——兼与〈论大柴胡汤无大黄〉一文商榷》（以下简称《商榷》）提出异议，认为《金匮要略》大柴胡汤有大黄。鉴于《原文》侧重于《伤寒论》大柴胡汤无大黄的论证；且限于篇幅，未能对《金匮要略》大柴胡汤亦无大黄作更多的论述。加之持《金匮要略》大柴胡汤有大黄者，绝非《商榷》一文。因此有必要与同道们作进一步的商讨。

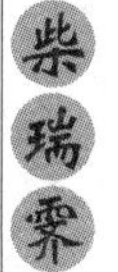

1. 考证《金匮要略》大柴胡汤有无大黄的前提

《伤寒论》与《金匮要略》均出自仲景之手，原名《伤寒杂病论》，后经王叔和编次、林亿等校订时，将其中伤寒与杂病的不同内容分别刊行，流传于世。事实上，《伤寒论》中论有杂病，《金匮要略》亦涉及伤寒，二者相互补充，为密切相关的有机整体。因此，研究仲景学说，

应着眼于《伤寒论》与《金匮要略》的整体内容，才可能得出符合原书本意的正确结论。考证仲景的大柴胡汤有无大黄亦不能例外。

2.《金匮要略》大柴胡汤亦无大黄的根据

本文除保留原文的主要论点，并补充论证如下。

（1）从仲景重复用方规律分析。仲景于《伤寒论》与《金匮要略》中重复使用的同名方剂凡 34 首，除大柴胡汤，余 33 首方剂在药物组成、功效主治、方后注等方面完全相同，说明仲景两书制方用药的一致性。由于《伤寒论》与《金匮要略》原为一书，是后世编次校订者根据该书的不同内容，考虑到“百病之急，无急于伤寒”，人为的予以分开，故仲景不可能在同一时间内，在同一著作中，写出两个名称相同而药物不同的方剂。显然，在大柴胡汤有无大黄二者之间，若非传抄脱落，便系后人所加，其中只能有一个是正确的。既然《商榷》作者赞同《伤寒论》大柴胡汤无大黄的观点，那么《金匮要略》大柴胡汤亦当无大黄。认为仲景有两个组成不尽相同的大柴胡汤，不仅于理难通，且缺少旁证依据。

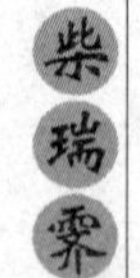

（2）据仲景方剂加减命名来看。仲景制方用药严谨，为历代医家称道，若方中药物稍事增减，或药量有所更动，则功效、主治甚至方名都相应发生变化。仅以与大柴胡汤相对应的小柴胡汤和小柴胡加芒硝汤为例说明，小柴胡汤乃和解少阳之剂，然对少阳兼里实者，仲景于小柴胡汤中加芒硝二两，兼泻阳明里实，则更名小柴胡加芒硝汤。照此而论，《商榷》认为《金匮要略》大柴胡汤有大黄，那么仲景为何不取名“大柴胡加大黄汤”，而反用同一方名称谓呢？这与仲景严谨的治学态度相悖。

（3）以仲景方剂加减运用而论。仲景制方既有严格的原则性，又有高度的灵活性，常常在把握汤方与病证相对应的同时，通过灵活加减化裁，以适应病机相同而证候兼夹的病情变化。例如小柴胡汤，其方后注即有“若胸中烦而不呕者，去半夏、人参，加栝蒌实一枚……”等七种不同的加减运用方法。如果说《伤寒论》大柴胡汤无大黄，《金匮要略》大柴胡汤需要通过增加大黄，针对兼夹里实的病证，仲景完全可以运用方后加减的形式予以说明。今亦未见在方后注明类似的加减使用方法，因而反证《金匮要略》大柴胡汤亦当无大黄。

（4）从煎服法及大黄煎煮时间佐证。尽管《伤寒论》与《金匮要略》大柴胡汤在现行本中组成上存在着有无大黄的不同，但二者方后均注明系“去滓再煎”法。仲景去滓再煎方剂的特点，多为和解之剂，且再煎的目的，是使药性更加协调，药效缓和持久。相反，仲景凡具有泻下作用的方剂，不论其作用大小，均无此种煎法，若《金匮要略》大柴胡汤当有大黄泻下，则与去滓再煎的用意相悖。此外，据大黄的煎煮时间佐证，《伤寒论》与《金匮要略》大柴胡汤方后云：“以水一斗二升，煮取六升，去滓，再煎温服一升，日三服。”高学山对此指出“以一升三服计之，则再煎下，当有取三升三字”（《高注金匮要略》）。说明该方后注少“取三升”三字，恐系传抄脱落所致，否则前后文意不衔接。若认为《金匮要略》大柴胡汤有大黄，而大黄从一斗二升煎至三升，足见其为久煎。现代药理研究表明，大黄的泻下成分（蒽醌苷）不耐高温，煎煮时间过长则被破坏，相反大黄的收敛成分（鞣质）大量煎出。以此久煎，非但不能泻下，往往还会出现便秘的副作用。

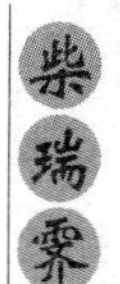

因此，即使《金匮要略》大柴胡汤有大黄，亦因其久煎而失去泻下作用。

(5) 依仲景方后注文辨别。仲景运用泻下方剂的原则是得效即止，慎勿过剂。如大承气汤方后《伤寒论》注明“得下，余勿服”;《金匮要略》亦注有“得下止服”。小承气汤方后，《伤寒论》注云“初服者当更衣，不尔者尽饮之，若更衣者勿服之”;《金匮要略》亦注曰“得利则止”。虽两书方后注文字略有不同，但其实际含义却完全相同。而于大柴胡汤方后，无论《伤寒论》，还是《金匮要略》，仅强调“温服一升，日三服”，并无“得下止服”等类似注文，可见两书的大柴胡汤本身并无泻下作用。综上所述，《金匮要略》大柴胡汤亦当无大黄。

3. 关于《金匮要略》大柴胡汤证的商榷

首先，《金匮要略》用大柴胡汤仅一见，且论证亦较简略。《商榷》认为：“仲景在这里用的是省略法，如果不互相联系、对照，光从条文看，则很难说明本条是大柴胡汤证了。”本文十分赞同这种前后联系、互相对照的学习方法。但若认为《金匮要略》大柴胡汤有大黄，于此论证则犯有逻辑推理错误。因《金匮要略》大柴胡汤证条文仅一见，显然《商榷》强调的是与《伤寒论》联系对照。问题在于《商榷》既承认《伤寒论》大柴胡汤无大黄，又提出《金匮要略》大柴胡汤有大黄，故用无大黄的大柴胡汤证论证有大黄的大柴胡汤证，难免自相矛盾，而有捉襟见肘之嫌。

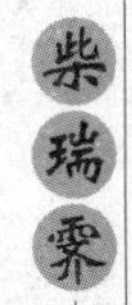

其次，对《金匮要略》大柴胡汤证应作全面分析。《金匮要略》大柴胡汤证见于“腹满寒疝宿食病”篇，该篇方证有偏于实热者，如大承气汤证等；有属于虚寒者，

如大建中汤等；亦有寒热虚实夹杂者，如大黄附子汤等。《商榷》根据条文“腹满，按之不痛为虚，痛者为实”，认为“心下满痛”是“内有实邪，实邪当下”，对此笔者持有异议。因该篇有：“心胸中大寒痛，呕不能饮食，腹中寒，上冲皮起，出见有头足，上下痛而不可触近，大建中汤主之。”其中“心胸中大寒痛”已至“上下痛而不可触近”的程度，仲景却用温中补虚、散寒止痛的大建中汤，可见虚寒重证亦可见疼痛拒按似实的病证，同时说明该篇第2条“病者腹满，按之不痛为虚，痛者为实”为腹满腹痛的辨证常法，而大建中汤证则属于变法。仲景寓辨证的常变方法为一体，熔病情的寒热虚实于一炉，体现了丰富的辨证思想。所以，单以“心下满痛”认定为“阳明里实”是不足为据的。此外，与《伤寒论》联系比较，大柴胡汤证亦有“心下急”“心下痞硬”等，若认为此亦为阳明里实，那么《商榷》承认《伤寒论》大柴胡汤无大黄又作何解释呢？照此而论，栀子豉汤证由于无形邪热内扰胸膈，以致“胸中窒”“心中结痛”等，不也属于阳明腑实证了吗？不难看出，无大黄的大柴胡汤证，因少阳枢机不利，里气壅滞，亦可见到“心下满痛”，绝非全由有形之里实而成。

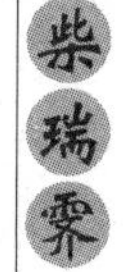

再者，从《金匮要略》大柴胡汤证的病机进行辨疑。对于《金匮要略》大柴胡汤证条文“此为实也”一句，多数医家释“实”为有形之实邪内结。《商榷》虽未明言，但以《金匮要略》大柴胡汤有大黄的观点，亦与之相同。本文认为“此为实也”之实，当指邪气实而言，此有《伤寒论》“阳明之为病，胃家实是也”的提纲内容为佐证。鉴于《金匮要略》大柴胡汤无大黄得到充分考证，故以方

测证，“此为实也”之“实”，当系无形之实而已。至于该方证“当下之”的治法，《原文》对仲景“下之”的多种含义作过论证，于此不赘。

总之，《金匮要略》大柴胡汤证，应与《伤寒论》的有关条文合参。《伤寒论》大柴胡汤证条文多言其常，《金匮要略》则强调于变，二者在脉因证治诸方面是一个整体，不能分割开来。《金匮要略》大柴胡汤证置于“腹满寒疝宿食病”篇，还有与其他方证比较鉴别，辨证治疗之深意，切忌望文生义，断定“心下满痛”即阳明里实，“当下之”为大柴胡汤有大黄等结论。

结语

由于《金匮要略》大柴胡汤证条文论述简略，给《金匮要略》大柴胡汤无大黄的论证带来困难。好在《伤寒论》与《金匮要略》均出自仲景之手，故本文采取“内证法”的逻辑推理原则，即以仲景学说本身考证大柴胡汤有无大黄这一争议问题，因而避免了认识上的主观随意性。因此，《原文》“不论《伤寒论》抑或《金匮要略》的大柴胡汤，均当无大黄”的论点，无疑是能够成立的。

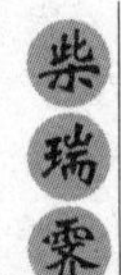

《伤寒论》四逆散方证病机探析

古今医家对《伤寒论》四逆散方证的病机见仁见智，认识颇不一致。现行全国高等医药院校《伤寒论讲义》与《方剂学》教材，亦有很大分歧意见。归结起来，约有三种不同观点。其一，认为属于热厥。如成无已认为“伤寒

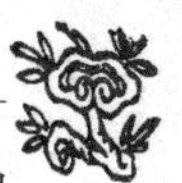

邪在三阳，则手足必热，传至太阴，手足自温，至少阴则邪热渐深，故四肢逆而不温也”（《注解伤寒论》）；柯韵伯认为“阳邪内扰于阴分为热厥”（《伤寒附翼》）；吴昆与王晋三进一步指出“此阳邪传至少阴，里有热结，则阳气不能交接于四末，故四逆而不温”（《医方考》）；“此四逆由于热深而厥也”（《古方选注》）。全国高等医药院校四版《方剂学》教材亦持此说。其二，认为属于寒厥。如钱天来指出“此所谓少阴病者，即前所云脉微细，但欲寐之少阴病也”（《伤寒溯源集》）；舒驰远分析该方证时认为“腹痛作泻，四肢厥冷，少阴虚寒证也，虚寒协饮上逆则咳，凌心而悸，中气下陷则泄利下重，此又太阴证也；小便不利者，里阳虚，不足以化其气”（《新增伤寒论集注》）。全国高等医药院校五版《方剂学》教材，认为本方证属少阴病，但由脾气素虚，又因外邪传入少阴而抑遏阳气，不得至于四肢所致。其三，认为属于阳郁或热厥轻证。如吴谦等谓“凡少阴四逆，虽属阴盛不能外温，然亦有阳为阴郁，不得宣达而令四肢逆冷者……今但四逆无诸寒热证，是既无可温之寒，又无可下之热，惟宜疏畅其阳，故用四逆散主之”（《医宗金鉴》）；全国高等医药院校《伤寒论选读》认为本方证“乃肝气郁结，气机不利，阳郁于里，不能达于四肢而致四逆”；《伤寒论讲义》进一步指出：“本条四逆属于热厥轻证……实际由于肝胃气滞阳郁。”以上所论，孰是孰非，有必要加以讨论。

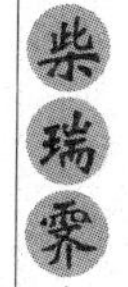

1. 赞同病机为热厥者，着眼于外感传经热邪由表入里，内扰阴分，俾阳气内郁不达四末，似极有理。但若将此说置于《伤寒论》热厥证治内容中加以分析，则有牵强附会之嫌。盖因《伤寒论》热厥之病机，乃邪热炽盛或与

肠胃有形积滞互结，闭遏阳气不达四末而成，所谓“热深者厥亦深，热微者厥亦微”，说明邪热的轻重与厥逆的程度密切相关，热厥的临床特征除四肢厥逆，并见身热烦渴，口干咽燥，口气秽浊，神昏谵语，或腹中满痛拒按，舌苔黄燥或焦黄起刺，脉滑实或沉迟有力等。若本方证果属热厥，条文中除“四逆”主证外，余则“或咳，或悸，或小便不利，或腹中痛，或泄利下重”，哪一个能反映邪热炽盛或里实内结之病机？四逆散虽具清解郁热的作用，但并不足以清热泻火或泻下热结；况且方中加减用药除茯苓甘淡，余则皆系温热之品，亦不支持热厥之说。尤在泾对此指出“旧谓此为治热深发厥之药，非是。夫果热深厥深，则属厥应下之例矣，岂此药所能治哉”（《伤寒贯珠集》）。可见，四逆散方证病机属热厥的观点不能成立。

2. 主张病机属寒厥者，根据该方证条文冠以“少阴病”二字，认为必然具有“脉微细，但欲寐”的少阴提纲证，其主证“四逆”亦由少阴阳气虚衰，阴寒内盛，使阴阳气不相顺接所致。殊不知少阴病篇冠以“少阴病”的条文，其用意是多方面的。如少阴三急下的大承气汤证，由于阳明里实燥热灼伤真阴，恐成土燥水竭之势，故当急下阳明之实，以救少阴欲绝之阴，方证条文冠以“少阴病”，则寓防微杜渐之意。四逆散方证冠以“少阴病”，则是与四逆汤等方所治“四逆”相区别。诚如柯韵伯所谓“仲景因有四逆证，欲以别于四逆汤，故以四逆散名之”（《伤寒附翼》）。不难看出，少阴病篇的条文冠以“少阴病”，并不一定都是少阴病；其他病篇的一些条文，如太阳病篇的四逆汤证、干姜附子汤证、茯苓四逆汤证等，尽管未以“少阴病”冠首，实际上亦是少阴病。若四逆散方证病机

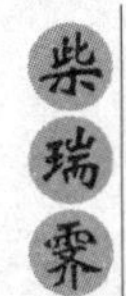

果属少阴病之寒厥，则当回阳救逆，急用大剂附、姜之辈。相反，四逆散不仅无一味回阳救逆药，而且剂型取散，与仲景治疗寒厥的用药和剂型相悖。或认为四逆散方后加减用药有附子、干姜、桂枝等温阳之品，岂不知其加减用药乃针对“或然证”而设，并非用治“四逆”。所以，不论从该方证首冠“少阴病”的含义，抑或以方测证分析，四逆散方证病机属寒厥的观点，多出于某些注家的臆测。

3. 认为病机系阳郁或热厥轻证，这种观点虽较热厥与寒厥之说切合实际一些，但亦有两点值得商讨。一是“阳郁”与热厥容易混淆。因“阳郁”乃肝胃气滞，使阳气不达四末所致；热厥因邪热炽盛，闭遏阳气，亦属阳郁不达。所不同者，前者肝胃气滞为其因，阳气内郁系其果，后者邪热内炽为其因，阳气闭遏系其果，二者均以“阳郁”为共同病机。若谓四逆散方证病机属“阳郁”，不仅易与热厥之病机相混同，而且其四肢厥逆的病证特点亦难以囊括。二是热厥轻证与本方证病机不相符。热厥因邪热闭遏阳气，热乃病机之本，厥为病证之标，四逆散方证虽可有热，但属肝胃气滞，阳气内郁的结果，与热深厥深，热微厥微的热厥病机有根本的区别。若云该方证为热厥轻证，难免捉襟见肘，不能自圆其说。

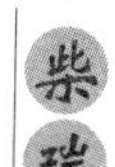
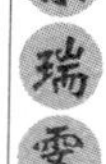

笔者认为，四逆散方证病机当属“气厥”。理由有四。首先，“气厥”即因气致厥，肝胃气滞，阳气内郁为其病机，四肢厥逆为其病证。以“气厥”的概念表述，既充分反映该方证病机与病证特点，又与热厥、寒厥之说相对应，起到鉴别比较的作用。其次，从《伤寒论》整体内容来看，古今医家根据厥证的不同成因，而有寒厥、热厥、

痰厥、水厥、蛔厥、脏厥之分，若谓四逆散方证属“气厥”，不仅使《伤寒论》厥证的辨证内容系统化，又利于后学的理解与运用，从而提高辨证论治水平。再者，据四逆散方证分析，肝胃气滞，阳气内郁不达四末，故见四肢厥逆；肝胃气滞，升降失常，影响肺气则咳，影响心气则悸，影响水道通调则小便不利，至于腹中痛，泄利下重，更是肝胃气滞的常见证候，可见该方证能用同一病机圆满解释。此外，按四逆散方作用来看，柴胡疏肝解郁，透达郁阳，枳实行气散结，宣通胃气，并与柴胡升降并用，调理气机；芍药、甘草制肝和胃，益阴缓急，合而成方，共奏疏肝和胃，透达郁阳之功。因此，四逆散方证病机属于“气厥”，既与《伤寒论》厥证论治内容不矛盾，同时又与其方药机理相吻合，符合仲景原意。

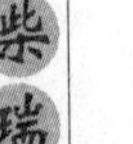

桂林古本《伤寒杂病论》四逆散方证质疑

鉴于古今医家对《伤寒论》四逆散方证认识不一，故有学者根据近代发掘的桂林古本《伤寒杂病论》（简称《桂本》）认为，该方由甘草、附子、干姜、人参组成，证属少阴病之寒厥。对此，笔者认为，《桂本》四逆散方证与用药疑窦颇多，有必要加以商讨。

首先，四逆散方中药量与方后加减药物用量凿枘不合。《桂本》所载四逆散由“甘草二两，附子大者一枚，干姜一两半，人参二两”组成，方后加减用药有“咳者去人参，加五味子、干姜各五分，并主下利；悸者，加桂枝五分；小便不利者，加茯苓五分”。显而易见，该方用量与方后加

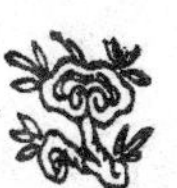

减药物用量有较大差异。综观仲景有加减用药法的方剂，其中原方用药与方后加减用药，不仅计量表述单位相同，用量亦多成正比。如小柴胡汤方中用药，分别以斤、两、升、枚为计量单位，其方后加减药物用量与之相对应。或云汉晋时期度量衡之“分”，即一两等于四分之谓，该方加减药物与主方药量相差不大。殊不知这种方剂用量单位前后表述不一致的情况，不仅现行《伤寒论》版本未曾见到，而且《桂本》所载方剂除此之外，尚再无此例。

其次，四逆散方证与或然证的用药相矛盾。盖《伤寒论》凡有加减用药的方剂，其加减用药乃针对相应的“或然证”而设。如小青龙汤方或然证有“或渴，或利，或噎，或小便不利，少腹满，或喘者”等，方后加减用药则见：“若渴，去半夏，加栝蒌根二两；若微利，去麻黄，加荛花……如一鸡子，熬令赤色；若噎者，去麻黄，加附子一枚，炮；若小便不利，少腹满者，去麻黄，加茯苓四两；若喘，去麻黄，加杏仁半升，去皮尖。”《桂本》中有加减用药的方剂，多与之相同，惟四逆散方证虽有“或咳，或悸，或小便不利，或腹中痛，或泄利下重”等或然证，但方后加减用药，较现行《伤寒论》版本少“腹中痛者，加附子一枚，炮令坼”一句。推究其因，《桂本》中四逆散方已有附子一药，若方后加减用药再次出现，恐与原方药物相出入，故将此一句删改。由此可见，四逆散方证条文有“腹中痛”之或然证，但方后加减用药却阙而未见，说明四逆散方证与或然证用药相矛盾。

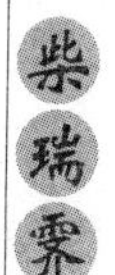

再者，四逆散剂型与主治病证不符。据《桂本》四逆散方中用药来看，该方主治病证当属少阴病之寒厥，足见其阳衰阴盛已至一定的程度。然而，综观《伤寒论》主治

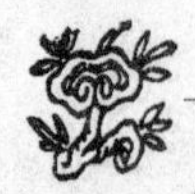

少阴寒厥的四逆汤、通脉四逆汤、白通汤、白通加猪胆汁汤等，均取剂于汤，意在急救回阳。若谓《桂本》四逆散由附、姜、参、草组成，能够回阳救逆，但因其剂型为散，每次仅服用寸匙，亦难达急救回阳之功，况且该方后只注明每次服用药量，未谈一日几服，其注文粗疏，很难令人置信。现代药理研究表明，附子主要含强心与毒性两种成分，前者为消旋去甲乌药碱，与异丙基肾上腺素作用相近，有β受体的兴奋效应，于高温久煎后大量分解；后者系乌头碱，不耐高温，充分煎煮后则水解成低毒或无毒的乌头次碱和乌头原碱，故用于强心时，多入煎剂，《伤寒论》回阳救逆诸方均是如此。相反，附子入散剂，多种药效成分并存，难以发挥其有效的强心作用，且增大毒副作用发生的可能。因此，即使《桂本》四逆散可以用治寒厥，但该方的剂型与主治病证显然不相符。

综上所述，《桂本》四逆散方证及其用药矛盾颇多，疑窦百出，与临床实际运用不符。若以此正误现行《伤寒论》版本中四逆散方证与用药，不仅缺乏考证依据，且难以自圆其说，故不可盲从。

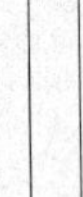

桂枝汤“解肌”之我见

桂枝汤系《伤寒论》第一方，原书谓有发汗、救表、解表、攻表等作用，与麻黄汤共为太阳病本证治疗的代表方剂。但是，《伤寒论》第16条指出：“桂枝本为解肌，若其人脉浮紧，发热，汗不出者，不可与之也。”此条所论为桂枝汤的使用禁例，旨在与麻黄汤相鉴别。也就是

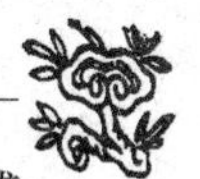

说，桂枝汤与麻黄汤皆有发汗解表的作用，均可用于外感风寒所致的肌表之证。所不同者，前者重在解肌，后者重在解表。笔者认为，解肌与解表的含义不同，二者极易混淆，鉴于目前学术界对桂枝汤解肌功效理解尚缺乏一定的深度，故拟就解肌含义，略陈管见。

1. 肌肤与皮毛是不同的病位层次

“肌”即肌肤，与皮毛相对而言，虽同属于表，但其病位层次有深浅之别。一般来说，六淫之邪侵袭人体为病，或由表入里，要经过皮毛、肌肤、筋脉、六腑、五脏等不同的病位层次。其中皮毛、肌肤、筋脉隶属于表，六腑、五脏隶属于里。所以，临床治疗不仅贵在分清表里，而且还应在表里中再寻表里。《素问·阴阳应象大论》指出：“善治者治皮毛，其次治肌肤，其次治筋脉，其次治六腑，其次治五脏。治五脏者，半死半生也。”这里不仅强调早期治疗和预防的重要性，而且可以看出表里亦各有层次深浅的不同。皮毛、肌肤、筋脉皆隶属于表，然皮毛为表中之表，肌肤、筋脉则为表中之里，故肌肤受邪，其病位层次较皮毛相对为深。《伤寒论》第15、44、45、57、97、169、242、386条等有关桂枝汤方证的条文，所论多为太阳病初起因汗后不解，或下后邪气留于肌肤之间，不宜用麻黄汤，而以桂枝汤治疗，即咎之于皮毛和肌肤是不同的病位层次。柯韵伯指出，太阳病“初起无汗，当用麻黄发汗，如汗后复烦，即脉浮数者，不得再与麻黄而更用桂枝，如汗后不解，与下后脉仍浮，气上冲，或下利止而身痛不休者，皆当用此解外。盖此时表虽不解，腠理已疏，邪不在皮毛而在肌肉，故脉证虽同麻黄，而主治当属桂枝也”（《伤寒附翼》）。此说颇得仲景心法，对理解

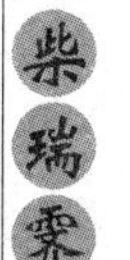

皮毛与肌肤的病位层次，大有裨益。

2. 肌肤与皮毛相关联的脏腑不同

皮毛与肌肤同居体表，然皮毛由肺所主，肌肤乃脾所司，二者与脏腑的生理联系不同。如《素问·五脏生成篇》谓："肺之合皮也……肝之合筋也……脾之合肉也。"因而，皮毛与肌肤受邪，不仅病位浅深不同，而且所影响的脏腑、发生的病理变化也不同。所以，《素问·痹论》在分析肌痹与皮痹对脏腑的影响时指出："肌痹不已，复感于邪，内舍于脾，皮痹不已，复感于邪，内舍于肺"即为佐证。同样，麻黄汤证因寒邪束表，皮毛闭塞，以致影响肺气的宣发肃降，而见无汗、咳喘等肺失宣降之证；桂枝汤证由风邪客表，肌腠不固，进而影响脾气的生化营卫气血之源，而见汗出恶风等营卫不和之证。不难看出，肌肤与皮毛相关联的脏腑是不同的，一旦受邪，其病机、主证亦因之而异。所以，在制方遣药上，麻黄汤以解表与宣肺平喘药相配，而桂枝汤以解肌与和脾益阴、调和营卫之品相伍，充分体现了由于表证相关脏腑不同而治疗配伍亦不同的特点。

3. 解肌与解表是表证的两种治法

鉴于肌肤与皮毛的病位层次与脏腑所主不同，其病机、主证因之各异，二者受邪为病，虽在宏观辨证上皆属表证，但治法用药却不完全相同，故解肌与解表是区别不同表证的两种治法。所谓解表，即解表宣肺、开泄皮毛，为太阳病伤寒表实证而设立，代表方剂是麻黄汤；解肌，即解肌祛风、调和营卫，为太阳病中风表虚证而设，代表方剂是桂枝汤。如柯韵伯认为"解肌者，解肌肉之邪也……不得以发汗独归麻黄，不得以解肌与发汗对讲"

(《伤寒附翼》)。又谓桂枝汤“专治表虚，但能解肌，以发营中之汗，不能开皮毛之窍，以出卫分之邪。故汗不出者，是麻黄证；脉浮紧者，是麻黄脉，即不得与桂枝汤矣”(《伤寒附翼》)。足见解肌与解表不仅是表证的两种不同治法，而且是桂枝汤与麻黄汤功效特点的概括。同时，由于桂枝汤能够发汗以解除表证，故原书又谓其有发汗、解表等作用，而麻黄汤却不能解肌肉之邪，因而不能以解肌互称。据此可知，《伤寒论》谓桂枝汤发汗、救表、解表、攻表，皆是其功用的泛指，可以与麻黄汤互称，而解肌则是与麻黄汤功效相对比而言。

综上所述，肌肤是与皮毛相对而言，是表证受邪较深的病位层次，由脾（胃）所主，其病理变化和营卫失调密切相关；解肌即解除肌肤（肉）之邪，与解表的解除皮毛之邪有所不同。

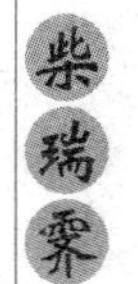

重新认识桂枝汤方证病机与作用机理

古今医家对《伤寒论》桂枝汤方证病机与作用机理的认识，无不与方中桂枝发汗解肌及其配伍药物的作用相关。然据笔者考证，唐代以前本草记载的桂枝，为樟科植物肉桂的树干或粗枝之皮，即今之中药肉桂［见《中药通报》1988 年第 10 期］；仲景方中所用桂枝亦为今之中药肉桂无疑［见《江西中医药》1989 年第 2 期］。鉴于目前所用桂枝与肉桂的药用部分与功效主治不尽相同，历代医家的立论根据有异，故重新认识桂枝汤方证病机与作用机理，显得十分必要。

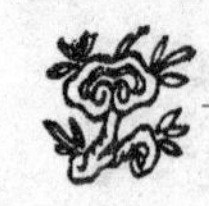

1. 方证病机

桂枝汤证是太阳病中常见的一种证候类型，其方证病机《伤寒论》中称之为“营弱卫强”。对此，古今医家多从正虚与邪实两方面作解，如清代医家吴谦等认为“经曰：邪气盛则实，精气夺则虚。卫为风入则发热，邪气因之而实，故为卫强，是卫中之邪气强也；营受邪蒸则汗出，精气因之而虚，故为营弱，是营中之阴气弱也”（《医宗金鉴》）；刘渡舟教授亦谓“‘卫强’是指风阳并于卫阳，卫分之邪强……汗出伤荣，故为‘荣弱’。‘强’指邪气盛，‘弱’指荣气虚”（《伤寒论诠解》）；全国高等医药院校《伤寒论讲义》及有关专著等均持此说。这种观点不仅与解释桂枝汤中用肉桂的方药机理相悖，而且也不符合《伤寒论》原书的本旨。笔者认为，“营弱卫强”是表述桂枝汤证营卫不和的病机概念。盖因风邪开泄，伤及卫阳，以致卫阳虚弱不得外固；复由腠理疏松，汗液外泄，使营弱而不能内守，故桂枝汤证“营弱卫强”的病机实质，即营与卫二者俱虚。诚如程郊倩指出“荣之弱固弱，卫之强亦弱，凡皆邪风为之也”（《伤寒论后条辨》）。至于“卫强”是否当属邪气实，若与原文12条“阳浮而阴弱，阳浮者热自发，阴弱者汗自出”的论述相参，“阳浮而阴弱”和“营弱卫强”，均为揭示桂枝汤证的病机，“卫强”与“阳浮”，“营弱”与“阴弱”，是互文见义的同一病机概念。如方有执分析说“卫强即阳浮，荣弱即阴弱，互相发明也”（《伤寒论条辨》）。由此可见，“卫强”是与“营弱”对讲，绝非病理性的邪气实，乃风邪开泄，卫阳被伤而浮越外泄，其实质即卫阳虚。同时不难看出，营与卫皆属人体的正气，外感风邪可谓邪气实，但“营弱卫强”只能说

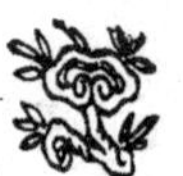

是正气虚。因此，桂枝汤方证“营弱卫强”的病机，为外感风邪，营卫俱虚，以致二者不相谐和。

2. 作用机理

既然考证仲景方用桂枝为今之中药肉桂，那么与目前所用桂枝汤的作用机理是否相同，也就是说肉桂能否发汗解肌，调和营卫呢？对此，笔者的回答是肯定的。首先，肉桂的发汗解肌之功由来已久。《伤寒论》原文多次提到桂枝汤有“发汗”“解肌”“解表”等作用，如果说仲景所用“桂枝”能够发汗解肌，今之中药肉桂亦同具此功。日本人石馆守三等著《日本药局方》一书，不载桂枝，只有桂皮。迄至现代，日本所用桂枝，皆是桂树之皮，即中药肉桂（《临床应用汉方处方解说》）。说明肉桂确能发汗解肌。其次，肉桂的发汗解肌之功有充分的药理学依据。中药肉桂与桂枝所含挥发油，主要有桂皮醛、桂皮酸等，其药理作用能扩张血管，调整血液循环，使血液流向体表，有利于发汗与散热，说明桂枝汤中所用肉桂是能够发汗解肌的。再者，肉桂发汗解肌之功符合中医对发汗机理的认识。《素问·阴阳别论》谓“阳加于阴谓之汗”。对此，张志聪注云“汗乃阴液，由阳气之宣发，而后能充身泽毛……当知汗乃阳气加于阴液”（《黄帝内经素问集注》），吴鞠通亦指出“汗也者，合阳气阴精蒸化而出者也……盖汗之为物，以阳气为运用，以阴津为材料”（《温病条辨》）。这些论述，说明中医的发汗机理，是人体阳气作用于阴液的结果。肉桂乃辛甘大热之品，内可温阳化气以祛寒，外可通阳发汗以解肌，其温通阳气之功作用于阴津而达到发汗解肌。

鉴于桂枝汤方证病机是营卫俱虚以致二者不相谐和，

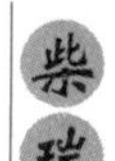

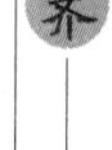

且卫虚又为该病机的主要方面，因而桂枝汤的作用机理，是以肉桂发汗解肌、温补卫阳为君，配伍芍药益阴敛营为臣，同时佐以生姜助桂通阳散表邪，大枣助芍益阴和营血，使以甘草调和诸药并加强其调补营卫之功。全方合用，俾营卫俱补，风邪得去，恢复其营卫协调的生理状态。正是因为肉桂具有温阳祛寒与发汗解肌的双重作用，加之全方诸药的有机配伍，所以桂枝汤既能通阳以发汗，又能温阳以止汗；不仅用于外感病，而且亦能治疗内伤病，具有双向调节的多种作用，从而使“表证得之，为解肌和营卫，内证得之，为化气和阴阳”（《金匮要略论注》）；“不论中风、伤寒、杂病咸得用此”（《伤寒来苏集》）。

3. 认识的引申

重新认识桂枝汤的方证病机与作用机理，不仅在于恢复仲景《伤寒论》制方用药的本来面貌，澄清千百年来产生的不正确认识，而且还能够进一步解决桂枝汤及其类方有关争议存疑的问题。例如：①揭开仲景方中桂枝“去皮”之疑。在《伤寒论》所用桂枝的40余首方中，均于桂枝药后注明“去皮”，多数医家认为桂枝为当年生的细小嫩枝，皮骨一体，难以剥离，且药效在皮，若去之不用，如何能收发汗解肌之功呢？对“去皮”二字提出质疑，并指出为传抄致讹，使后学莫衷一是，无所适从。通过重新认识，不难得出桂枝“去皮”，乃是去其肉桂虚软甲错之枯皮的结论，并非传抄致讹。②正确认识桂枝汤发汗与止汗的双向作用。因桂枝汤证有“汗出”，而功效却谓之“发汗”，故古今医家对桂枝汤的方剂归属是发汗剂抑或止汗剂的争议延续至今，未能定论。通过认识的引

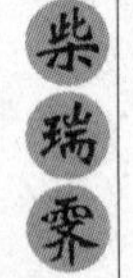

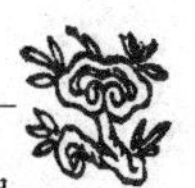

申，可以看出桂枝汤的发汗与止汗作用确属客观存在，是同一作用机理的两种不同药效，由肉桂的温通阳气与发汗解肌双重作用及全方的有机配伍所决定，从而对桂枝汤的双向调节作用有一个正确的认识。③加深对桂枝汤类方作用机理的理解。传统认为桂枝汤是发汗解表剂，其中起主要作用的药物是桂枝与生姜，且有酸敛益阴的芍药、大枣相制约，以使汗不伤正。这种理解，对桂枝汤的类方作用认识带来很多困难。如桂枝加桂汤、桂枝去芍药汤、桂枝甘草汤等方，或加大桂枝用量，或减去芍药，照此推理，岂不更具有发汗解肌作用吗？然而《伤寒论》条文所述与临床运用并非如此。还有甚者，凡见到方中有用桂枝者，如五苓散、桂枝人参汤、桃核承气汤等方，均解释该方证有表证或兼夹表证，这不仅背离了原书条文精神，还使临床运用受到限制。重新认识桂枝汤方证病机与作用机理，可以从肉桂温阳祛寒与发汗解肌双重作用及其配伍上得到正确解释，无疑具有重要的理论与临床意义。

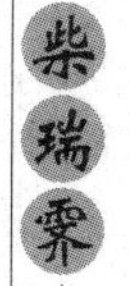

谈甘麦大枣汤“亦补脾气”

《金匮要略》甘麦大枣汤，由甘草、小麦、大枣组成，主治“妇人脏躁，喜悲伤欲哭，象如神灵所作，数欠伸”等症，被公认为养心安神、和中缓急之剂，临床用于妇女以心神不安或精神恍惚为主症的癔病、神经衰弱等病，有良好的治疗效果。然而，对原书甘麦大枣汤方后注“亦补脾气”一语，后世医家鲜有阐发，临床运用亦多忽视。对此，笔者学有一得，试谈如下。

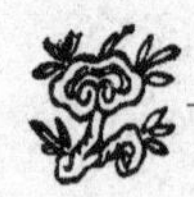

1. 脾气虚弱与心血不足、肝气失调是脏躁的共同病机

观脏躁一证，其病因病机多由素体虚弱，复加忧思过度，情志不畅，久而久之，耗伤心血，劳损脾气，郁遏气机，以致心脾两虚，肝失条达，酿成本证。临床所见本证除精神恍惚，常无故悲伤欲哭，不能自主，心中烦乱，睡眠不安，甚至言行失常，呵欠频作外，尚有明确的神疲乏力等症。说明脏躁的病机，除阴血不足，肝气失调而外，其脾气虚弱也是显而易见的。

2. 甘麦大枣汤“亦补脾气”，有其方药配伍的作用基础

析甘麦大枣汤一方，其中小麦味甘而平，除功擅调养心气，除烦安神，又兼疏肝解郁，补养脾气之功，因能切中心脾两虚，肝失条达之病机，故为方中君药。配伍甘草补脾益气，和中缓急；大枣补益心脾气血，两药皆甘平质润而药性缓和，共为佐使。全方合用，养心之血，缓肝之急，补脾之气，以除脏躁。药仅三味，看似平淡，但配伍得当，与脏躁病机甚合。可见本方“亦补脾气”，与其配伍用药密切相关。

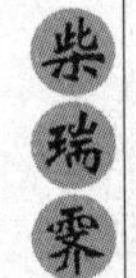

3. 临床拓宽运用本方治疗多种慢性胃肠病有很好的疗效

查现代方书，皆为甘麦大枣汤养心安神，和中缓急；检索文献报道，多用于神经衰弱、癔病等精神神经系统的疾病。所以探讨脏躁病机中的“脾气虚弱”，重视甘麦大枣汤的“亦补脾气”，旨在拓宽本方的临床运用范围。据此，笔者运用甘麦大枣汤治疗多种慢性胃肠病，如过敏性结肠炎、胃肠神经官能症、十二指肠激惹症等，均取得较

好的治疗效果。

仲景方用桂枝为今之肉桂考

仲景方中所用“桂枝”一药，历代医家的认识颇不一致，有谓与今之桂枝相同；有云即今之肉桂；有认为汉代桂枝、肉桂不分，应根据病情酌定。因此，研究仲景学说或探讨本草源流发展，都有进一步考证的必要。

一、从仲景用药与《神农本草经》的关系来看

仲景制方用药以同时代药物学知识为基础。据中国医史文献家最新考证，《神农本草经》定稿不晚于战国末期，而且存在许多早期传本，是我国最早的药物学专著。仲景时值东汉，自然受该书药物学成就的影响。如仲景撰著《伤寒论》与《金匮要略》，共用《神农本草经》所载药物达136种，占两书药物总数的80%以上，其中不载于《神农本草经》的30余种用药，多属谷肉果菜之类，且在方中的使用率亦相对较少。可见，仲景制方用药与《神农本草经》密切相关。然而令人质疑的是，仲景方中用桂枝者达74首之多，但《神农本草经》甚或唐以前本草著作中却查无此名，出现鲜见的方剂用药与本草记载相脱离的情况。众所周知，方药之间的源流发展关系，方剂是由单味药到多味药的反复运用中形成的，为中医用药治病的一大飞跃。仲景绝不可能在前人对桂枝一药毫无认识的情况下，即能对此运用变化得心应手；同时，也不可能于仲景广泛使用此药后的几百年间，诸多的本草著作连起码的记

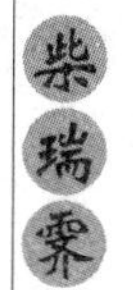

载也没有。显然，仲景方中所用桂枝，与当时的本草记述存在着同物异名问题。披阅唐以前本草著作，记述与桂枝相关的药物，《神农本草经》有称“牡桂”或“菌桂”，《名医别录》则有单称为“桂”者。据此推论，仲景方中所用桂枝，很可能是上述的“牡桂”或“菌桂”，或单称为“桂”者。

二、据本草记述药用部分考证

中药桂枝与肉桂，其原植物均为樟科植物肉桂（*Cinnamomum cassia* Presl），前者为当年生细小嫩枝，后者系树干或多年生粗枝之皮，药用部分迥然不同。因此，考证“牡桂”“菌桂”或“桂”，孰为今之桂枝抑或肉桂，似应以其药用部分的辨别为关键。这些关系到仲景方用桂枝的实际所指。

1. 牡桂

《神农本草经》未见其药物形态与药用部分的描述，给考证本草“牡桂”带来不便。但《神农本草经》的辑述者，于“牡桂”条后引东晋郭璞云：“今之呼桂皮厚者，为木桂及单名桂者是也。一名肉桂，一名桂枝，一名桂心。”说明该书的辑述者和东晋学者，均认为“牡桂”为肉桂树之皮，并有肉桂、桂枝、桂心等异名。《唐本草》不仅赞同此说，而且进一步指出：“此桂……大小枝皮俱名牡桂。然大枝皮肉理粗虚如木兰，肉少味薄，不及小枝皮也。小枝皮肉多半卷，中心皱起，味辛，美。”可见，“牡桂”虽有大小枝皮的不同，但药用部分均为“皮”。尤其从“小枝皮肉多半卷”分析，“小枝”乃桂树多年生粗壮未老之枝，与现在使用当年生的细小嫩枝（即桂枝）截

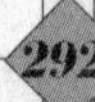

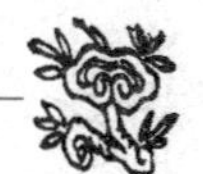

然不同。

2. 菌桂

《名医别录》较《神农本草经》记述药用部分为详。该书于菌桂条下注云："无骨，正圆如竹。"所谓"无骨"，指不带木质的桂树之皮；"正圆如竹"，是描述桂皮卷如竹筒之形状。正如《本草纲目》说："菌桂……别录所谓正圆如竹者，谓皮卷如竹筒。"《唐本草》对此亦明确指出："菌桂……大枝、小枝皮俱是菌桂，然大枝皮不能重卷，味极淡薄，不入药用。"显然，菌桂的药用部分亦是肉桂树之枝皮。

3. 桂

《名医别录》在"桂"条下注云："十月采皮，阴干。"可见其药用部分为肉桂树之皮无疑。《本草纲目》认为"桂，即肉桂也"，并指出："桂即牡桂之厚而辛烈者，牡桂即桂之薄而味淡者，别录不当重地，今并于一。"说明"桂"与"牡桂"同为一物，药用部分皆是肉桂树的枝皮。根据上述，可以认为《神农本草经》的"牡桂"即今之肉桂。

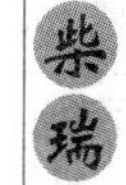

至于本草"牡桂"与"菌桂"是否完全相同，据《唐本草》记载："菌桂叶似柿叶，中有纵文三道，表里无毛而光泽；牡桂叶长尺许……今按桂有四种，惟皮稍有不同，若菌桂老皮竖板无肉，全不堪；其小枝皮薄卷及二三重者，或名菌桂，或名筒桂。其牡桂嫩枝皮，名为肉桂，亦名桂枝；其老者名木桂，亦名大桂。"不难看出，菌桂与牡桂除其原植物树叶形态及枝皮略不同，还有不同的异名称谓应加以区别，但就其药用部分来看则完全一致。

综上所述，唐以前本草著作所载"牡桂""菌桂"及

“桂”，其药用部分皆是肉桂树的树干或粗枝之皮，即今之中药肉桂。至于本草名“桂枝”者，与“牡桂”同物异名，并非今之所用桂枝。仲景为东汉末年人，既然唐以前本草“桂枝”为今之肉桂，那么仲景方中所用桂枝亦是肉桂。否则，不成为无源之水，无本之木吗？

三、按仲景用药修治方法分析

仲景用药十分讲究修治，除炙、洗、炮、熬等炮制方法，还有切、碎、破、擘、去心、去节、去皮加工手段。综观仲景方中所用桂枝，无论用量大小，抑或主次有别，皆注有“去皮”两字。对此有医家认为“去皮”两字属衍文或传抄之讹，如清代吴谦等认为：“桂枝气味辛甘，全在于皮，若去皮是枯木矣。如何有解肌发汗之功？宜删此两字。”张山雷亦说：“桂枝……其效在皮，而仲景反去其皮，可悟传抄之谬。”笔者认为，桂枝“去皮”两字属于衍文或传抄之讹的可能并非不存在，问题是少则几处尚可，而《伤寒论》所用桂枝的43方次中均注明“去皮”，则令人费解。所以，无论原作者仲景，还是编次校订的王叔和、林亿等，既注明或赞同“去皮”必有其所去之理，岂能一错再错，以讹传讹呢？若真属笔下有误，宋金元明时期，研究《伤寒论》的学者蜂起，难道竟无人咎其衍讹，而要至清代才得以纠正。盖今之桂枝为当年生细小嫩枝，皮骨难以剥离，且药效在皮，若去之不用，如何能起治疗作用。据《本草经集注》序录云：“凡用桂心……皆削去上虚软甲错处，取里有味者称之。”“凡方用桂一尺者，削去皮毕，重半两为正。”《本草纲目》亦指出：“牡桂……薄而味淡，去粗皮用，其最薄者为桂枝。”结合上述药用部分考证不难看出，仲景方用桂枝“去皮”，

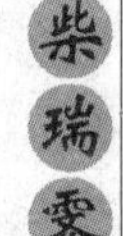

是去浮其皮上“虚软甲错”的“粗皮”。这与唐以前本草桂枝药用部分的考证相一致，同时说明仲景撰著，王叔和、林亿等编次校订《伤寒论》中，于桂枝药后注明或保留“去皮”两字，是十分自然的，不存在衍文或传抄之讹的问题。清代以后对桂枝“去皮”与否的争议，是在没有完全弄清其本草实际所指的前提下进行的。唯陆渊雷独具慧眼指出：“桂枝去皮者，盖古人用粗树枝之枝皮，其外层有虚软甲错之枯皮须去之耳。今用细枝，则无皮可去。”可惜未能引起后世医家的重视。因此，仲景方中所用桂枝为今之肉桂。

四、以仲景方用桂枝的加减命名及现代药理研究佐证

仲景以桂枝为主或加减化裁的方剂，多用“桂枝”全称冠于方名，但也有名方单称为“桂”者。如《伤寒论》121条“……与桂枝加桂汤，更加桂二两也”；又如桂枝去桂加茯苓白术汤、桂枝附子去桂加白术汤等，其方中药物“桂”的加减皆为“桂枝”，说明仲景所用桂枝，当时亦有“桂”之称谓，与《名医别录》的本草记述相吻合。此外，马王堆出土帛书《五十二病方》中，亦有“桂”的药名记载。而且经国内有关专家鉴定马王堆一号汉墓发现的药物“桂”，为樟科植物的桂皮。由此可见仲景方用“桂枝”的实际所指了。

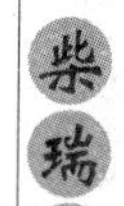

现代药理研究表明，肉桂与桂枝的药理成分基本相同，其含挥发油主要为桂皮醛、桂皮酸等，除能刺激汗腺分泌，扩张皮肤血管，通过发汗加速体温散失而引起解热作用，还有健胃、解痉、镇痛及强心等功效。与《伤寒论》方用桂枝的治疗范围相一致，因此桂枝具有的治疗作用，肉桂亦可同样收功。当然，肉桂较桂枝含挥发油为

多，其辛热之性为大，临床运用应有所区别，故据桂枝汤及其类方对湿热内蕴、内热较盛者禁用。王叔和《伤寒例》谆谆告诫“桂枝下咽，阳盛则毙”等，均可佐证仲景所用桂枝为辛热之肉桂。

五、依本草“桂枝”的名实演变析疑

如前所述，唐以前本草“桂枝”为今之肉桂。那么，现在所用的桂枝源于何处？据考证，今之桂枝原名“柳桂”，始载于宋代陈承《本草别说》。该书云：“今又有一种柳桂，桂之嫩小枝条也，尤以入上焦药用。”文中说明三个问题：①柳桂乃宋代始用的一味新药，与唐以前本草记述有别；②其药用部分为桂之嫩小枝条，与今之所用桂枝完全相同；③其功效特点以治上焦病为宜，符合现在所用桂枝的药性特点。虽然宋代本草著述已有今之桂枝的药物记载，但因是以“柳桂”为名的，因而未能引起后世医家的注意，如同时代的《本草衍义》及《图经本草》等本草专著均无类似记载或说明。

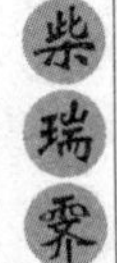

迄至明代，《本草纲目》已认识到“桂（牡桂）之嫩小者为柳桂”，但李时珍亦未另列专条，以致“柳桂”与“牡桂”在药性与运用上仍混为一谈。由于柳桂为柔嫩之细枝条，芬芳馥郁，轻扬升散，较之牡桂似更宜于外感病的治疗，故自明至清，逐渐取代牡桂，并正式称为“桂枝”。如清《本草汇言》指出：“桂枝……体属枝条，仅可发散皮毛肌腠之间，游行臂膝肢节之处。”可见此时的桂枝，在药用部分、功效特点及临床运用等方面，均与“柳桂”相同，从而使唐以前本草“桂枝”发生了名同实异的演变。鉴于宋金元以来，《伤寒论》的研究得以深入开展，

同时因本草“桂枝”的名实未能及时澄清，后世医家很自然地把仲景方中所用桂枝，与明清以后本草所载的“桂枝”联系并等同起来，形成桂枝古今名实不符的史实。南京中医学院（现南京中医药大学）彭怀仁教授考证，大约在清代初期，柳桂才作为桂枝（牡桂）的代用品，并正式称为桂枝至今。因此，仲景方中所用桂枝的名实争议，正是由于忽视了桂枝与肉桂的本草沿革与源流发展而造成的。

结语：考证仲景方用桂枝为今之肉桂，目的在于澄清古代本草“桂枝”名实的沿革与演变，恢复仲景用药的本来面貌，解决深入研究仲景学说中有关争议存疑的问题。绝不是要在现代临床运用上都改桂枝为肉桂。由于中药是在长期的医疗实践中有所认识和不断完善的，故对明清以后将仲景方用“桂枝（肉桂）”改用今之桂枝（柳桂），已经几百年的临证检验，表明更适宜于外感病的治疗，则是应该肯定的，但这毕竟是后世发展使用的另一回事，切不可混为一谈，由此带来重新认识仲景桂枝汤及其类方的治病机理问题，另文论述，于此不赘。

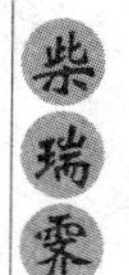

仲景方用人参考

对于仲景《伤寒杂病论》方中所用“人参”一药，历代医家的认识颇不一致。其中有谓与今之五加科人参相同；有云即今之桔梗科党参；有认为古代人参与党参不分，应根据病情酌定。鉴于上述的混乱认识迄今仍争议不决，给研究仲景有关方药机理带来不少困难，加之古今医

家对仲景方用“人参”缺乏认真的考证，每使后学临证无可适从。因此，无论是深入研究仲景学说，抑或探讨人参的本草源流发展，都有进一步考证的必要。

一、《神农本草经》“人参”的名实考证

仲景制方用药与《神农本草经》密切相关。据考，仲景撰著《伤寒论》与《金匮要略》，共用《神农本草经》所载药物达136种，占两书药物总数的80%以上，其中不载于《神农本草经》的30余种用药，多属谷肉果菜之类，且在方中的使用率亦相对较低。所以，欲澄清仲景方用“人参”之疑，当以《神农本草经》“人参”的名实考证为重要前提。

1. 据本草植物形态辨析

《神农本草经》“人参”条下未见其植物与药材形态的描述，据《吴普本草》所载“或生邯郸，三月生，叶小锐，枝黑，茎有毛”来看，经考其中“叶小锐”和“茎有毛”两个形态特点，当系桔梗科党参。但是，陶弘景《本草经集注》对“人参”的植物与药材形态有多种描述，如“上党在冀州西南，今魏国所献即是，形长而黄，状如防风，多润实而甘”，此与桔梗科党参的药材形态相同；又如“人参一茎直上，四五叶相对生，花紫色”，据考其植物形态则是桔梗科党参。桔梗科沙参属植物四叶沙参（轮叶沙参），即今之南沙参。再者，陶氏引高丽人作《人参赞》“三椏五叶，背阳向阴”的植物特征与生长习性，且强调其“如人形者有神”，无疑又是五加科人参。由此可见，《神农本草经》中“人参”之名，确实是囊括今之党参、人参及南沙参3种药物在内。

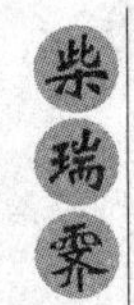

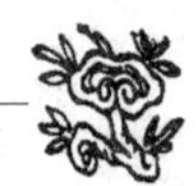

2. 从自然资源分布辨析

古今人参与党参在自然环境中生长，人参主要分布于我国东北地区的辽宁、吉林、黑龙江，以及朝鲜等地；党参主要分布于我国华北地区的山西、河北、内蒙古，西北地区的甘肃、陕西等地。《神农本草经》“人参”虽未言明产地，但《本草经集注》却明确指出：“生上党山谷及辽东。”据考，上党是桔梗科党参最早的发源地，《集注》所载“生上党山谷”的“人参”，当是今之桔梗科党参，这与陶氏描述“形长而黄，状如防风，多润实而甘”的党参药材形态相一致。高丽（地名）系今之辽宁新宾县，亦即战国时期燕国辽东郡属地，是五加科人参最早的发源地，《集注》所载生“辽东”的“人参”，当是今之五加科人参。至于桔梗科沙参属植物四叶沙参，则是桔梗科党参的混乱品种。不难看出，《神农本草经》“人参”之名，实指主产于上党地区的桔梗科党参与辽东地区的五加科人参。

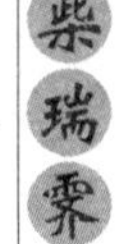

3. 以药物功效辨析

中药人参与党参虽同为补气药，但人参大补元气，救逆固脱，药力较强而持久，宜于急危重病气虚欲脱之证，党参平补和缓，药力较弱且不持久，多用于慢性虚弱性疾病。二者的功效以能否大补元气，救逆固脱为鉴别点。据《神农本草经》“人参……主补五脏，安精神，定魂魄，止惊悸，除邪气，明目，开心益智”，以及《名医别录》“人参……主治肠胃中冷，心腹鼓痛，胸胁逆满，调中，止消渴，通血脉，破坚积”等病证来看，既无急危重病之候，似为桔梗科党参的功效描述。以此佐证，《神农本草经》“人参”的功效记述，是针对桔梗科党参而言。

据上而知，《神农本草经》所载“人参”之名，虽囊

括主产于上党地区的桔梗科党参与辽东地区的五加科人参，但因上党五加科人参的自然资源极少，出现陶弘景所谓“殆不复售”的状况。所以，陶氏对五加科人参的认识，是通过高丽人作《人参赞》中间接获得的，故其对人参类植物和药材形态的描述，以及功效、主治病证的总结，皆是桔梗科党参，以致党参从药用之始便被人为地披上神秘色彩的“人参”外衣，由此形成《神农本草经》人参与党参混为一谈的史实。

二、仲景方用“人参”的名实考证

鉴于古代人参与党参混用不分，《神农本草经》“人参”的记述主要针对桔梗科党参而言，加之仲景制方用药与《神农本草经》密切相关。据此推论，仲景方用“人参”当是桔梗科党参。但是，五加科人参在此之前的药用史实也是客观存在的。所以，仲景方用“人参”是否有二者混用的可能，还是为其中之一，则应从仲景学说的本身进一步考证。

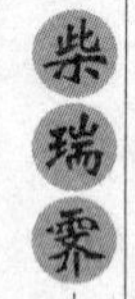

1. 从药物使用情况来看，仲景所撰《伤寒论》与《金匮要略》两书，共用“人参”（除去重复者）36 方次，占全部组方用药的 8.72%。仅《伤寒论》一书即高达 22 方次，位居该书药物使用率第 8 位，说明当时的“人参”药用较为普遍，且主治病证范围很广。就其用量而言，最大者 6 两（如乌梅丸），最小者 1 两（如茯苓四逆汤），多数方剂用量为 3 两（如小柴胡汤、桂枝人参汤，共计 12 方，占 33.3%），可见其常用剂量较大。这在当时五加科人参资源“殆不复售”的情况下，其药用如此普遍，且剂量较重，几乎是不可能的。因此，可以推论，仲景方用

“人参”，只能是桔梗科党参。

2. 从自然资源分布来看，古今五加科人参的自然资源主要分布在东北地区的辽宁、吉林、黑龙江等地，这从陶弘景引高丽人作《人参赞》得以佐证。仲景《伤寒论》与《金匮要略》两书，共用药物 214 味，这些药物的产地绝大多数分布于我国的华北、西北、华南等地，有着明显的地域限制。汉时东北地区还不属汉室所辖，加之当时五加科人参资源缺乏、交通不便等原因，故仲景方用“人参”的药物资源，只有依赖汉室所辖地区的桔梗科党参。

3. 从药物主治病证来看，仲景方用“人参”虽众，但绝无大补元气、救逆固脱之举。如少阴篇四逆汤、通脉四逆汤等回阳救逆诸方，皆不用“人参”。即使太阳篇的茯苓四逆汤，霍乱病篇的四逆加人参汤，少数方中用到“人参”，也是因其“发汗，若下之，疾仍不解”或“利止亡血”而用，且药仅一二两，为仲景“人参”用量最小者。相反在非回阳救逆方中用量较大，这与五加科人参的功效和病情所需大相径庭。诚如陈修园分析所说：“余细味经文，无一字言及温补回阳。仲景于汗、吐阴伤之证，用之以救津液，而一切回阳方绝不加此阴柔之品，反缓姜、附之功”。故四逆汤、通脉四逆汤为回阳第一方，皆不用人参，而四逆加人参汤，以其利止亡血而加之也；茯苓四逆汤用之，“以其汗、下之后也”（《神农本草经读》）。不难看出，仲景方用“人参”，当是桔梗科党参。

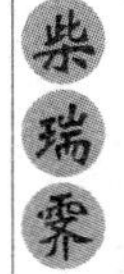

4. 从后世临床用药来看，历代医家虽然对仲景方用“人参”的名实认识不一，但是由于人参资源有限，价昂难得，而党参除大补元气、救逆固脱外，其功与人参不甚相远，故后世医家临床常以党参替代人参，仲景的方剂也

不例外。张山雷指出“凡古今成方之所用人参，无不可以潞党参当之，即百证治之应用人参者，亦无不可以潞党参投之”（《本草正义》）。充分说明党参替代人参药用的可能。复阅现代大量临床资料，同样说明仲景所用“人参”的方剂，皆可用党参收功而效不逊色。由此可见，后世医家运用仲景诸方，多是以桔梗科党参为主，成为仲景方用“人参”临床实际的最好注脚。

结语

综上所述，本文在考证《神农本草经》“人参”名实的基础上，采取“内证法”的逻辑推理原则，以仲景学说本身考证其方用“人参”的实际所指，避免了认识上的主观随意性。因此，仲景方用“人参”即桔梗科党参的结论，无疑是能够成立的。以此探讨仲景配伍“人参”方剂的治疗机理，既恢复了仲景用药的本来面貌，又解决了深人研究仲景学说有关争议存疑的问题。至于现代将茯苓四逆汤与四逆加人参汤等方的“人参”改为五加科人参，则更能提高临床疗效，但这毕竟是后世发展使用的另一个方面，切不可混为一谈。

桃核承气汤用桂枝小议

桃核承气汤由调胃承气汤加桃仁、桂枝而成，为《伤寒论》蓄血证治的一张有效方剂。然而，对于方中配伍桂枝的意义，历代医家的认识颇不一致，影响对该方的正确理解。有鉴于此，笔者不揣浅陋，求正于同道。

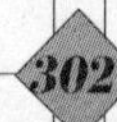

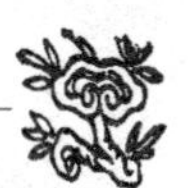

综观诸家之言，桂枝于方中约有以下四方面作用：一是解表，如费伯雄谓本方“有桃仁、大黄、芒硝、甘草以治里，必当用桂枝以解表，仲景立法固无遗漏也”（《医方论》）；王晋三也指出方中“佐桂枝泄太阳随经之余热，内外分解，庶血结无留恋之处矣”（《古方选注》）。二是引经，如吴琨认为本方“用其（桂枝）引大黄、芒硝直达瘀血之巢穴，乃向导之兵也”（《医方考》）。三是行气，如陈蔚曰“桂枝用至二两者，注家认为兼解外邪，而不知辛能行气，气行而血乃行也”（《长沙方歌括》）。四是散血，如罗天益谓“小腹急结，缓以桃仁之甘；下焦蓄血，散以桂枝之辛”（《卫生宝鉴》）；许宏亦云“以桃仁为君，能破血结，而缓其急，以桂枝为臣，辛热之气，而温散下焦蓄血；以调胃承气汤中品味为佐为使，以缓其下者”（《金镜内台方议》）。全国高校《方剂学》第四、五版教材，均认为“桂枝通行血脉，助桃仁破血祛瘀”。

以上四说孰是孰非，有必要加以讨论。①《伤寒论》该方证条文中明言：“……外解已，但少腹急结者，乃可攻之，宜桃核承气汤。”既然表证已解，为何还用桂枝外解太阳之表，诛伐无辜呢？足见解表之说难以成立。②本方证蓄血部位在下焦，而桃仁活血润燥兼入大肠经，合硝黄荡涤邪热，破荡下瘀，已于攻下瘀血中兼有引经作用。而桂枝气味俱轻，辛散外达，何以能引硝黄直抵下焦蓄血之所呢？故引经之说似较牵强。③辛味能散能行，而桂枝之辛在于温经通阳，发汗解肌，并非行气之品。况且仲景行气多用枳、朴等药，而从未有用桂枝行气者，故以行气之功释桂枝之用，恐非仲景原意。④桂枝为辛温之品，而本方证乃热瘀下焦之蓄血，若单释桂枝温散下焦蓄血，不

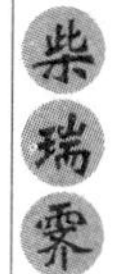

言热因热用之理，难免有蕴理未达之嫌。

故此，笔者认为，桃核承气汤治疗热瘀蓄血之证，方中配伍桂枝乃仲景法中之法，寓深邃的道理于其中。一般来说，血得温则行，遇寒则凝，而桂枝温通血脉，促进血行，于活血方中，可以加强其活血化瘀之效，即上述桂枝通行血脉，助桃仁破血祛瘀，以温散下焦蓄血。但这只是针对瘀血因寒所致或血瘀而兼寒象者而言，如桂枝茯苓丸、温经汤等方即是。然本方之蓄血，虽因热而瘀，而治热以苦寒之品，导瘀以通下之法，仲景又恐苦寒泄热太过反会凝涩血行，不利于瘀血的消散，故特于桃仁、硝黄活血泄热的同时，佐以少量辛散温通的桂枝，清热而无凝涩之弊，化瘀亦无助热之虞，如此寒热相合，去性存用，而有相反相成之功。此外，桂枝辛散上行，若与活血化瘀的桃仁相合，与泻热下行的硝黄同用，不仅制其辛散之性，并随硝黄泻下之势直入下焦，起到定向的活血作用，此乃桃核承气汤用桂枝之真谛。

麻子仁丸方证刍议

麻子仁丸为《伤寒论》“脾约”证治的一张名方，倍受历代医家推崇。由于仲景于此以脉论机，以脉定证，每使后学对其主症、病机存有疑窦，以致影响该方的正确使用。鉴于此，笔者不揣浅陋，略陈管见如次。

一、以脉论之，“小便数”非本方主证

仲景论中言脉，除阐明具体脉象外，往往还有通过论

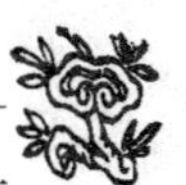

脉以释病机的临床意义，《伤寒论》249条“趺阳脉浮而涩，浮则胃气强，涩则小便数，浮涩相搏，大便则硬，其脾为约，麻子仁丸主之”即是其例。文中“趺阳脉”属足阳明胃经，能候胃气之盛衰；“胃气强”是指病机，提示胃热气盛；“小便数”从字面上看是指症状，但在本条中与“胃气强”排比对偶，其含义已由症状引申为脾阴不足之病机。否则，将本条中“胃气强”理解为病机，而把“小便数”理解为症状，二者是不可能排比对偶、相提并论的，这在《伤寒论》脉法中尚无同例。再从该条文理结构与层次分析，“胃气强”与“小便数”是脾约证的成因与病机，是导致“大便硬”的直接原因，故仲景自释谓：“浮涩相搏，大便则硬，其脾为约。”因此，本条中的“小便数”，实乃脾阴不足之病机的互词，并非该方主症，正是由于对脾约证的原因与结果理解上本末倒置的缘故。

“小便数”不能作为麻子仁丸的主症，还可以从论中其他条文得以佐证。如阳明病篇246条“小便数者，大便必硬，不更衣十日，无所苦也”；252条“小便数，大便因硬者，与小承气汤和之愈”。显而易见，这里所提出的“小便数”，亦是用于说明阳明病的成因与病机。同样道理，若在此将“小便数”理解为症状，那么小承气汤不也应有小便数这一主症吗？事实上，承气汤证到了阳明腑实热结、津液耗伤严重的程度，是绝不会再出现小便数的。

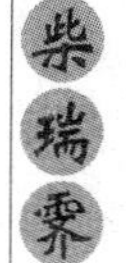

二、以方测之，“脾约”当为脾阴约少

首次注解《伤寒论》的成无己，诠释脾约之“约”，有“俭约之约”与“约束之约”的不同含义。前者是指脾无津液输布而穷约，后者当为脾因胃强之制约，有津液但

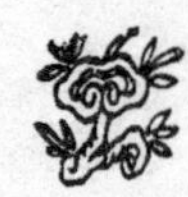

不能输布。由于成氏所云二者的内涵不同，以致“脾约”的概念令人费解。欲澄清此疑，首先从津液的生成、输布和排泄分析，成氏引用《内经》“饮入于胃，游溢精气，上输于脾，脾气散精，上归于肺，通调水道，下输膀胱，水精四布，五经并行”一段经文，说明津液的生成、输布和排泄，是通过肺、脾、肾、膀胱等脏腑共同完成的。如果说脾因胃强之制约，不能输布津液，何以还会“上归于肺，通调水道，下输膀胱”呢？既然不能下输膀胱，那就更谈不上“小便数”的发生。若按某些注家的意见，强阳煎灼弱阴，使脾气约束，以致津液不能输布而偏渗于膀胱，那么，三承气汤方证不比本方证的“强阳”更强吗？以此推理，脾气倍加受到约束，更应成为“脾约”无疑。此外，细加推究，认为津液输布还有一条“偏渗”的蹊径，这在中医理论上缺乏根据。否则，脾虚不能输布津液，以致水湿停留，为何不偏渗而但输膀胱呢？不难看出，“脾约”当是脾阴约少，即成氏所谓的“俭约之约”。多数注家所主“偏渗”之说，实际上是把“小便数”作为本方主症的一种曲解。其次，再从本方的药物组成以测知病机。麻子仁丸是润下与寒下、泻下与养阴作用的合方，方由养阴润下的麻子仁、杏仁、芍药、蜂蜜与通便泄热的大黄、枳实、厚朴两个部分组成，前者益阴增液以润肠通便，后者泻热行气以通下大便。如果认为本方证因脾受胃强之制约，有津液但不能输布，那么方中为何还要配伍大量养阴增液的麻、杏、芍、蜜呢？由此可见，脾约之“约”，当为“俭约之约”，而无“约束之约”之义。因此，“脾约”当为脾阴约少，即脾（包括胃肠）的阴津不足。

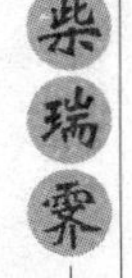

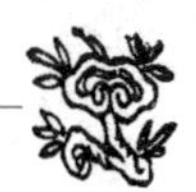

三、脉证合参，正确使用麻子仁丸

由于麻子仁丸泻而不峻，润而不腻，下不伤正，缓而行之，故临床多用于习惯性便秘，有较好的疗效。但是，本方毕竟系泻热与养阴并用，以便秘兼有烦躁、口臭、头晕、乏力、寐差等证为宜。近代经方大家曹颖甫先生，在其《经方实验录》麻子仁丸案中记载：“徐左，能食，夜卧而汗出，不寐，脉大，大便难，此为脾约。”刘渡舟教授《伤寒论诠释》中也曾载一患者，终年嘴唇干裂起皮，常以舌舔润而干裂愈甚，唇皮增厚如痂，痛苦异常，服多种泻火药无效，大便经常秘结难通，然却无所苦，遂断为脾约。上述证治均未提及有小便数之主症，说明使用本方是以大便秘结难通而又有燥热见症者为宜。笔者每用此方治疗燥热津亏之便秘，亦未曾见有小便数者，为此请教诸前辈，均有同感。若临床拘泥于“小便数”为其主症，往往令人无所适从。此外，习惯性便秘多发于老年或久病体弱之人，经常可以见到小便频数或夜尿增多，这是因肾虚气弱所致。由于肾气虚而不运，则大便难解，肾气虚而失摄，则小便频数。其显著的特点是无燥热见证，治宜《景岳全书》济川煎之类。鉴于此种病证与麻子仁丸证类同，临证多表现为大便难解，小便频数，若不加详辨，误用麻子仁丸，势必因凿枘不合而影响治疗效果。

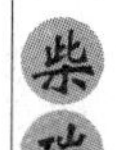

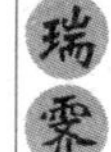

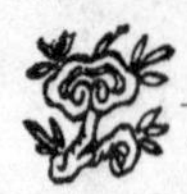

名方管窥

《千金要方》神曲丸更名小议

《千金要方》所载神曲丸为重镇安神、潜阳明目的有效方剂，自《张氏医通》改称“千金磁朱丸”以后，后世医家便通称该方为“磁朱丸”，现行全国高等医药院校《方剂学》教材亦以“磁朱丸”之名予以收录。笔者认为，“神曲丸”的命名寓意深刻，更名后有失原旨，故略陈管见如次。

《千金要方》神曲丸本为心肾失调、水火不济的目疾而设，由神曲四两、磁石三两、朱砂一两组成。因方中磁石入肾，益阴潜阳，镇摄安神；朱砂入心，清心安神。二药合用，既滋肾潜阳，使肾精内充，耳目聪明，又交通心肾，俾水火既济，神志安定。故后世医家皆以此为由更名“磁朱丸”。固然，方中磁石和朱砂的作用颇为重要，但对神曲的选用与命方之名则更具有深意。①神曲本身能治目疾。如《本草纲目》援引倪维德《原机启微》所说：“神曲能治目疾，生用能发其生气，熟用能敛其暴气也。”说明神曲除消谷健脾，还有治目疾之功，与原方所主病证相同。危亦林指出“目疾多因脾胃有痰饮，浸渍于肝，久则昏眩。神曲倍于二味，用于健脾胃，消痰饮，极有方效”(《世医得效方》)。不仅指出目疾与脾胃的病机关系，而且进一步阐明神曲用治目疾之理。②神曲有助于交通心肾。

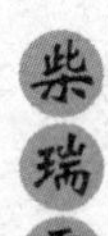

心肾不交、水火不济所致之目疾，病机除心肾二脏失调，中焦脾胃失其斡旋亦为病之关键。神曲消谷健脾，能斡旋中焦，有助于心肾相交，水火既济。如柯韵伯认为“神曲推陈致新，上交心神，下达肾志，以生意智”（《古今名医方论》）；张秉成亦指出“朱砂之入心，磁石之入肾，婴儿姹女，借中土以既济之耳。立方之意，岂浅鲜哉”（《成方便读》）。此说颇有见地。③神曲寓重要的配伍意义。方中磁石、朱砂皆为金石类药物，易于重镇碍胃。神曲健脾助运，与二药相配，既可避免金石之品碍胃之弊，又能使水谷精微速化而上注于目，有相得益彰之妙。

方剂命名的含义是多方面的。《千金要方》神曲丸的命名，旨在强调神曲在方中的重要作用，突出该方的配伍意义，对后学颇有启迪。若按方剂命名的一般方法，改神曲丸为磁朱丸，并非不可，但较之原方命名之旨，则大为逊色。与此同理，如《伤寒论》的十枣汤，为攻逐水饮的代表方剂，其中芫花、甘遂、大戟皆为峻下逐水之品，但反以补养脾胃的大枣名方，似难理解。究其方义，芫花、甘遂、大戟诸峻下逐水药，易伤伐脾胃，损耗正气，故取十枣煎汤送服，缓和峻药之毒，以减少药后反应，使下不伤正，同时提示逐水三药与甘草相反，绝不可贸然用甘草和药解毒。所以方名“十枣”，寓意深远。若根据该方的主药、功效、主治等，更名为“芫花甘遂大戟散”等类似方名，岂不弄巧成拙了吗？因此，笔者认为，现行《方剂学》教材应恢复“磁朱丸”的原名，补充并说明神曲在该方中的治疗作用与配伍意义，这样既有利于对神曲丸方义的深入理解，又与《千金要方》的制方之旨相一致。

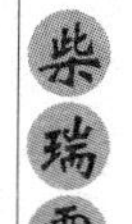

鸡鸣散服药时间得失谈

宋代朱佐《类编朱氏集验医方》所载鸡鸣散，为治湿脚气的著名方剂，因其在鸡鸣（五更）时服药效佳而得名。原书对该方的特殊服药时间与方法论述颇详，然后世方书及临床专著鲜有病案记载者，以致现代使用本方时多被忽略。笔者临床运用此方偶有得失，爰录如次，以资同道借鉴。

张某，男，42岁。1978年8月16日初诊。

患者居处低凹潮湿，宿有脚气疮病，脚趾常出小水泡，瘙痒甚，搔破后流水，经久不愈，每于夏秋之季加重。10天前脚气疮奇痒，搔破后肿胀疼痛，糜烂流水，该校校医诊为“脚趾化脓性感染”，给予内服红霉素、肌注青霉素、局部外敷消炎粉等未效，且逐日加重。余诊时患者自诉足胫肿重无力，麻木冷痛不能任地；视其两脚至足踝部肿甚，足背皮肤多处因肿胀见有2～3cm大小不等的裂口，外渗淡黄色组织液，趾间显露鲜红色糜烂面，并残留紫药水涂敷的痕迹；舌质淡，体胖，苔白滑，脉沉弦而细。辨证为寒湿壅滞下焦、痹阻足胫所致。治以温化寒湿、行气降浊，拟鸡鸣散原方原量。

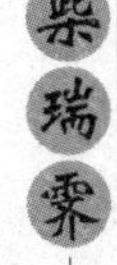

处方：槟榔15g，陈皮30g，木瓜30g，吴茱萸6g，苏叶9g，桔梗15g，生姜15g。2剂，嘱将该方两次煎汁混合，于次日五更鸡鸣时冷服等。

8月17日二诊：服药后其病如故，无明显疗效。始疑辨证不当，药病不符，经仔细诊询，方知病者晨起较

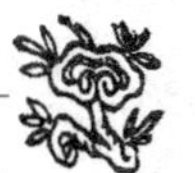

迟，家人未予重视，约于上午8时许服药。余因初遇此病，难以断定属未如法服药之故，思之良久，遂再疏上方2剂以作试探，嘱其切记如法服用。

8月21日三诊：患者欣然告曰，17日晚将首剂方药水煎两次相合约500mL，次晨4：45一次冷服，药后15分钟，腹中肠鸣辘辘，小腹拘急疼痛，30分钟后便意频频，临厕大便稀水如注，不能自已，泻下黑色粪水约2500mL，便后顿觉身轻神爽，两足肿胀十去其七，任地行走不觉麻木胀痛。19日晚余剂如法煎汁，次晨泻下约800mL黑色粪水，除脚趾糜烂疮面尚未全部愈合外，余症悉退。诊后又疏上方，槟榔减为9g，陈皮、木瓜减为24g，2剂，如法煎服，但药后大便稀软，未再泻下黑色粪水。

1979年9月该病再次复作，仍处鸡鸣散2剂而愈。

按：本案患者前后两次均用鸡鸣散治疗，药味剂量相同，唯服药时间有别，则疗效判若天壤。本案首次用药未能如法按时，即未见功。由此可见，鸡鸣散的特殊服法寓有现代时间医学的科学内涵，有待进一步研究探讨。

四物汤补血之我见

——兼与《四物汤补血刍议》一文商榷

《山西中医》1988年5期发表严忠同志《四物汤补血刍议》（简称《刍议》）一文，提出四物汤“既不是一首补血、生血的主方，更不可誉为血虚证之主方”。笔者认为此论有失偏颇，值得进一步商榷。

1. 关于四物汤的补血作用

四物汤有无补血作用，笔者的回答是肯定的。首先，从组方遣药来看，四物汤由熟地黄、白芍、当归、川芎组成，其中熟地黄、白芍为补血佳品，当归具补血与活血双重作用，与补血药合用则补血，与活血药相配则活血。《中药学》将当归与熟地黄、白芍等作为常用的补血药，说明当归有较好的补血作用。本方4味药中有3味是补血之品，其补血之功毋庸置疑。其次，从原方主治病证而论，《太平惠民和剂局方》谓此“调益荣卫，滋养气血”，本身就能补血；而冲为血海，任主胞胎，故该方证“冲任虚损”即寓血虚之病机，所治“月水不调”“崩中漏下”等证，不仅是形成血虚的重要原因，还可使血虚加重。所以，本方证是由冲任虚损、营血虚滞所致。再者，从方剂的分类概念分析，补血剂“是以补血养血的药物组合，用于治疗血虚病证的方剂……多以熟地黄、当归、芍药、阿胶等品为主要组成部分”。四物汤以熟地黄、白芍、当归补血养血，配伍川芎活血祛瘀，补血而不滞血，行血又不伤血，补行结合，在补血的同时兼有调血之功，但以补血作用为主。如果说四物汤不能补血或无补血作用，那么方中大队补血药该如何解释呢？可见，《刍议》提出“四物汤没有补血之功”的论点，显然不能成立。

至于《刍议》认为：“治疗血虚不补其气非其治也，不用温药血难复也。四物汤纯属阴药，阴类不能生，且有克伐脾肾阳气之嫌，何况全方无益气生阳药，岂有生阴血之道理。”此论强调补血配伍益气生阳药的重要性，无疑是正确的，但又颠倒了补血与补气的主次关系。盖因气血同源，气能生血，血以载气，气虚可致血虚，血虚亦累及

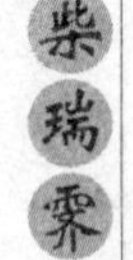

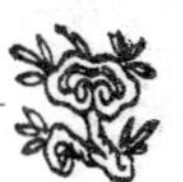

气虚，故补气与补血方剂常多交叉配伍，如补气的补中益气汤配当归；补血的当归补血汤配黄芪，圣愈汤配黄芪、人参等。这种配伍虽能增强原方的功效，但非该类方剂的主体。补血剂中配伍补气药，仅是一种手段，通过补气以增强其补血之功，方剂实验研究表明，补气与补血药合用，能促进人体红细胞的生成，单纯补气却没有促进作用[《中成药研究》1979；(5. 9)]。因此，补血方剂是以补血药为主，在补血的前提下配伍补气。若按《刍议》的论点，补血剂以补气为主，没有补气便不能生血，那么补气与补血方剂又当如何区别？当然，四物汤补血作用有其局限性，如柯琴说“此方能补有形之血于平时，不能生无形之血于仓卒”（《删补名医方论》），但绝非没有补血作用。

2. 关于四物汤的补血机理

中医补血的方法多种多样，诸如养血补血、温阳化血、填精补血、祛瘀生新等。归纳起来有三种形式：一是直接补血，以补血养血药为主补益。二是间接补血，通过审证求因，针对血虚的病因治疗，如补气、温阳、填精、祛瘀等，间接达到补血的目的。三是直接补血与间接补血相结合，以补血养血药为主，结合血虚病证的不同成因，分别与补气、温阳、填精、祛瘀等药相配，标本兼顾，相得益彰。第三种形式运用范围广泛，临床疗效显著，是中医最常采用的补血方法。四物汤即属此类方剂，其中熟地黄、白芍、当归补血养血，能直接补养已虚之血；同时熟地黄“滋肾水，益真阴”（《珍珠囊》）；“填骨髓，长肌肉，生精血”（《本草纲目》）；又有填精补血的间接作用。此外，当归活血调经，与川芎活血祛瘀相合，既制熟地黄、白芍纯阴滋补之性，又祛瘀生新，流动血行，兼顾血虚多

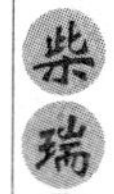

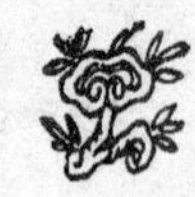

滞之病机，亦有间接补血的作用。现代方剂学研究表明，活血祛瘀药具有扩张血管，加速血流，促进新陈代谢的作用，与补血药产生协同作用，使补血能力增强（《中医治法十论》）。因此，四物汤的补血机理，除直接补血养血外，还有填精补血与祛瘀生新的间接补血作用。显而易见，根据补气生血与温阳化血之理，《刍议》否认四物汤的补血作用，难免有以偏概全之嫌。

3. 关于四物汤的方剂归属

四物汤的方剂归属，古今医家有列入理血剂与补益剂的不同，涉及方剂学的分类方法问题，很有必要澄清。一般来说，凡具两种以上作用的方剂，必有一种功效起主导作用，方剂学往往根据其主要作用进行分类。当然，由于医家主观认识上的偏差，也可能出现同一方剂分类不统一的情况。四物汤方剂的归属不一的原因，主要是古今方剂分类方法不同所致。如明代吴昆《医方考》“血证门”28首方中，包括四物汤、当归补血汤、八珍汤、犀角地黄汤、四生丸、止血散、丹溪咯血方等，从其主治来看，“血证”系指血虚和出血两类病证。吴昆谓四物汤“血不足者，此方调之”，说明该方属血证门中的补血方剂。清代汪昂《医方集解》将四物汤归属“理血之剂”，从其证治内容分析，理血之剂主治的“血证”，包括血虚、血瘀和出血三类，其中补血方剂除四物汤，还有当归补血汤、归脾汤、人参养荣汤等。可见，补血方剂在明清时期是归属“理血之剂”的。《刍议》提出《汤头歌诀白话解》将四物汤排在“理血之剂”，这是因为《汤头歌诀》亦为清代医家汪昂所著，故其分类方法与《医方集解》相同。不难看出，《刍议》以四物汤曾归属理血之剂为由，认为

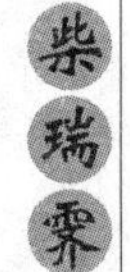

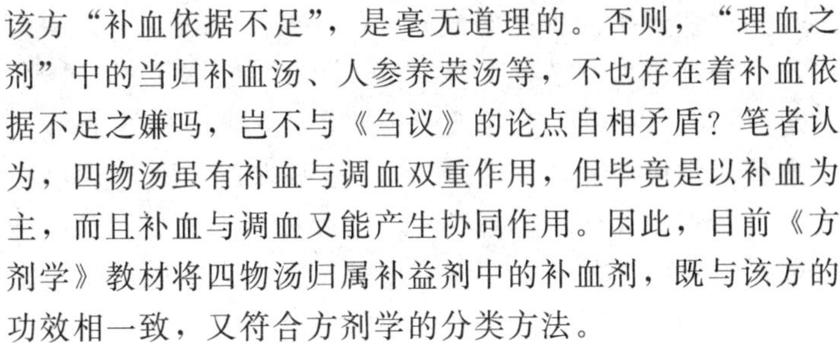

该方“补血依据不足”，是毫无道理的。否则，“理血之剂”中的当归补血汤、人参养荣汤等，不也存在着补血依据不足之嫌吗，岂不与《刍议》的论点自相矛盾？笔者认为，四物汤虽有补血与调血双重作用，但毕竟是以补血为主，而且补血与调血又能产生协同作用。因此，目前《方剂学》教材将四物汤归属补益剂中的补血剂，既与该方的功效相一致，又符合方剂学的分类方法。

苏子降气汤中当归析义

《太平惠民和剂局方》苏子降气汤系降气平喘、祛痰止咳的著名方剂，然对其中当归的配伍意义，历代医家如汪昂、张璐、张秉成、唐容川等，或以当归“润以和血”（《医方集解》），或以“温散滞血”（《千金方衍义》），或以“导血归经”（《成方便读》），或以“补血”（《血证论》）等作用诠解。全国高等医药院校二、四、五版《方剂学》教材，亦多从养血与润燥两方面作解，并引《神农本草经》“当归主咳逆上气”为证。因上述观点未能揭示该方配用当归之旨，致使后学于此疑窦顿生。笔者认为，当归温润，为补血活血之佳品，方中配伍该药寓意颇深，有重要的理论与临床意义。

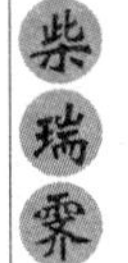

首先，本方主治为痰涎壅肺、肾不纳气所致咳喘之证。由于气与血之间关系甚密，而长期痰壅气逆，血亦因之不顺；且血之不和，又会影响肺气的肃降，进而使痰壅气逆加重。故大凡痰壅气逆之咳喘证，每寓有气血逆乱之病机。据临床观察，长期患有肺气逆乱的慢性咳喘或哮喘

者，均存在着不同程度瘀血阻肺的病机与脉证。有人用血府逐瘀汤加减治疗哮喘，取得较好的疗效［《上海中医药杂志》1984.（11）：9］；或对一些慢性咳喘反复发作经久不愈者，常以辨证处方为基础，每加桃仁，则疗效更好［《中医杂志》1989.（2）：59］，皆可佐之为证。当归味辛性散，为血中之气药，于本方中调气活血，兼顾肺气逆乱与瘀血阻肺之病机，故能加强该方降逆止咳之功。笔者临床治疗慢性咳喘或哮喘病，常在降气平喘、祛痰止咳的同时酌加当归，往往使其疗效益彰。由此可见，当归"主咳逆上气"，是以其调气活血作用为药理基础的。

其次，本方痰涎壅盛之证，病因虽较复杂，但终由津液所化。既然体内部分津液已化为痰涎，且至痰涎壅盛的程度，可测知其津液也相对的不足；若日久不愈，势必会导致阴血亏损。诚如周学海指出"多痰者，血必少"（《读医随笔》）。加之温燥化痰药多偏辛温香燥之性，又易伤人阴血，故该方配伍当归温润补血，既补已伤之阴血，又制方中温燥伤血之弊，俾温而不燥，补而不滞，化痰与养血兼顾，以收相反相成之妙。它如《景岳全书》金水六君煎之方，既用二陈汤燥湿化痰，又配当归、熟地黄滋阴养血，体现了相同的配伍方法。不难看出，本方所用当归，又与其补血润燥之功是分不开的。

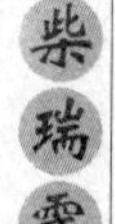

再者，肺与大肠相表里，肺气长期上逆不降，必然会影响大肠腑气的通降，相反，大肠腑气不通，又能加重肺气的上逆，故临床所见慢性咳喘或哮喘患者，常多兼见大便不畅或便秘等证。方中当归质润多脂，既可养血润肠，又能通降大肠腑气，有利于肺气的肃降与并发症的兼治，此又为本方妙用当归之处。笔者于慢性咳喘或哮喘诊治

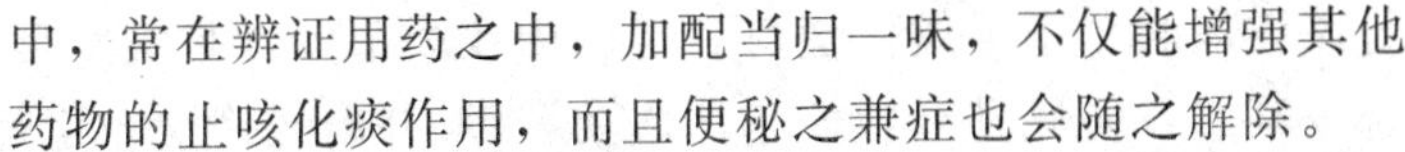

中，常在辨证用药之中，加配当归一味，不仅能增强其他药物的止咳化痰作用，而且便秘之兼症也会随之解除。

综上所述，苏子降气汤中当归具有调气活血、养血制燥、润肠通便等作用，究其妙用之理，对于正确理解该方的配伍用药颇有裨益，而且对慢性咳喘与哮喘等肺系疾病的证治，亦能拓宽其思路。

玉屏风散之我见

《丹溪心法》玉屏风散，为益气固表、祛风止汗的有效方剂，主治表虚自汗、易感风邪之证。该方用药精当，配伍巧妙，倍受古今医家推崇。然综观明清以来有关方书，对其方名释义、方剂归属、剂型选择的认识，或有悖原旨，或争议未决，影响该方的深入理解和正确使用。鉴于此，笔者谈几点不同看法。

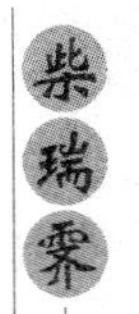

1. 方名释义

玉屏风散的方名释义，古今医家皆以其功效特点立论，如清代柯琴指出“此欲散风邪者，当依如屏，珍如玉也”（《古今名医方论》）；全国高校《方剂学》五版教材亦谓：“方名玉屏风散，是取其益气固表而止汗泄、御风邪之功，有如御风的屏障，而又珍贵如玉之意。”对此，笔者不敢完全苟同，认为该方命名之义除功效特点外，主要与药用防风密切相关。理由有三：其一，防风别名“屏风”，首见《名医别录》，顾名思义，防风具有防御和屏挡风邪的作用。《增补内经拾遗方论》指出：“屏风，防风之别名，防风能御风邪如屏障也。”不难看出，防风之别名

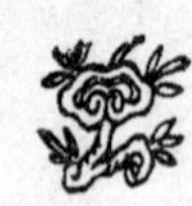

与该方取名“玉屏风”似有一定的内在联系，恐非偶然巧合。其二，防风具有敛汗止汗之功，《增补内经拾遗方论》载防风“治泄风自汗，用之如神”；《长沙药解》谓防风“敛自汗、盗汗”；《本草正》在论防风配伍时说“若随实表补气诸药，亦能收汗”。说明防风既能祛风散邪，又可御风止汗，这与该方所治表虚自汗，易感风邪者颇相一致。其三，丹溪制方命名，有善取药物古别名之喜好，如《丹溪纂要》越桃散，即山栀子一味，煎加姜汁合服，栀子别名“越桃”（亦见《名医别录》），故以此名方。这类制方取名方法，宋金元时期不乏其例，如《儒门事亲》越桃饮子，由栀子、豆豉二味组成，亦取栀子古药别名为方。可见，丹溪取用防风别名“屏风”来命名该方，有充分的旁证根据。综上所述，玉屏风散用黄芪为君补肺气以实皮毛，白术为臣健脾气以实肌肉，佐以防风既助黄芪、白术益气固表之功，又能祛风散邪，御风止汗，而有双向调节之妙。由此可见，玉屏风散以其方中防风之别名“屏风”命名，寓有双重含义，不仅高度概括了本方的功效特点，又深刻揭示了其中防风的治疗作用与配伍意义。

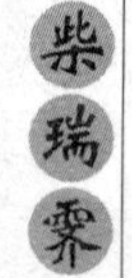

2. 方剂归属

玉屏风散的方剂归属，历来有两种不同观点。一种认为属补益剂，如清代汪昂《医方集解》、吴仪洛《成方切用》等，全国高校《方剂学》二版教材亦持此说。一种认为属固涩剂，如全国高校《方剂学》四、五版教材，以及现代许多方剂学专著等，均是这种观点。二者孰是孰非，抑或各有其理？涉及方剂学的分类方法问题，笔者认为本方归属补益之剂，较为合理。首光，从方剂分类的概念分析，固涩剂是以固涩药为主组成，具有收敛耗散、固涩滑脱的作用，治疗气血精津耗散滑脱之证的方剂。玉屏风散由黄芪、白术、防风三药组成，其中主要药物黄芪、白术为补益药，防风虽能御风止汗，但毕竟是与其祛风散邪的作用相反相成，属于解表之品。可见，全方未用一味固涩药，就更谈不上是以固涩药为主，这与固涩剂的概念完全相悖。其次，从玉屏风散主治病证来看，该证自汗病机是由脾肺气虚而卫表不固、营阴易泄所致。诚如吴昆指出"卫气一亏，则不足以固津液，而自渗矣"（《医方考》）。所以，本方重在益气固表而使汗液自止，属治病求本之法。由于自汗的原因是多种多样的，病机有区别，程度有轻重，故具体治法亦不完全相同，绝不能因为玉屏风散能够治疗自汗之证，就简单地将其归属于固涩剂。否则，桂枝汤用治伤风自汗，补中益气汤用治气虚自汗，不也同样可归属于固涩剂吗？因此，《方剂学》教材及有关专著，应将玉屏风散重新划入补益剂中，这样不仅与该方的组成、主治相一致，还可避免固涩剂概念认识上的混乱。

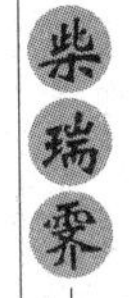

3. 剂型选择

玉屏风散原作散剂，每次煎服三钱（9g）粗末；现代临床多改用汤剂，每次用量相对较大。由于剂型不同，药量大小有异，故其功效主治亦不完全相同。临床使用究竟以何种剂型为好？笔者认为应针对具体病证酌情选用。一般来说，对于表虚自汗或易感风邪之证，适宜于散剂，可小剂量长期服用，这是因为：其一，久病体弱之人不胜骤补，改用汤剂以后，往往因量大壅补，易滞塞气机，药力反难行于体表，欲速则不达。岳美中老中医曾用玉屏风散预防习惯性感冒，大剂煎服二三剂，虽能取效一时，但服药后患者胸闷鼻干，又常复发如初。此后岳老以本方作散

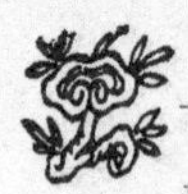

剂久服，不仅获效并能使之巩固。其二，防风的祛风散邪与御风止汗的双向作用，与其药量大小密切相关。防风小量能升阳达表、固护卫气以御风止汗，又能与益气固表之黄芪、白术起协同作用，此时防风尚不足以祛风散邪，故李东垣谓防风："若补脾胃，非此引用不能行。"（《中药大辞典》）这从东垣所制升阳益胃汤等方配用小量防风，以奏补气健脾之功，即可为证。否则，大量防风过于升散，不仅有耗气之虞，而且能疏泄腠理，与益气固表止汗之意相悖。另外，本方现代常扩展用于气虚外感之人，证见恶寒微热，头痛汗出，脉浮而虚者，对此则宜汤剂暂服，这是因为剂型更换后，防风用量较大，突出其祛风散邪之功，借其汤剂以速解外邪；黄芪、白术益气补虚，同时又加强防风解表祛邪之功。朱良春老中医用此法治疗气虚外感，常收佳效。近年来，笔者综合以上两种剂型之长，针对气虚外感之证，采取先汤后散的方法，先用玉屏风散汤剂祛风解表，待表证解除后改用散剂益气固表，既可缩短病程，又能巩固疗效。总之，深明该方剂型与功效之间的内在联系，便可择宜选用，不致拘泥。

越鞠丸释名小议

对《丹溪心法》越鞠丸的方名释义，历代医家有两种不同的认识。一是认为以方中主药栀子、川芎命名，如李时珍指出"丹溪朱氏治六郁越鞠丸中用越桃（即栀子的别名）、鞠穷（即川芎的别名），故以命名"（《本草纲目》）。一是认为以该方的功效特点命名，如吴昆分析说"越鞠

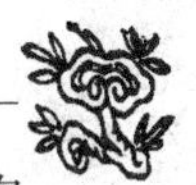

者，发越鞠郁之谓也”（《医方考》）；张秉成亦谓“越鞠者，发越鞠郁之意也”（《成方便读》）。两种认识迥然不同，孰是孰非，每使后学无所适从。笔者认为，越鞠丸的方名释义，当以后者为是，理由有三。

1. 越鞠丸为丹溪总解气、血、痰、火、湿、食诸郁而设，该方后注云：“越鞠丸，解诸郁，又名芎术丸。”说明越鞠丸又有“芎术丸”之异名。大凡同方异名的方剂，因名方的着眼点不一，其含义亦各不相同，若有一用方中主药命名，余则或以方剂功效，或以主治病证，或突出与该方某一相关因素等，不可能出现两个均以方中主药命名，而具体药物又不尽相同的方剂，尤其出自一人之手的同方异名的方剂更是如此。从该方又名“芎术丸”来看，显然易见，此名是以方中主药川芎、苍术而定。若再释越鞠丸是以越桃（栀子）、鞠穷（川芎）名方，不仅与其同方异名的芎术丸在确定主药上不相符合，而且又与方剂命名的规律相矛盾。

2. 丹溪认为郁病的成因虽较复杂，但以中焦气机失常为要，指出“郁病多在中焦，中焦脾胃也，水谷之海，五脏六腑之主。四脏一有不平，则中气不得其和而先郁矣”（《医方集解》）。强调中焦气机失常是六郁病机的关键，丹溪论郁颇重中焦，由此可见一斑。从越鞠丸主治六郁胸膈痞闷，脘腹胀痛，吞酸呕吐，饮食不消等症分析，乃中焦气机升降失常使然。所以丹溪在郁病的治疗用药上认为“人身万病皆生于郁，苍术、抚芎，总解诸郁，随症加入诸药，凡郁皆在中焦，以苍术、抚芎，开提其气以升之；如食在气上，提其气则食自降矣，余仿此”（《丹溪治法心要》）。既然丹溪强调郁病以中焦为要，又用苍术、川

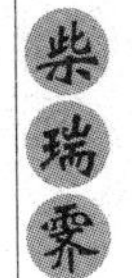

芎总解诸郁，足以说明越鞠丸以苍术、川芎为主药，加之该方又名“芎术丸”，更突出了丹溪治郁用药的这一特点。若认为越鞠丸以栀子、川芎为主药，又以其药物别称名方，岂不与丹溪的组方用药本旨相悖？

3. 熟谙丹溪治郁用药之心法，莫若其门人弟子。如戴元礼在校补《金匮钩玄》一书时说：“郁者，结聚而不得发越也。当升者不得升，当降者不得降，当变者不得变化也。此为传化失常，六郁之病见也。”这里既阐明了郁病与中焦气机升降、传化功能失常密切相关，又进一步揭示其病机由“结聚不得发越”所致。不难看出，丹溪治郁之法在于使结聚之气得以发越，俾中焦的气机升降与传化功能得以恢复。顾名思义，“越”即“发越”之谓，“鞠”乃“弯曲”“抑郁”之义，“越鞠”则是该方发越鞠郁之气功效特点的概括。可见，吴、张二氏的释名之谓，颇合丹溪制方命名之心法。至于时珍以方中栀子、川芎之别称注释该方名之说，虽可备一家之言，然就丹溪立法制方、治病用药等方面综合分析，有失其原旨，故不足为凭。因此，《丹溪心法》同方异名的越鞠丸与芎术丸，前者以方剂的功效命名，后者据方中的主药命名，二者并行不悖，各寓深意。

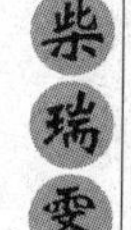

越鞠丸君药小议

《丹溪心法》越鞠丸，由苍术、香附、川芎、神曲、栀子组成，为总解气、血、痰、火、湿、食诸郁而设。然对该方何药为君，后世医家见解不一。有人认为香附行气解郁为君，也有人主张六郁之中何郁为甚，便以何药为君。如气郁甚者香附为君，湿郁甚者苍术为君，血郁甚者川芎为君……笔者则认为，越鞠丸是以苍术、川芎为君。首先丹溪指出“郁病多在中焦。中焦脾胃也，水谷之海，五脏六腑之主。四脏一有不平，则中气不得其和而先郁矣”（《医方集解》）。而从越鞠丸主治六郁所致胸膈痞闷，脘腹胀痛，吞酸呕吐，饮食不消的主症分析，亦多归咎于中焦气机升降失常。故丹溪治郁旨在发越鞠郁之气，恢复中焦气机升降和传化功能。苍术、川芎行气运脾，能胜此任，故为君。其次，丹溪解郁用药每以苍术、川芎为主。认为“人身万病皆生于郁，苍术、抚芎，总解诸郁，随症加入诸药。凡郁皆在中焦，以苍术、抚芎，开提其气以升之；如食在气上，提其气则食自降矣。余仿此”（《丹溪治法心要》）。且越鞠丸方后云“又名芎术丸”，说明方中君药应是川芎和苍术。再者越鞠丸为总解“六郁”变通之方，而非单纯疏肝解郁之剂。秦伯未明确指出“本方系一般行气解郁的主方，不是肝气的主方……郁病多在中焦，脾胃失其升降。如果误为解郁便是疏肝气，先失其本意了”（《谦斋医学讲稿》）。而解郁之法，丹溪也是从恢复中焦气机升降着眼的。因此，虽然香附既可疏肝解郁，又能理脾下气，在方中有着重要的配伍意义，然其功能偏重于疏理肝气，如果以此物为君，未免与丹溪制方本旨有悖。

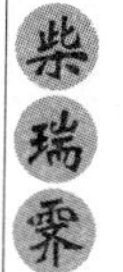

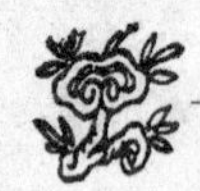

病机商兑

“透热转气”新识

“透热转气”首见于叶天士《外感温热篇》，是温病热入营分证的治疗大法。由于后世医家对此认识颇不一致，影响对该法的正确理解。笔者认为，“透热转气”法的含义与用药，体现在清透营热、清泄气热、清利小肠三方面。

1. 清透营热

热入营分，首以清透营热为要。因营分介于气分、血分之间，营分邪热的出路在于外透气分而解，若清营过于苦寒凉遏，不仅有伤阴之弊，且易内逼热邪深入血分。故清透营热，多用清灵透发之品，既清解营热，又使营热外透；兼顾养阴生津，固护营阴，以免热邪入血动血。可见，清营透热是“透热转气”的重要前提，若离此前提，营分邪热难以清解，更谈不上有透达之机。叶天士指出“入营犹可透热转气，如犀角、玄参、羚羊角等物”；吴坤安亦认为：“邪入营中，宜泄营透热，故用犀角以透营分热邪。”强调说明犀角、玄参、羚羊角等具有清透营热的作用。那些认为只有金银花、连翘、竹叶等轻清宣透之品，才可透热转气的看法，是对“透热转气”的片面理解。

2. 清泄气热

营分邪热多由气分传变而来。热邪初入营分，气分热

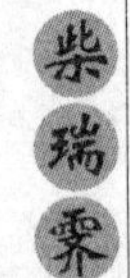

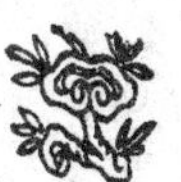

证亦不同程度的存在；气分邪热不清，壅滞气机，又影响营热的外透。故清泄气热，一则使邪热不再内迫入营，二则宣畅气机，开营热外达之路，有利于营热的外透。所以，清泄气热是“透热转气”的重要条件，否则，气分热邪得不到及时清解，透热转气亦不可能。气分热证的范围颇为广泛，清泄气热的用药又因病情而异，故清营汤中的金银花、连翘、竹叶，仅是用药举例而已，绝非清泄气热用药的全部。叶天士《外感温热篇》中，根据气分热邪的轻重及兼夹病证，选用宣透、化湿、行气或通下之品，可谓经验之谈。

3. 清利小肠

因心主血属营，且与小肠相表里，心营有热可下移小肠，小肠热盛又能内扰心营。故营分邪热除清透转出气分外，导引心营之热从小肠而出，亦是“透热转气”的有效途径。温病学家虽未明确提出清利小肠，但从临床用药分析，即可视其一斑。如叶天士治疗营分热证，所用生地黄、玄参、麦冬、天冬等清营养阴药，多兼清心利小肠之功；并在清营方中酌加竹叶、花露、金汁、人中黄，或滑石、甘草梢等清利小肠之品，深寓此意。需要说明的是，热入营分，阴血灼伤，苦寒清利与甘淡渗利药在所不宜，故清利小肠的用药，以兼清营养阴与清利小肠作用者为佳，而且用量要轻，药味要少，以营热清而阴不伤为原则。因此，清利小肠渗利药在此不宜，故清利小肠的用药是“透热转气”的有效途径之一，这不仅是对透热转气法的补充与完善，而且以兼清营养阴与清利小肠作用为使卫气营血辨证与脏腑辨证相结合，有着重要的理论与临床意义。

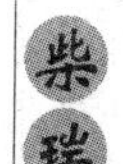

以上说明，清透营热是“透热转气”的主体，清泄气热与清利小肠的目的在于增强清透营热之效，三者密切相关，缺一不可。

肝主疏泄源流考

肝主疏泄的原始根据，目前多认为始见于《素问·五常政大论》“土疏泄，苍气达”，与《素问·宝命全形论》“土得木而达”的论述。笔者对此持有异议，认为《内经》所论“土疏泄”，并非木疏泄；肝主疏泄源于《内经》，但并非出于“土疏泄，苍气达”一语；肝主疏泄的理论是新中国成立以后完善并正式提出来的。鉴于此，略陈管见如次。

1. 《内经》“疏泄”的原始含义

“疏泄”一词，最早出于《素问·五常政大论》。该论通过讨论木、火、土、金、水五运的平气（正常节气主令）与不及、太过（异常节气主令）对自然界及人体的影响，借以说明“天人相应”的关系，揭示并认识脏腑生理、病理之间的规律。以木运为例，木运的平气称为“敷和”，指木运主岁当令在正常情况下，能敷布阳和之气，俾阳气舒畅，阴气布散，促进万物的生发向荣；人体相应者为肝，肝气行施其常，则气机调畅，五脏协调而各尽其职。相反，木运不及称为“萎和”，即木运失其敷布阳和的作用，致万物萎靡不振，易于干枯凋落；在人则为肝气不及，气机郁滞，见惊骇、筋络拘急无力或情志不遂等病证。木运太过称为“发生”，即木运之气化太过，横施暴

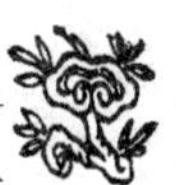

虐，过早地布散阳和之气，使万物提早发育；在人则为肝气太过，横逆克伐，见眩晕、颤摇、吐利或精神亢奋等病证。据此可知，本论所谓“平气”，在运气则为常，于人体则言其生理；而“不及”与“太过”，在运气则为变，于人体则言其病理。五运的“平气”“不及”“太过”之间常和变的界限，同脏腑生理、病理之间的界限一样，是十分清楚的。“土疏泄，苍气达”正是在该论中木运太过的“发生之纪”提出来的，说明其本意在运气中当为异常节气之变化，于人体则指异常病理之反映，其“疏泄”的内涵只能是非正常或病理性的。“土疏泄，苍气达”乃指脾土因肝木太过而有“疏泄”的病理现象。

“疏泄”一词的病理性内涵，还可以《素问·气交变大论》的论述为证。该论指出：“岁木太过，风气流行，脾土受邪，民病飧泄，食减身重，烦冤肠鸣，腹支满……甚或忽忽善怒，眩冒巅疾……胸痛而吐甚。”不难看出，脾土在正常情况下是不会“疏泄”的，只有在“岁木太过，风气流行”异常病理的影响下，才可能见到飧泄、食减、肠鸣、呕吐等“疏泄”的病证。这与《素问·五常政大论》“发生之纪……其动掉眩巅疾，其德鸣靡启坼，其变振拉催拔……其病怒……其病吐利”的论述完全相同。因此，土（脾）之所以“疏泄”，是由于苍气（肝气）过早“发生”的结果；“土疏泄，苍气达”一语，旨在说明肝脾互为因果的病理变化关系。若认为肝主疏泄源于此，则与《内经》本旨相悖。

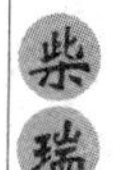

2.“疏泄”含义的演化与发展

《内经》以来，沿用“疏泄”一词首推金元朱丹溪。朱氏于《格致余论·阳有余而阴不足论》中指出：“主闭

藏者肾也，司疏泄者肝也。二者皆有相火，而其系上属于心。心，君火也，为物所感则动。心动则相火亦动，动则精自走，相火翕然而起，虽不交会，亦暗流而疏泄矣。”此用“疏泄”一词，不仅与《内经》的本旨不同，且两处“疏泄”的具体含义亦各异，一是将《内经》脾土“疏泄”病理性内涵的概念，易为表述肝脏对肾精“疏泄”的生理功能；二是前者“疏泄”言肝的生理作用，后者“疏泄”说明相火妄动、精液外泄的病机，可见丹溪在沿用“疏泄”一词时，仍然遗留有病理性内涵的痕迹。这种寓生理、病理内涵于一体，相互矛盾的“疏泄”概念，虽应责之于朱氏治学不够严谨，但由此却引起“疏泄”含义演化之端倪。嗣后，陈梦雷在《古今图书集成医部全录》卷九十六《素问·平人气象论》“藏真散于肝”句下注曰：“肝主疏泄，故曰散。”明确提出“疏泄”为肝的生理功能。从陈氏这一注解并不在《素问·五常大论》篇中，可见他当时亦未认为“土疏泄，苍气达”为肝主疏泄的原始根据。至唐容川《医经精义·五脏所属》中谓：“西医言肝无所事，只以回血，生出胆汁，入肠化物，二说言肝行水化食，不过《内经》肝主疏泄之义而异。”强调肝主疏泄的理论源于《内经》，并认为肝脏对水液及饮食等有疏泄作用，引起后世医家对肝主疏泄理论研究的重视。新中国成立以后，随着中医理论的系统整理与发展研究，根据中医理论认为肝有调畅气机的重要作用，该作用对精、气、血、津液、神等均有很大影响，全国高等医药院校《中医学基础》教材，正式把“肝主疏泄”作为肝脏的主要生理功能加以全面论述，成为中医脏腑理论的重要内容之一。因此，肝主疏泄的理论，是在长期的医疗实践中形成并完

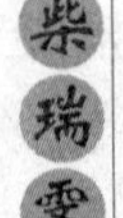

善起来的。“疏泄”一词经历了《内经》原始含义与后世演化发展的过程，二者不可混为一谈。否则，因凿枘不合引起不必要的理论争端。

3. 肝主疏泄理论源于《内经》

中医理论认为，肝主疏泄是指肝的疏通、调畅气机的作用，能够促进情志的条达，气血的流畅，饮食物的消化与排泄，水谷精微的输布与转化等。《内经》中与之有关的内容散在于诸篇，而能高度概括肝主疏泄功能的，则属于《素问·五常政大论》：“木曰敷和……敷和之纪，木德周行，阳舒阴布，五化宣平……”“敷和”为木运之德，又寓肝气之用；“五化”指五运之气化，又言五脏之功能。肝木敷布阳和之气，并使之周布宣行，阳气得以舒发，阴气赖于布散，不仅寓肝气条达，不受郁遏之性，又提示调畅气机，协和脏腑之能，深寓肝主疏泄的精神实质所在，方可作为肝主疏泄理论的原始根据。

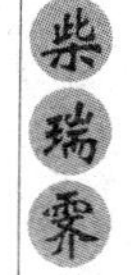

肝主疏泄疑义析

肝主疏泄的理论，是自《内经》以来，后世医家对肝脏部分生理作用的概括。由于内、难隐晦不明，颇鲜论及，虽经历代医家见仁见智，潜心研讨，尚存在一些不同认识。

多数医家认为肝之疏泄存在着不及与太过两种状态，将肝气郁结归属于疏泄不及，而肝气犯脾，肝火上炎，肝阳上亢，肝风内动等归属于疏泄太过，治疗上提出疏泄不及宜疏通，疏泄太过宜潜降。亦有少数学者对该证系由

"肝气疏泄太过"，治疗却以疏肝健脾的矛盾说法提出异议。概括其要，肝之疏泄不及为中医界所熟知，而肝气疏泄是否太过，是肝主疏泄理论争议的核心。笔者认为，肝主疏泄功能太过的说法值得商榷。

1. 以脏腑功能而言，几乎除肝脏以外，均未提及有功能太过。诸如肺主宣发肃降，其宣降失职则咳嗽、喘息、胸闷、胀满诸证互见；若言其宣降太过，当为何种病证？脾有运化水谷的功能，其健运失司，则食少纳呆、脘腹胀满、大便溏薄等症由生；若言其运化太过，何证之有？依据心肺脾肾四脏功能，仅有不及之论，未见太过之述。再如，肾虚气化不行，小便不利，与肾虚失其固摄之小便反多，虽是两种截然不同的证候，但历代医家从未有将前者归属于不及，后者归属于太过的，相反则是作为相同病机的不同证候反映。因此，肝之疏泄的功能，既言不及，又曰太过的提法，无论在理论上，抑或实践上都缺乏根据。

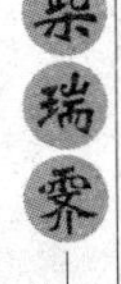

2. 肝气郁结、肝火上炎、肝阳上亢、肝风内动等证，其病因病机错综复杂，难咎其一。临床每以肝火、肝阳、肝风三者火气上逆、升动无制之征象，将其归属疏泄太过，似无疑议。然细加推究，肝郁则气逆，气郁则化火，气逆化火则阳亢，甚或动风，四者之间是密切联系的。疏泄正常，气机调畅，气血平和；疏泄失权，气机不畅，升降失常，气血逆乱，诚如《内经》所言"气之与血，并走于上"。清代叶天士认为："因情志不舒则生郁，言语不投则生嗔，谋虑过度则自竭，斯肝木失其常性，从中变火，攻冲激烈，升之不息为风阳，抑而不透为郁气……古人虽分肝风、肝气、肝火之殊，其实同是一源。"由此可见，

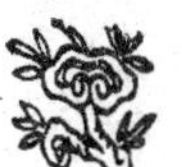

肝火、肝阳、肝风之火气上逆，阳气升动等证，乃肝失疏泄、气血逆乱之标象，其根本原因在于肝失疏泄。

3. 肝失疏泄于肝火、肝阳、肝风辨证中的重要性毋庸置疑。清代周学海认为，“凡病之气结、血凝、痰饮、腑肿、胫胀、痉厥、癫狂、积聚、痞满、眩晕、呕吐、哕呃、咳嗽、哮喘、血痹、虚损，皆肝气不能舒畅所致也”（《医学随笔》）。因此提出“医者善于调肝，乃善治百病”。这里的“百病”，当然包括肝气、肝火、肝阳、肝风在内；“调肝”则提示诸病皆因之于肝气不调。然于临床，在肝火、肝阳、肝风辨证论治中，多是一味平肝潜阳，按图索骥，而疏肝解郁、条达肝气却往往未能引起足够的重视。针对此种时弊，周学海持平肝即是疏肝之说，批评后世“专讲平肝，不拘何病，率入苦寒清降，是伐肝也。殊不知肝气愈郁愈逆，疏泄之性横逆于中，其实者暴而上冲，其虚者折而下陷，皆有横悍逼迫之热而不可御也。必顺其性舒之，自然相化于无有”（《医学随笔》）。寥寥数语，切中肯綮。近年来，也有文献报道，应用柴胡为主的疏肝方法治疗高血压病，取得较好的疗效。此擅越雷池、辨证求因的态度，对肝火、肝阳、肝风的辨证，是不无裨益的。

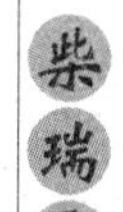

4. 汤方辨证是临床上采取有是证便用是方的一种较为具体、稳定的辨证方法，从肝火、肝阳、肝风证治的几首代表性方剂分析，亦不支持肝气疏泄太过之说。泻青丸主治肝火上炎之实热证，方中除龙胆草、栀子、大黄清泻肝经实火外，却又以羌活、防风、川芎、当归等辛温疏散、升达透发之品，顺遂肝木上升之性，果真疏泄太过，岂不鸱张热势，使其疏泄更过吗？龙胆泻肝汤中，龙胆草、黄芩、栀子等药酒炒，取其上行之性，加之柴胡条达

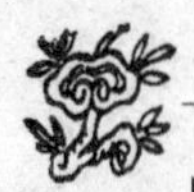

肝气，若为疏泄太过，岂不自相矛盾？再如张锡纯所治肝阳上亢、肝风内动之脑充血证，初拟镇肝息风汤，仅为大队潜镇清降、滋阴柔肝之品，与其病证而言，理应药病相当，但却有初次将药服下转觉气血上攻而病加剧者。为何肝阳上亢，肝风内动，气血并走于上，然以镇潜下行之法，反致气血更加冲激上攻？张氏认为“骤用药敛之、镇之、泻之，而不能将顺其性，其内郁之热转夹相火起反动之力”（《医学衷中参西录》）。出现压而不服的现象，于是加入茵陈、川楝子、生麦芽疏肝理气之品，以将顺肝木之性使不抑郁，即无此弊。可见肝阳化风，气血逆乱之证，仍寓肝失疏泄之机。因此，凡肝火上炎、肝阳上亢、肝风内动者，未有肝不失其疏泄条达者，其病证与病机之间，反映了本质与现象的辩证关系。有理由说火气上逆、阳气升动为其标，肝失疏泄为其本。于治标之上，加入疏泄条达肝气之品，体现了《内经》“令其条达，而致和平”的治疗原则。

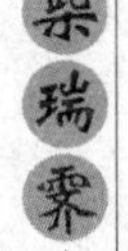

综上所述，肝之特性与其他四脏相比，确有特异之处，而肝之疏泄功能则与其他四脏相同，未见有太过。肝气郁结为疏泄失职，病机证治较为明了，肝火上炎、肝阳上亢、肝风内动，病机证治较为复杂，且愈演愈繁，然其根本原因亦在于肝失疏泄。不能因为后者有火气上逆，阳气升动的现象，即认为疏泄太过，将其本质与现象混为一谈。不过，后者在治疗上标本兼顾，非单纯疏肝解郁孤注一掷。

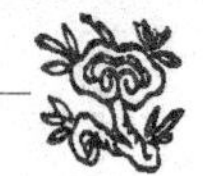

木不虚中　虫何由萃
——论虫病与体质

中医在千百年的虫病防治实践中，没有停留在对人体虫病的来源、滋生、习性及生活规律的观察和总结上，而是侧重于研究虫病与患者体质之间的联系，逐渐形成了一套较为完整，且独具特色的认识，有重要的临床意义。本文举常见的寄生虫病为例，探讨虫病与体质之间的内在联系，冀希丰富中医的体质学说。不当之处，祈请指正。

1. 体质与虫病的发病

虫病的发生虽与感染虫毒密切相关，但虫病的发病与否，又在很大程度上取决于体质。也就是说，感染于人体的虫毒，并不一定都能致病，只有当脏腑虚弱，正气不足，体质发生异化，具有易感虫病的某些体质特征时，才可能发病。这种体质及其差异，主要有以下几方面。

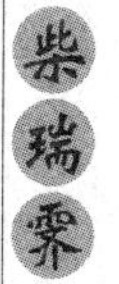

（1）正气虚弱。正气虚弱，抵抗力不足，是易感虫病的基本体质特征。从消化道寄生虫病的发病情况来看，以儿童的发病率为高。这不仅是因儿童缺少讲究卫生的良好习惯，重要的是小儿为稚阴稚阳之体，脏腑娇嫩，形气未充，具有易感虫病的体质特征。由于体虚易感染虫病，虫病为患，亦易导致体虚，形成互为因果、层层相因的复杂体质。笔者临床观察，不少儿童生活在卫生条件极差的环境中，因体质较强，反患虫病或发病的机会很少。相反，一些生活在卫生条件优越环境中的儿童，由于体质较差，很容易感染虫病。可见正气虚弱，是易感虫病的重要体质

因素。

（2）湿热内蕴。胃肠湿热内蕴，是寄生虫赖以生存繁殖的客观环境，故为易感虫病的体质特征。从虫病的临床表现分析，有相当一部分患者，兼见嗜食甘味异物，口干口臭，发热烦躁，肚腹胀满，面黄体瘦，或泻痢等症。张子和指出“然虫之变，不可胜穷，要之皆以湿热为主”（《儒门事亲》）。徐春甫亦认为“湿热太过，是以虫生过多则为害”（《古今医统》）。由此可见，湿热内蕴的体质差异，增加了罹患虫病的易感性，为寄生虫的生存提供了病理条件。

（3）饮食积滞。饮食积滞，宿食不化，既能损伤脾胃，致正气虚弱，又可蕴湿生热，变生诸虫，形成易感虫病的体质特征。从虫病的临床治疗来看，有些患者由于食积不化，虫病缠绵难愈。即使暂时驱出虫体，病情缓解，但又因故而旋逐旋生，复归旧辙，严重影响人体的健康。汪昂指出“饮食积滞，湿热蒸郁，则生诸虫”（《医方集解》），旨在强调饮食积滞则易感虫病这一体质特征。

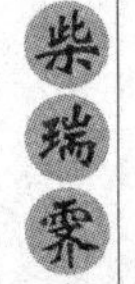

（4）痰湿凝聚。痰湿凝聚，影响气血的正常运行，往往发为肿块、结节，为囊虫提供了生存条件。对于囊虫所致的皮下结节，前人每述为痰核结聚，或作痰病论治。我省郑维行老中医，根据囊虫结节活检时可见囊内有虫和水液，并观察囊虫病患者多有头重眩晕，泛吐痰涎，苔白滑腻等痰湿诸病，认为囊虫之生存，外凭此囊以卫护，内藉水液以生活，运用化痰祛湿、软坚散结之法，取得较好的疗效，可谓经验之谈。说明囊虫病的病因病机与痰湿密切相关，提出痰湿凝聚者，具有易感囊虫的体质特征，给现代治疗囊虫病提供了重要的理论根据。

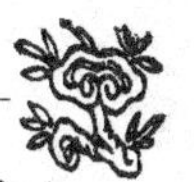

以上是常见的几种易感虫病的体质类型。由于寄生虫的种类很多，易感虫病的体质差异较大，加之病情变化亦颇复杂，故有以一种体质因素为其特征，也会几种体质同时并存。因此，对虫病体质与发病关系的研究，将在虫病的辨证论治中，显示愈来愈大的优势。

2. 体质与虫病的治疗

体质及其差异，不仅会造成对某种虫病的易感性，而且为寄生虫提供了生存繁殖的病理条件。中医治疗虫病的显著特色在于，既重视感染虫病的病因，又强调体质在发病学中的决定性作用，以辨证论治改变虫病的易感体质，与驱虫杀虫的专方专药相结合。这种治法，概括约有以下几方面：

（1）补益驱虫法。对于虫病因虚而生，或虫病日久，损伤脾胃，不任驱虫攻伐者，补益驱虫法有扶正补虚以杜其源，驱虫而不伤脾胃的特点。尤以小儿虫病更为适宜。如《补要袖珍小儿方论》的布袋丸，与《幼科发挥》的肥儿丸，考虑到小儿脏腑娇嫩，形气未充，易感虫病的体质因素，在驱蛔杀虫同时，均配入白术、茯苓、炙甘草等补益药，既可增强体质杜其生虫之源，又能加强驱蛔杀虫之功。目前临床常见屡用驱虫之法而虫病不除，甚至因驱虫药蓄积中毒者，应从此引以为鉴。

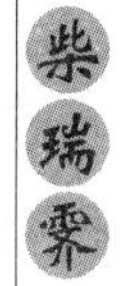

（2）清热燥湿驱虫法。对于湿热内蕴而感染虫病者，清热燥湿既改变寄生虫的生存条件，又针对其体质因素，若与驱虫药合用，则标本兼顾，提高治疗效果。如《通俗伤寒论》的连梅安蛔汤，与《温病条辨》的椒梅汤，两方亦在驱虫杀虫之际，注重清热燥湿药的配伍，意在改变蛔虫的生活环境，加强其驱虫之功。其中前者用胡黄连、黄

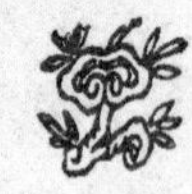

柏，后者用黄连、黄芩、半夏、干姜等，成为清热燥湿驱虫法的代表方剂。由于清热燥湿药多兼杀虫之效，故此法临床运用较为广泛，适宜于各种寄生虫病的治疗。如《中医治法与方剂》所载陈维彰的钩虫丸，方用青矾、白矾杀虫，复用大队栀子、黄柏、茵陈、苍术、甘松清热燥湿，即是其例。

(3) 消导驱虫法。对于饮食积滞而感染虫病者，消食导滞旨在加强脾胃的运化功能，改变虫病的易感体质，深寓驱蛔杀虫治本之意。尤其是小儿虫病所致厌食之证，消导驱虫法颇为适宜。如《太平惠民和剂局方》与《医宗金鉴》的肥儿丸，《保婴撮要》的六味肥儿丸，《证治准绳》的化虫丸，在驱虫方中，酌配麦芽、神曲、山楂等消导药，均为消导驱虫法的代表方剂。笔者临床每遇此证，根据消导驱虫之理，一是在消导驱虫方中增配炒鸡内金粉冲服，疗效更明显；二是在驱虫之后，续服一段消导健脾剂，则可巩固疗效。

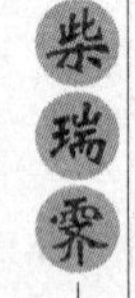

(4) 化痰渗湿驱虫法。对于囊虫病所致皮下结节或并发病证者，化痰渗湿既针对体质因素，有治病求本之图，又可软坚散结，增强驱虫杀虫之功，故化痰渗湿驱虫法对囊虫病有独特的疗效。《中药方剂学》所载治囊虫方，其中用雷丸杀虫，复以白芥子、半夏、陈皮、茯苓、薏苡仁大队化痰渗湿药，成为近代化痰渗湿驱虫法的有效方剂。我省郑维行老中医创制的化痰灭虫丸，由煅牡蛎、煅海蛤壳、天竺黄、石菖蒲、远志、川椒、槟榔、雷丸八味药组成。郑老分析该方时曾说“总此八药，祛痰散结消囊占十之七，杀虫占十之三，可见治本病祛痰消囊重于杀虫者明矣”（《囊虫病临证录》内部资料）。

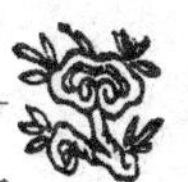

(5)酸苦辛驱虫法。对于虫病寒热虚实错综复杂的病情，酸苦辛驱虫法能同时兼顾几种体质因素，是综合性的整体驱虫法。如《伤寒论》的乌梅丸，方用乌梅味酸安蛔，蜀椒、细辛、干姜、附子、桂枝辛以制蛔，黄连、黄柏苦以下蛔，人参、当归补虚扶正，融酸、苦、辛三法于一炉，成为酸苦辛驱虫法的代表方剂。柯韵伯指出该方治蛔的机理在于："蛔得酸则静，得辛则伏，得苦则下。"(《名医方论》)就是从整体的角度，强调酸苦辛并用，寒热攻补兼施，调整或改变体质上寒热虚实的病理因素，以达安蛔驱虫之功。

结语

明代方孝孺曾谓"木不虚中，虫何由萃"(《逊志斋集》)。人体的虫病亦是如此，与体质因素有密切联系。体质决定虫病的发病，又指导虫病的辨证用药。中医对虫病的认识与治疗，渗透着体质学说的丰富内容。通过探讨虫病与体质的内在联系，不仅充实了虫病的治疗理论，而且表明系统整理研究中医体质学说的必要性。

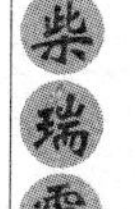

张景岳虫病论治特色

明末著名医家张景岳，博采远绍，勤于实践，所著《景岳全书》卷三十五之诸虫篇，集前人治虫之经验，论治虫病独具特色，迄今有着重要的理论与临床价值。现采摭其要，探析如次。

1. 倡导脏气虚弱为生虫之本

虫病的发生，除饮食不洁、食积停滞及湿热内蕴等因素外，还与脏气虚弱密切相关。早在隋唐时代，巢元方《诸病源候论》即提出诸虫“因脏腑虚弱而动”；王焘《外台秘要》亦指出：“诸虫依肠胃之间，若腑脏气实，则不为害；若虚则能侵蚀，随其虫之动而变生诸患也。”均强调脏气虚弱，使诸虫不安其位，内扰妄动而致病。景岳继承上述学术观点，通过临床观察，不仅认为脏气虚弱是虫动之因，而且进一步提出脏气虚弱为生虫之本。张氏指出：“然以常见验之，则凡脏强气盛者，未闻其有虫，正以随食随化，虫自难存；而虫能为患者，终是脏气虚弱，行化之迟，所以停聚而渐致生虫耳。”较之前贤，对虫病的发病理论有所补充与发展，成为后世虫病证治的重要理论根据。同时，景岳针对屡用驱虫剂而虫病不除，或旋逐旋生者，主张温养脾胃，补虚扶弱，以杜其生虫之源。认为：“旋逐旋生，终非善策。欲杜其源，必须温养脾胃，脾胃气强，虫自不生矣。”把虫病的治疗与预防融为一体，使脏气虚弱为生虫之本的理论，在指导虫病的治疗中成为可能，从而具有辨证论治特色。

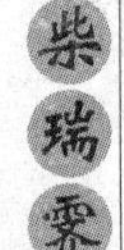

中医体质学说认为，人的体质因素是发病与否的重要依据。因此，虫病的发生虽与感染虫毒有关，但虫病的发病又在很大程度上取决于体质。只有当脏气虚弱，正气不足，体质发生异化，具有易感虫病的某些体质特征时，才可能发病；治疗上除运用驱虫杀虫药外，十分重视改变虫病的易感体质。张景岳倡导脏气虚弱为生虫之本，主张温养脾胃，补虚扶弱以杜生虫之源的思想，蕴藏着丰富的体质学说内容，值得引以为鉴。

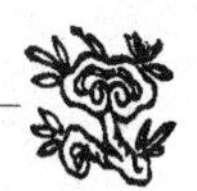

2. 强调专病用药与辨证用药结合

中医在千百年的虫病防治实践中，积累了丰富的专病用药经验。由于专病用药以驱杀虫体为目的，且多有攻伐伤正之嫌，仅宜于暂时缓解病情，并非治疗虫病的万全之策；而辨证用药是针对脏气虚弱为生虫之本，以补虚扶弱杜其生虫之源为特点，有治病求本之功。因此，景岳在重视专病用药的基础上，十分强调与辨证用药相结合，既能驱杀虫体，又针对生虫之源，从而达到最佳治疗效果。张氏指出："至若治虫之法，虽当去虫，而欲治虫之本以杜其源，犹当以温养脾胃元气为主，但使脏气阳强，非惟虫不能留，亦自不能生也。"集中反映了专病用药与辨证用药相结合这一学术思想。概括有两方面临床特征。

一是专病用药与辨证用药先后相结合。景岳根据虫病的不同情况，主张或在驱虫之前先用调补之剂，待正气恢复后再行驱虫之法；或先行驱虫之法，对虫去而正气未复者，再用调补之剂善后。即张氏所谓："凡于逐虫之后，或于未逐之先，若欲调补脾胃，则如归脾汤、温胃饮、五君子煎、理中汤或理阴煎之属，皆所宜也。"所不同的是，前者意在扶正驱虫，加强驱虫作用；后者旨在固本善后，巩固治疗效果。提示临床使用应据其病情酌定，颇有现实意义。目前广泛采用驱虫与补益交替使用的治疗方法，皆宗于此。所以，景岳认为"治虫之法，或攻或补，自有缓急先后之宜所当详辨，不可任意忽视也"是不无道理的。

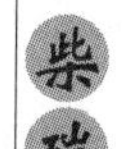

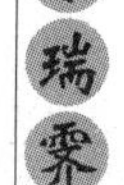

二是专病用药与辨证用药配伍相结合。对于虫病因虚而生，或虫病日久，损伤脾胃，不任驱虫攻伐者，采取专病用药与辨证用药相配伍，则可扶正补虚以杜其源，俾驱虫而不伤脾胃。张景岳创制的温脏丸，方中使君子、细榧肉、川椒、槟榔驱蛔杀虫，复用人参、白术、茯苓、当归、芍药、干姜、吴茱萸温养脾胃，即是专病用药与辨证用药相配伍的典范方剂。笔者临证用此方治疗小儿虫病，多应其验。正如张氏所说："若欲兼虫治之，则惟温脏丸为最善。"

3. 完善服药时间及香饵诱虫法

中医治疗虫病，向来注重服药时间及配合香饵诱虫之法。早在金元时期，朱丹溪提出旧历上半月虫头上行易治，用药最效；下半月虫头下行难治，必俟其向上，方可用药治疗。张子和亦主张"饥甚施药"为宜。景岳在临床实践中发现，此说注重服药时间确属难能可贵，然拘泥于上半月用药驱虫，则又有一定的局限性；且"饥甚施药"的具体时间未能详细说明，亦为美中不足。对此张氏指出："虫证甚急，又安能必待其时乎？且以望前望后辨虫头，亦若渺茫无据。惟先用香饵而虫头可引，岂非望后之治亦自有法，又何虑其难治也。"同时又进一步完善服药时间及香饵诱虫法说："若虫得食则不食药，亦不能下虫，而徒泻其虚也，故虽有方而不知其法，则方亦不效。凡欲下虫，必先一日不食，而使虫饥，次早五更用油煎肉嚼之良久，腹内虫闻肉香，头皆向上而欲食，乃以鸡蛋煎饼和药嚼而食之。须臾，服葱白汤或白水，少少以助药力下行，不踰时而虫俱下。"此将香饵诱虫法与服药时间紧密结合，颇有中医虫病证治特色，则为前贤所未逮。由此可见，张氏对前人的服药时间及香饵诱虫之法，予以合理地批判与继承，使之进一步完善，从而纳入中医辨证论治的轨道。后世及现代临床治疗虫病，采用的空腹服药与香饵诱虫等法，无不凝聚着张景岳虫病证治思想的结晶。

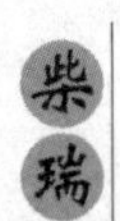

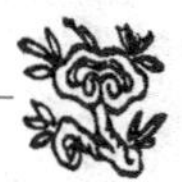

结语

张景岳在虫病的防治实践中，承前启后，继往开来，在病因上揭示了虫病的发生，与脏气虚弱、正气不足密切相关，非单纯的外因论者；在治疗上强调专病用药与辨证用药相结合，兼顾虫毒与体质两方面；在服药方法上，主张空腹先以香饵诱虫，继用驱虫之剂，纠正拘泥前半月用药之弊端，有着不可磨灭的历史功绩，同时又富有时代精神，值得深入研究。需要指出的是，目前临床治疗虫病，大有着眼于感染虫毒之病因，单一使用驱虫之法的倾向，以致屡用驱虫之剂而虫病不除，或旋逐旋生，甚至因药物蓄积而中毒者，可以从中受到启迪。

试论逆流挽舟法

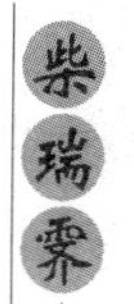

逆流挽舟（简称“逆挽法”），是清代医家喻嘉言根据人参败毒散治疗痢疾初起兼有表证的经验，以类比方式提出的一种治疗方法。顾名思义，痢疾初起兼表证者，乃外邪从表而陷里，故应使陷里之邪，还从表出而解，犹如逆流之中挽舟上行。喻氏首倡此法以来，别开治痢一大法门，颇受后世医家赞赏。由于逆挽法是以类比方式提出的，后人对其含义及人参败毒散治痢机理等尚有不同认识，影响该法的正确使用。谨鉴于此，笔者不揣简陋，试作刍议，就正于贤者。

1. 逆挽法的含义

疾病的表现形式是错综复杂的，任何一种疾病既有其

常，也有其变，所以知常达变为中医认识疾病的普遍方法。欲明逆挽法含义，首先应从治痢的常法谈起。一般来说，痢疾多由湿热壅滞大肠、气血失调所致，辨治每以清热利湿、调气行血为其常法。故喻氏对“肠胃为热毒所致”之痢，主张通因通用，顺水行舟；对由“邪热……奔迫于大肠……郁结于膀胱”之痢，则以急开支河，利其小便。此即喻氏采用“顺导”治痢的常法。在此认识的基础上，对由外感邪气所致之痢，喻氏认为：“外感三气之热而成下痢，其必从外而出之，以故下痢必从汗……用逆流挽舟之法，引其邪而之于外。”据此可知，逆挽法是根据外感致痢的成因，提出病从外来，仍从外解的治疗变法，它与通因通用、急开支河等常法，既相互联系，又严格区分。所谓“逆挽”，是逆其外感致痢之病势，与“顺导”相对而论；“挽舟”即针对外感致痢之病机，挽引邪气出表达外。所以，外感致痢尽管里滞已成，但病机仍为表邪外束，故非其常法所宜。根据“从外之内而盛于内者，先治其外而后调其内”（《素门·至真要大论》）的原则，喻氏一反常法，逆其病势，使由表下趋之邪仍从表而解。不难看出，痢疾拟投表散之剂，从病势来看，貌似“逆挽”，以病机分析，实属“顺导”。其“逆”与“顺”，是从不同角度提出的。因此，喻氏在“顺导”常法的原则上，提出“逆挽”治疗的变法，体现了辨证论治的原则性和同病异治的灵活性，反映了痢疾证治中本质与现象的辨证关系，是喻氏治痢首分“标本先后”，不能“概用苦寒”辨证思想的结晶，成为中医治法中通权达变的典范。

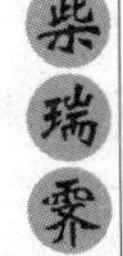

2. 人参败毒散治痢机理

人参败毒散的治痢机理，方剂学认为是通过“表气疏

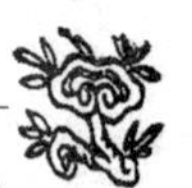

通，里滞亦除，其痢自愈”。然而，外感何以致痢？既已成痢，为何反用扶正解表的人参败毒散呢？故有必要深入讨论。首先，外感致痢具有脏腑生理上的必然联系。因为肺外合皮毛，内与大肠相表里。外感邪气后，皮毛闭塞，肺气不畅。如果肺卫郁闭，治疗失时，邪无出路，外邪非但不能从表而解，反而内迫大肠；同时，肺主一身之气，肺气郁闭，大肠亦因之而壅滞，气血失调，遂成下痢。此即喻氏所谓：“大肠之热，皆因肺热所移……肠胃有病，其所关全在于肺。”由此可见，外感致痢，肺卫郁闭是其本，大肠壅滞为其标。若能使表气疏通，肺气宣畅，则大肠壅滞亦除，此不治痢而痢自愈。

其次，人参败毒散作为逆挽法的代表方剂，完全取决于本方的药物配伍。该方是以羌、独二活为君，辛温发散，开泄皮毛，外解在表之邪；枳壳、桔梗、前胡、茯苓为臣，开提肺气，宣展气机，内通肺气之郁闭。两者相合，开表宣肺，俾卫气疏通。肺气宣畅，大肠壅滞亦随之而解。尽管肺卫郁闭为病本，而大肠壅滞、气血失调之标，亦当兼顾。故方中又以柴胡、川芎为佐，一则疏泄肝胆，行气活血，通过“行血则便脓自愈，调气则后重自除”；再则清轻透散，升举阳气，且具表散外邪之功。更以人参为佐，益气扶正，鼓邪外出，加强本方开表宣肺的“逆挽”作用。甘草益气和中，调和诸药为使。若此标本兼顾，既开表宣肺以提邪，又疏泄条达以升清，照顾到外感致痢的各个方面。

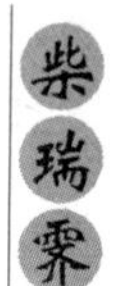

3. 逆挽法疑似论据辨析

逆挽法作为通权达变的治疗方法，具有普遍的临床意义。鉴于喻氏表述此法时的一些疑似论据，给后学者理解

和使用该法带来一定困难，甚或产生偏见，故拟就以下八方面作一辨析：

(1)《伤寒论》最早体现治痢用表法。

逆挽法虽为喻氏首倡，但喻氏论述人参败毒散治痢时认为，在此之前“遍查方书，从无有一用表法者”，似有不妥。众所周知，《伤寒论》中早已明确提出：“太阳与阳明合病，必自下利，葛根汤主之。”此所言下利，即由寒束表，肺卫郁闭，内迫大肠所致。葛根汤开表宣肺，升阳布津，使表邪得解而痢自愈，足以体现《伤寒论》治痢用“表法”之一斑。所不同者，仅未提及逆挽法而已。喻氏忽视《伤寒论》治痢从表之法，以致产生只有人参败毒散才是逆挽之剂。因此，喻氏首倡逆挽法，是对《伤寒论》治痢用表法的发展，但不等于说在此之前即无用表法者。

(2) 外感致痢病因为风寒湿邪，而非热暑湿三气。

人参败毒散解表散寒，祛风除湿，所治外感致痢之因，理当为风寒湿邪，然喻氏却认为是由“夏秋热暑湿三气交蒸互结之热”所致。两者自相矛盾，究竟孰是孰非？笔者认为，痢疾多发于夏秋之季，固然以感受热暑湿邪的机会为多。倘若因热暑湿邪而致下痢，其发病具有温病里热炽盛或湿热留恋的证候特点，治疗当以清泄里热或分利湿热等常法才是。本病所以用逆挽之变法，即说明其致痢之因与常不同。再从痢疾兼表之证分析，每见憎寒壮热、头身重痛、无汗脉浮等症，审证求因，亦非热暑湿所为。若用人参败毒散治疗热暑湿为患之痢，岂不如火上浇油，使热势更为鸱张！由此推论，外感致痢病因为风寒湿邪，而非热暑湿三气。

(3) 外感致痢病机为外邪束表，内迫大肠，而非完全

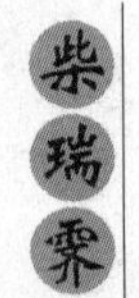

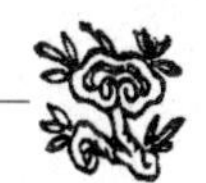

陷里。

喻氏认为外感致痢，“必从外而出之”，若“失于表散，外邪但从里出，不死不休”。据此，方剂学概括其病机为“邪本从表而陷里”。笔者认为，通常所说的表邪陷里，是指外邪由表入里，或因误治内陷于里，其特征但以里证为主，表证已不复存。例如《伤寒论》中的结胸与痞证，皆因邪气在表或半表半里误下，表邪乘虚内陷，临证既未见表证，治疗亦未用表药，故可谓表邪陷里。外感致痢与之不同，它由表邪外束不解，内迫大肠，以致脏腑功能失调，虽见下痢，但表证仍在，说明表邪并非完全陷里。倘若外邪完全陷里，即当因势利导，从里论治，为何要逆其常法，舍近求远，舍顺为逆呢？因此本证表邪陷里的说法，不利于外感致痢病机的认识。否则，一无从表而解之机，二为人参败毒散治疗所忌。

（4）逆挽法为开表宣肺，而非和解。

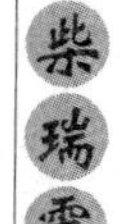

喻氏论述逆挽法，联系治疟从少阳为表之法，指出“痢疾之表……当从少阳半表之法，缓缓逆挽其下陷之清气……究竟亦是和法，全非发汗之意”。因而，有人将逆挽法理解为和解之变法，言外之意，人参败毒散即属于和解之剂。笔者认为，外感致痢，肺卫郁闭，以致大肠气机壅滞，并能引起一身气机失常。此时阳气无以外伸，从下趋陷，通过逆挽法的开表宣肺，使气机畅达，下趋之阳气自然外伸，这与和法的疏解少阳之途迥然不同。再说人参败毒散也非和解之剂。假若真需和解，小柴胡汤不比本方更切合病机？何况历代医家从未有将人参败毒散列于和解剂者。因此，把逆挽法理解为和法，将人参败毒散作为和解之剂，显然是不当的。

（5）人参败毒散为辛温之剂，而非辛凉。

外感致痢，喻氏主张“先解其外，后调其内；首用辛凉以解其表，次用苦寒以清其里”。照此推论，人参败毒散用于外感致痢，很容易使人理解为辛凉之剂。笔者认为，喻氏在此提出先外后内、先表后里的治疗原则无疑是正确的，问题在于先解其外，是以辛凉抑或辛温之剂？首先，喻氏是以人参败毒散先解其外的，该方辛温香燥，非辛凉之剂；其次，该方兼表之证，为风寒湿邪所致，非辛凉之剂所宜；再者，外感致痢病机为肺卫郁闭，非辛温不足以开表宣肺。辛凉之剂固然能够解表，但毕竟以风热者为宜，对于风寒湿邪所致肺卫郁闭来说，非但不能开其闭，反有凉遏束表之弊。此外，喻氏在人参败毒散方下自释“方中所用皆辛平”，亦不支持辛凉之说。因此，先解其外，首用辛温才是，人参败毒散即属辛温之剂。

（6）方中人参扶正祛邪，而非逆挽。

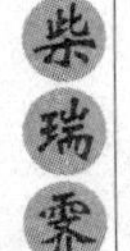

喻氏分析人参败毒散治痢时，认为“逆挽之法，推重此方，盖以人参之大力，而后能逆挽之耳”。由此看来，似乎只有人参才是本方逆挽的关键。笔者认为，人参壅补，有恋邪之虞，故体实而外邪未解者不宜使用。但是在体虚而又外感的情况下，略用少量人参，则有扶正祛邪之功。正如喻氏解释配用人参时所说：“负荷其正，驱逐其邪。”“使邪气得药，一涌而出，全非补养虚弱之意也。”因此，方中人参扶助正气，可以加强其开表宣肺、驱解外邪的逆挽作用，而非人参本身所能逆挽。虽然人参在方中具有重要的配伍意义，但若强调只有人参“而后能逆挽”，有失本方原意。

（7）人参败毒散亦治久痢，而非拘泥初起。

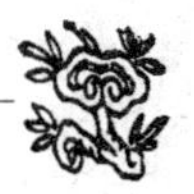

方剂学认为，人参败毒散宜于下痢初起而有表证者。然而，久痢有表证能否使用呢？这关系到该方的运用范围，故有必要讨论。笔者认为，喻氏当年谈到久痢“百日之远，仍用逆流挽舟之法”时，已对此做出肯定的回答。又有《寓意草》载记人参败毒散治周信川休息痢一案，也可佐证。此外，本方加陈仓米名仓廪散，用治噤口痢颇效，而噤口痢多见于痢疾的中后期，为久痢之重证。再从大量文献报道来看，以人参败毒散治疗久痢兼表之证，亦不乏其例。因此，久痢不愈兼见表证者，多由肺卫郁闭失于表散之故，仍可使用人参败毒散，开表宣肺以逆挽，不必拘泥痢疾初起可用之说。

（8）解表方剂并非都能逆挽。

人参败毒散以开表宣肺的“逆挽”之功用于外感致痢，早已蜚声医林，但是解表方剂是否皆从属于逆挽法用以治痢呢？对此笔者认为应作具体分析。因为逆挽法是针对肺卫郁闭、大肠壅滞之病机，而解表剂虽能表散外邪，但未必具有逆挽法的开表宣肺、升阳布津、调气行血、疏解大肠壅滞的全部作用。如葛根汤主治太阳与阳明合病下利，即属风寒束表，肺气郁闭，邪气内迫大肠。方中葛根疏解表邪，又兼升阳布津，且麻桂相合以开表，麻杏相合以宣肺，药仅六味，然将开表宣肺，升阳布津融为一体。所以葛根汤治疗肺卫郁闭、内迫大肠下痢，则从属于逆挽法。凡不具备或只部分具备上述作用的方剂，不在此列。因此可以说人参败毒散或葛根汤开表宣肺足以逆挽，并非解表剂均能逆挽。

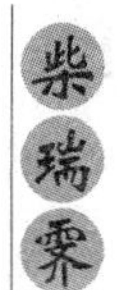

张锡纯中风论治特色

近代著名医家、河北盐山张锡纯先生，精通医理，勤于实践，所著《医学衷中参西录》，集前贤中风证治之大成，论治中风独具特色，现采撷其要，探析如次。

1. 引血下行，导气血归其源

张锡纯上溯《内经》“血之与气，并走于上，则为大厥”之理，下合西医“脑充血”之说，认为中风乃气血上冲脑部所致，治疗宜导引气血下行，使之归于平复。他创制镇肝息风汤与建瓴汤时，即立论于此，重用牛膝引血下行并以之为君，意取高屋建瓴，以利上冲之气血下行。指出：“牛膝……善引气血下注，是以用药欲其下行者，恒以之为引经……愚因悟得此理，用以治脑充血证，伍以赭石、龙骨、牡蛎等诸重坠收敛之品，莫不随手奏效。”张氏论治中风以引血下行为法，与平肝镇逆之品相伍，既导引气血归源，又能提高疗效，较单纯平肝潜阳治法有新的突破，开中风证治又一蹊径，使《内经》的有关理论在指导中风证治的实践中成为可能。

2. 平肝潜降，直折亢盛之阳

张氏指出：“因肝木失和，风自肝起……于斯，脏腑之气化皆上升太过，而血之上注于脑。”强调中风证肝阳上亢，肝风内动与气血上逆互为因果，治宜平肝潜降，直折亢盛之阳。张氏之前中风证治虽有平肝潜阳之法，然用药上较为单纯，如清代叶天士常用牡蛎、鳖甲、磁石、龟板、石决明、龙骨等，但在每方中仅选其一二味，且以牡

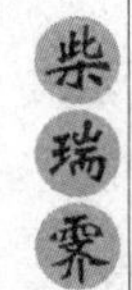

蛎、鳖甲选用率为高。显而易见，其平肝潜降之力较逊。张氏对此有所完善与发展，一是平肝潜阳药用量较大，药每多在五钱至一两之间，且系生用；二是集大队平肝潜阳药于一方，以增强疗效；三是平肝潜降与引血下行法相合，而收相辅相成之功。诸如镇肝息风汤、建瓴汤等，方用生赭石、生龙骨、生牡蛎、生龟板、生杭芍等大队平肝潜降之品，直折亢盛阳气，体现了张氏这一用药特点。现代中风证治专立平肝潜阳之法，无不凝聚着张氏学术思想与用药经验。

3. 滋阴敛液，清金以制肝木

中风证之肝阳上亢、气血上逆，乃肾阴虚，不能制约阳气而成。清代华岫云指出“肝阳偏亢，内风时起，治以滋阴息风，濡养营络，补阴潜阳”（《临证指南医案》）。在病机上强调阴虚，治疗上突出滋阴。张氏有所不同，他在组方用药上，针对中风证标急本缓的病机，以引血下行、平肝潜阳为主治其标，滋阴敛液、清金制肝为辅治其本。如镇肝息风汤与建瓴汤，滋阴敛液为平肝潜阳药量的二分之一或三分之一，融平肝潜阳与滋阴息风为一体，而有标本兼顾之妙。尤其在滋阴敛液的选药上，突出清金以制肝木，则为前贤所未逮。张氏认为中风“实由肝木之气上升，肺金之气又失于肃降，则金不制木，肝木之横逆遂上”。故在镇肝息风汤中用“玄参、麦冬以清肺气，肺中清肃之气下行，自能镇制肝木”。可见张氏用玄参、麦冬，既清肺金，又滋肾水，以达殊途同归的镇肝抑木之功。此外，张氏于脑充血门医案中，常用龟板、白芍、生地黄、枸杞、沙参等，扩大了滋阴敛液药的选用范围。

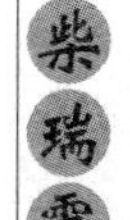

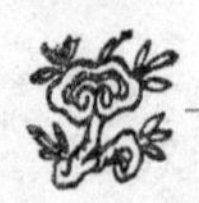

4. 疏肝理气，顺遂肝木之性

肝脏体阴而用阳，藏血而主疏泄。张氏在中风证治中，十分注意照顾肝脏的生理特点，强调于引血下行、平肝潜阳方内，适当配伍疏肝理气药，以顺遂肝木之性，有利于肝阳的潜降与气血的下行。张锡纯初拟镇肝息风汤所用牛膝、代赭石、龙骨、牡蛎、龟板、玄参、天冬、白芍八味潜镇清降、滋阴柔肝之品，照理则药病相当，但却间有初次服药，转觉气血上攻而病情加剧者。张氏“加入生麦芽、茵陈、川楝子即无斯弊”。并分析指出：“盖肝为将军之官，其性刚果，若但用药强制，或转激发其反动之力……方中加此三味，而后用此方者，自无他虞也。”后经反复验证，最终制出配伍有疏肝理气、顺遂肝木之性的镇肝息风汤。近年来，有人应用柴胡为主的疏肝方法治疗高血压病，取得较为满意的疗效［《山东中医学院学报》1980；(4)：27/1981；(3)：26］。进一步揭示了平息内风方剂配伍疏肝理气药的重要性。

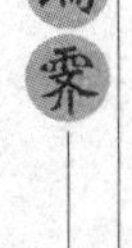

5. 行气活血，调理气血郁滞

中风因肝阳上亢，气血逆乱，每寓气血郁滞之病机。所以张氏常于镇肝息风方中，佐行气活血之品，调理气血郁滞，且“欲以化脑中之瘀血”。他配用行气活血药有三个特点。一在引血下行、平肝潜阳的同时，配伍小量行气活血药，治疗脑充血较重者，所谓“引血下行药中加破血之药以治之”。因此时肝阳上亢，气血上冲为主要病机，故行气活血药用量宜轻，药味宜少，多用当归、丹参、鸡内金等药性平和之品。二在引血下行、平肝潜阳之后，配用大量行气活血药，治疗脑充血证较轻或兼偏枯者，即“投以拙拟建瓴汤一两剂后，头痛眩晕即愈。继续服之，更加以化瘀活络之品，肢体亦可渐愈”。因此时气血郁滞、经脉瘀阻为主要矛盾，故行气活血药用量与药味均较前为多，常用乳香、没药、红花、土鳖虫等药性峻猛之品。三是根据体质不同配伍行气活血药，即“凡脑充血其身体脉象壮实者，初服建瓴汤一两剂时，可酌加大黄数钱，其身形脉象不甚壮实者，若桃仁、丹参诸药，亦可酌加于建瓴汤中”。现代临床治疗出血性中风，少配凉血活血之品，寓止血于活血之中；治疗缺血性中风，多用活血化瘀之品，以提高疗效。可见张氏能根据病情，区别使用行气活血之法，确实难能可贵。

6. 降胃安冲，复利气血下行

胃气以下行为顺，冲气以敛藏为常。张氏认为中风证“因肝火上升，恒引动冲气、胃气相并上升，是以其脏腑之间觉有气上冲也……此宜治以镇肝、降胃、安冲之剂，而以引血下行兼清热之药辅之”。因此，在治疗上除用镇肝降逆药外，十分注重降胃安冲，复利气血下行。其降胃安冲首选生代赭石，盖“其重坠之力能引胃气下行……更能引胃气直达肠中以通大便……兼能镇安冲气使不上冲……能制肝木之横逆，使其气不上干……更能引浮越之相火下行……其力能降通便，引火下行，而性非寒凉开破，分毫不伤气分”。一药而具平肝、降胃、安冲之功，为中风证治不可多得之佳品。其次选用生龙骨、牡蛎，因两者“皆善镇肝敛冲……敛正气而不敛邪气”。以上三药，降逆而不伤正，敛冲又不留邪，值得借鉴。

7. 消食化痰，斡旋中焦气机

中焦为气机升降枢纽，故脾胃升降之功协调与否，对中风发病有一定影响。张氏指出“胃腑之气不能息息下行

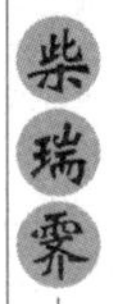

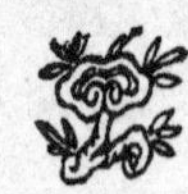

传送饮食，胃气不能下行，且更转而上逆，是以有种种诸病也”。说明中风证肝阳上亢，气血上逆，与脾胃升降密切相关。因脾气不升，胃气不降，失其转化饮食水谷之功，则停食生痰在所必然。鉴于此，张氏在中风证治中，常配伍生鸡内金、苏子、生山药等消食化痰之品，以斡旋中焦气机。推测其用意有二，一则通过消食化痰，使中焦气机升降复常，有利于肝阳平潜及气血下行，二则在于复健中气，避免大剂金石药重伤胃气，具有运脾健胃，斡旋中焦气机的治疗作用。对于临床习用金石类药而又忽略胃气者，应从中受到启迪。

8. 清热泻火，抑制肝火上冲

中风证治以火热立论者，首推金元刘河间。张氏认为河间主火之说，“实激发于外感之风生热，内外两热相并，遂致内风暴动……所以河间独借白虎汤，以泻外感之实热”。与肝火上冲之病机有所不同。并进一步指出：“肝为将军之官，不治则易怒，因怒生热，煎耗肝血，遂致肝中所寄之相火，掀然暴发，夹气血而上冲脑部，以致昏厥。”因此，张锡纯在中风证治中，亦配伍清热泻火药，抑制肝火上冲。如镇肝息风汤方后注云：“心中热甚者，加生石膏一两。”即是其例。此外，张氏用镇肝息风汤，常酌加龙胆草、生地黄等，以增强疗效。可见，中风证治以清热泻火为法非张氏首创，但于镇肝息风方中配伍清热泻火药，则别开生面。

9. 补气扶正，以助血脉流通

张氏认为中风偏枯有“脑中血管充血过度”与“胸中大气虚损过甚”的不同，故对王清任以气虚立论，重用黄芪峻补气分的观点，持一分为二的态度。指出：“若遇脉

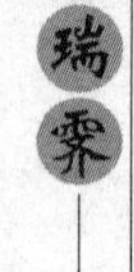

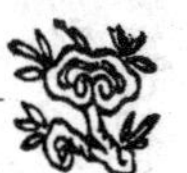

之虚而无力者，用其方（补阳还五汤）原可见效，若其脉象实而有力，其人脑中多患充血，而复用黄芪之温而升补者，以助其血愈上行，必至凶危立见，此固不可不慎矣。”强调补气活血法在中风治疗中有所针对，避免其以偏概全之弊。张氏运用补气扶正法有三个特点。一是辨证论治，首分标本缓急。主张脑充血兼偏枯者，先“将脑充血之病治愈，而肢体之痿废仍不愈者”，才能补气扶正，以助血脉流通。二是配伍补气扶正药，并非完全用于补虚，乃借方中行气活血之力，相辅相成，而达流通血脉之功。如治某脑充血兼偏枯案，先用镇肝息风汤，待脉平和，遂改当归、赭石、生杭芍、玄参、天冬各15g，生黄芪、乳香、没药各9g，红花3g，连服数剂，即扶杖能行。张氏案后分析：“此时脉已和平，头已不疼，可受黄芪之温补，故方中只用三钱，以补助其正气，即借以助归、芍、乳、没以流通血脉。”三是补气扶正与镇肝平冲、引血下行法合用，相反相成，而收流通血脉之效。张氏指出脑充血兼偏枯者，“欲化其瘀塞，通其血脉，正不妨以黄芪辅之。特是其脑中素有充血之病，终嫌黄芪升补之性能助血上升，故方中仍加生赭石、牛膝，以防血之上升，即所以监制黄芪也”。不难看出，张氏较王清任补气活血法有所发展，与其重用黄芪四两大补元气不同，若能结合运用，则相得益彰。

综上所述，张锡纯中风论治的特色，以理论衷中为前提，医疗实践作基础，继承前人用药经验，并有所创新与发展。因此，张氏提出的中风治疗大法，以及创制诸多行之有效的方剂，迄今仍有很大的实用价值，对现代心、脑血管疾病的研究与治疗，不无启迪。

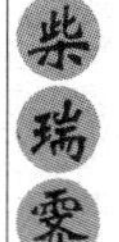

张子和论补探析

金代张子和素以攻邪却病著称于世，擅用汗、吐、下三法，尊为金元时期攻下学派之宗。然而，子和并非不用补法，他在《儒门事亲》中，撰述“补论”及“推原补法利害非轻说”等专篇，立足于矫正时弊，论补别具一格，对于正确使用补法，不无启迪。

1. 养生疗疾，食补重于药补

宋金元时期，医界沿袭晋唐养生服石之遗风，承受《太平惠民和剂局方》燥热温补之偏颇，皆以喜温恶寒、喜补恶泻为功，其流弊非浅。子和对此深恶痛绝，批评时医“尚知补之为利，而不知补之为害”，提出食补重于药补之说。张氏强调食补有两个显著特点。其一，养生当论食补。养生本是颐养天和、健身却病的有益保健方法，然而当时养生，轻则以苁蓉、牛膝、巴戟天、菟丝子等，重则用丹砂、阳起石、硫黄之类，常因误服、久服以致“百病交起，万疾俱生”，甚至死于非命。子和认为凡是药物，皆属阴阳偏盛的有毒之品，长期服用，对养生徒害无益。指出：“凡药有毒也，非止大毒、小毒谓之毒，虽甘草、苦参不可不谓之毒，久服必有偏胜，气增而久，夭之由也。”何况金石温补之品，其气味偏盛更甚，岂能颐养天和，延年益寿？而饮食五谷乃自然冲和之物，较之药物平和养人，少有偏颇，由此明确提出“养生当论食补”。此种以饮食调养来补益精气的方法，不仅有较好的健身却病作用，而且亦能够减少许多药源性疾病。现代老年医学的

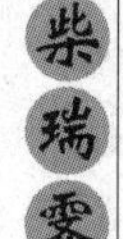

研究表明，饮食疗法对于诸如糖尿病、高血压、动脉硬化及冠心病等多种疾病，有着积极的预防和治疗效果，从而使人却病延年。可见，“养生当论食补”是中医饮食疗法的重要理论根据。

其二，疗疾亦当食补。药能治病，亦能致病，补药也不例外。由于补益之品或温热偏燥，或厚腻呆滞，容易遏伤脾胃，壅塞气机，而脏腑素虚或由病致虚者，又多不受补，故子和治虚疗疾，尤重食补。强调指出：“善用药者，使病者而进五谷者，真得补之道也。”如张氏对于五脏素虚者，每在治病的同时，主张糜粥自养以疗疾，认为“浆粥入胃而不注泄，则胃气和，胃气和则五虚皆实也”；又谓“粥浆入胃则虚者活”。表明子和注重糜粥自养以复胃气，是对《内经》“有胃气则生，无胃气则死”理论的继承与发展。对于病后调养，子和认为食补之法更为重要，指出：“病蠲之后，莫若以五谷养之，五果助之，五畜益之，五菜充之，相五脏所宜，毋使偏倾可也。”这里张氏不仅高度概括了“谷肉果菜”各种饮食物作为食补的具体方法，特别提出“相五脏所宜，毋使偏倾”的施治思想，使饮食疗法具有中医辨证的特色，成为中医治疗学中一个重要的组成部分。由此不难看出，子和养生疗疾，食补重于药补之论，不仅具有不可磨灭的历史功绩，而且寓有时代精神，值得引以为鉴。

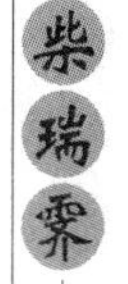

2. 补虚扶弱，攻邪先于补益

披阅《儒门事亲》论补各篇及所载医案，子和针砭滥补时弊，权衡疾病正虚与邪实二者的主次轻重，细察详辨，当补则补，免有虚虚实实之嫌。诚如其所谓：“余尚用补法，必观病人之可补者，然后补之。”例如张氏论虚

劳治法时指出："凡病人虚劳多日无力，别无热证者，宜补之，可用无比山药丸则愈矣。"该方由山药、肉苁蓉、五味子、菟丝子、杜仲、牛膝、泽泻、熟地黄、山萸肉、茯苓、巴戟、赤石脂组成，为平补阴阳之良剂。说明子和未因擅用汗、吐、下而舍弃补益之法。综观全书，子和论补，以攻邪先于补益为其特色，反映在以下两个侧面。

其一，邪实致虚，攻邪即是补益。盖因邪实致虚，邪气不去，其虚难复，但可攻邪，邪去则已，故攻邪之中深寓补义。子和认为："言补之法，大抵有余者损之，不足者补之，是则补之义也。"明确指出补法有直接补益与以攻为补两种方法。不过，子和是侧重于后者，旨在通过攻邪以达补虚之目的。诚如张氏所说："余用补法则不然，取其气之偏胜者，其不胜者自平矣。医之道，损有余，乃所以补其不足也。"体现了子和以攻为补的治疗思想。因此在施行具体方法时，张氏进一步阐明："阳有余而阴不足，则当损阳而补阴，阴有余而阳不足，则当损阴以补阳。热则芒硝、大黄，损阳而补阴也，寒则干姜、附子，损阴而补阳也。岂可以热药而云补乎哉，而寒药亦有补之义也。"这种以攻为补的学术思想，虽有所偏颇，但对于丰富补益理论及补益方法，正确处理攻补之间的辩证关系，则大有裨益。尤其"寒（药）亦有补之义"说，对于明清时期温病学说中清补之法的形成与发展，影响很大。

其二，虚实夹杂，攻邪先于补益。因虚实夹杂，纯补其虚，恐壅滞留邪，变生他患。对此，子和主张先行攻邪之举，而后施补虚之法。如"推原补法利害非轻说"篇中治息城酒监赵进道之腰痛，辨证为虚实夹杂，张氏首用通经散以攻其邪实，次以杜仲、猪腰子、荷叶等药制后临卧

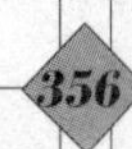

时服用，并以无比山药丸每旦服用，数日而愈。子和在总结此类医案后指出："余虽用补，未尚不以攻药居其先，何也？盖邪气未去而不可言补，补之则适足资寇。"可谓经验之谈。当然，这种观点有一定的片面性，但对治疗虚实夹杂而偏于实者，确实有章可循，特别是对后世攻补兼施治法的完善，起到积极的促进作用。

此外，子和针对时医不知治虚之源亦有补义之偏见，强调"大积大聚，大病大秘，大涸大坚，下药乃补药也"。并分析其理是由于"陈莝去而肠胃洁，癥瘕尽而荣卫昌，不补之中，有真补者存焉"。从哲学的高度指出汗、吐、下三法"虽不云补，理实具焉"。清代程钟龄《医学心悟》所论："一法之中，八法备焉；八法之中，百法备焉。"正是对子和辨证思想的丰富和发展。

结语

中医理论是在长期的医疗实践中，吸取历代医家正反两方面的经验教训，形成和发展起来。张子和正是从祛邪存正、补偏救弊的角度，使中医的补益理论与方法有所完善。由于受到当时历史条件和本人学识的限制，子和论补还有诸多偏颇之处，因而未能引起后世学者的重视。本文通过张子和论补思想的探析，希冀对中医的补益理论有一个更高层次的认识，同时，能对张子和学术思想有一个全面的评价。

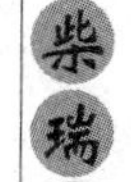

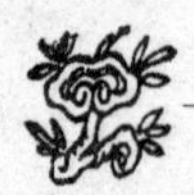

慢性肾炎"慎用涩药"临证体会

一、"慎用涩药"的概念

涩药，是指性味酸涩，具有敛汗、固精、缩尿等作用的一类药物，如五倍子、桑螵蛸、金樱子、覆盆子、五味子、诃子、山萸肉等。在临床上一般用于久病体虚、肾精不固等病证，与补益治本药物配伍，多作"治标"之用，以敛其耗散、防其滑脱。

临床上有一种观点认为，蛋白属于人体精微物质，慢性肾炎长期反复出现蛋白尿，导致低蛋白血症，导致水肿。如果使用收涩或补益的方法予以固摄，即可逐步减少或消除蛋白尿，防止低蛋白血症发生，有利于疾病的恢复和痊愈，譬如桶漏水泄，收涩即是补漏，因而主张在治疗上使用一些收涩类药物。目前临床上，在治疗慢性肾炎蛋白尿的方药中常见使用桑螵蛸、金樱子、覆盆子之类收涩药，有的甚至提出可长期使用单味五倍子。笔者通过数十年的临床实践，认为慢性肾炎的基本病机为脾肾两虚，水湿内停，如果过量或不当使用收涩药，常常会出现蛋白尿未消或蛋白尿指标升高而水湿停滞，水肿程度加重，犯"关门留寇"的禁忌。故提出在治疗慢性肾炎蛋白尿的过程中，尽量不用或慎用此类收涩药，此即"慎用涩药"。

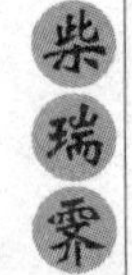

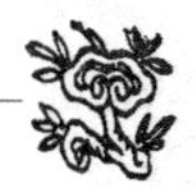

二、“慎用涩药”的理论认识

1. 从中医对肾的生理病理认识来看

肾的主要生理功能是：主藏精，主水，主纳气。足少阴肾经与足太阴膀胱经相互络属，表里相通，关系密切。肾五行属水，人体水液的输布和排泄是一个十分复杂的生理过程，《素问·经脉别论》曰：“饮入于胃，游溢精气，上输于脾，脾气散精，上归于肺，通调水道，下输膀胱。”可见人体水液的代谢其本在肾，其标在肺，其制在脾，肾气的主司和调节具有关键作用。若肾藏精失摄，肾气不足，则其主水的功能必然弱化以致失调，势必影响人体水液的正常代谢。

笔者认为，“精”需要“藏”，而“水”需要“利”，在临床上依照肾的生理特点，处理好“藏精”和“利水”这一对相互依存、相互制约的辨证关系至关重要。要具体辨证，把握先后主次轻重，因证施治，不可偏颇。只有肾精充足，肾气的蒸腾和排泄水液的作用才能发挥正常，下输于肾和膀胱的水液才能实现升清降浊。而升清降浊必须立足一个“通”字，只有“通”，水谷“清气”精微才能源源不断被肾所“藏”，只有“通”，人体代谢后所产生的“浊液”才能随流而下及时排除。否则，气机不利，水湿停聚，就会变证蜂起。正如《素问·水热穴论》所说“诸水皆生于肾”，“肾者，胃之关也，关门不利，故聚水而从其类也，上下溢于皮肤，故为胕肿。胕肿者，聚水而生病也”。因此，只有在单纯肾虚的情况下，收涩类药才能与补益方剂配伍使用。在慢性肾炎出现蛋白尿的情况下，即使是治标，收涩类药物也要慎用或忌用。

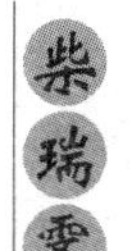

2. 从慢性肾炎蛋白尿的病机观察来看

笔者认为，慢性肾炎蛋白尿病因病机较为复杂，加之患者大都长期服用激素治疗，常使本质病机被假象所遮掩，临床上虚实夹杂，寒热难辨，用药难以措手。但其基本病机不外脾肾两虚、水湿内停。

在多年的临床实践中，笔者对蛋白尿和水湿的关系有了较为清晰的认识。蛋白尿是现代医学对慢性肾炎的一个重要的检验指标，在治疗过程中为什么要“慎用涩药”呢？这是由于蛋白尿是清浊相混的一种病机反映，水中有精，尿中有蛋白，清中有浊，所以通过尿液排出来的蛋白，已经不再是人体精微，而成为一种肾浊之邪。临床辨证时，可以根据蛋白尿指标的高低，划分为湿、浊、毒三个不同的病机层次，分别施治。但无论是湿、浊或毒哪个层次，都需要及时通降利排。因此，只有通过培补脾肾，利水渗湿，才可以分离清浊，而达到浊阴外泄，肾精被藏。若使用收涩药物，只会留住水湿之邪，清浊相混所致的病机状态不能得到改变。这样，不仅蛋白尿难以消除，甚至还会使其指标升高，加重水肿的程度，事与愿违。这一认识是笔者在临床中长期反复观察体会得来的，早年曾治疗一慢性肾炎患者，方剂中加入收涩类药物，很快即加重水肿。有时补益类方药稍嫌滋腻，气机涩滞，也会出现病情反复。甚至个别患者轻用五味子也不能耐受。由此，余提出治疗慢性肾炎蛋白尿“慎用涩药”的经验，而且作为用药原则贯穿于治疗的全过程。

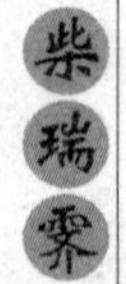

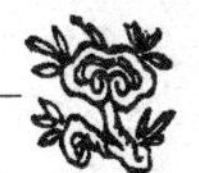

本草新证

《伤寒论》桂枝"去皮"解惑

清代迄今，围绕《伤寒论》方用桂枝"去皮"的问题，医家约有三种不同的认识。一是认为"去皮"二字属衍文或传抄之讹，如吴谦等云"桂枝气味辛甘，全在于皮，若去皮是枯木矣，如何有解肌发汗之功？宜删此二字"(《医宗金鉴》)。张山雷亦谓"桂枝……其效在皮，而仲景仅去其皮，可悟传抄之谬"(《脏腑药式笺正》)。二是认为"去皮"当去桂枝见有皮骨可辨之皮，如张隐庵说"桂枝止取梢尖嫩枝，内外如一，若有皮者去之，非去枝上之皮也"(《伤寒论集注》)。张锡纯亦云"《伤寒论》用桂枝，皆注明去皮，非去枝上之皮也，古人用桂枝，惟取当年新生嫩枝，折视之内外如一，皮骨不分，若见有皮骨可以辨者，去之不用，故曰去皮"(《医学衷中参西录》)。三是认为"去皮"乃是去桂枝粗枝虚软甲错之枯皮，如陆渊雷指出"桂枝去皮者，盖古人用粗树枝之桂皮，其外层有虚软甲错之枯皮，须去之耳，今用细枝，则无皮可去"(《伤寒论今释》)。以上所论，孰是孰非，给学习和理解带来一定困难，成为《伤寒论》中争议不决的问题之一，故很有必要进一步讨论。

首先，持"去皮"二字属衍文或传抄之讹者，以桂枝为当年生的细小嫩枝，皮骨一体，很难剥离，且药效在

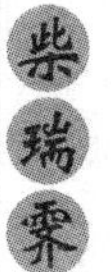

皮，去之不用，何以收解肌发汗之功？这种认识有一定的道理，因《伤寒论》经千百年来的辗转流传，衍文和传抄之讹在所难免。但是，衍文与传抄之讹，少则几处尚可，而《伤寒论》所用桂枝的40首方中，均注有“去皮”二字，则非此说所能完全解释；况且王叔和、林亿等编次校订时，并未发现有衍文之嫌，以至清代以前医家并未察觉有传抄之讹。对此非常明显的问题，诸辈前贤不可能视而不见。所以，《伤寒论》方中桂枝“去皮”，必有其所去之理，绝不能以此轻易定论。

其次，认为“去皮”即去桂枝见有皮骨可辨之皮者，虽不赞成“去皮”二字属衍文或传抄名讹，但因桂枝为当年新生嫩枝，皮骨一体，很少见有其皮骨可辨者。《伤寒论》中方用桂枝，皆注明“去皮”，说明“去皮”具有修治用药的普遍意义，绝不是见有皮骨可分者才去之不用。即使桂枝见有皮骨可辨者，如去之不用，同样起不到解肌发汗的作用，假若连皮带骨皆弃之不用，又无法解释桂枝“去皮”之疑。可见第二种观点前后矛盾，难以自圆其说，故亦不可从。

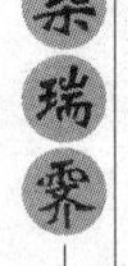

再者，主张“去皮”乃去其桂枝粗枝虚软甲错之枯皮者，立论于古今桂枝的药用部位不同，有益于桂枝“去皮”问题的解释。但是，由于现代使用的中药桂枝与肉桂，前者为当年生细小嫩枝，后者为树干或多年生粗枝之皮。至于《伤寒论》中的桂枝，是现在所用的桂枝，抑或今之肉桂，因陆氏未提出可靠的考证根据，一直没有受到大多数医家的重视并被接受。不难看出，清代以后关于《伤寒论》桂枝“去皮”与否的争议，完全是在对其所用桂枝的药用部分与名实问题认识不一的情况下而造成的。

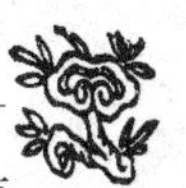

有鉴于此，笔者曾对古今桂枝的药用部分与名实问题进行考证，其结果表明唐以前本草记载的“桂枝”，为樟科植物肉桂的树干或粗枝之皮，即今之所用的肉桂。因采集的老幼或加工方法不同，分别有“牡桂”“菌桂”“桂心”及“桂”等异名［《中药通报》1988，13（10）：7］。这为澄清《伤寒论》桂枝“去皮”之疑，提供了可靠的根据。据此可知，既然唐以前本草“桂枝”即今之肉桂，那么《伤寒论》中的“桂枝”亦当为肉桂无疑。据陶弘景谓“凡用桂心……皆削去上虚软甲错处，取里有味者称之”（《神农本草经集注》），李时珍云“牡桂……薄而味淡，去粗皮用”（《本草纲目》）。因此，《伤寒论》桂枝“去皮”，乃去其桂树树干或粗枝皮上虚软甲错之枯皮，陆氏之说是正确的。故澄清桂枝古今药用部位与实不符，《伤寒论》桂枝“去皮”争议不决之疑，即霍然冰释。

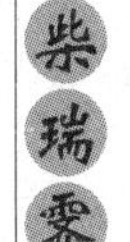

党参的本草历史探讨

中药党参为桔梗科植物党参 *Codonopsis pilosula* (Franch.) Nannf. 的根，其药用价值颇高。近年来，党参的品种、化学成分、药理作用等方面的研究进展较快，显示出越来越广阔的开发利用前景，受到医药学界普遍重视。但是，由于党参之名始见于清代吴仪洛《本草从新》，嗣后赵学敏《本草纲目拾遗》、黄宫绣《本草求真》、吴其浚《植物名实图考》等本草著作亦予以收载，所以，有认为五加科的上党人参资源日趋减少，至明清已绝迹，太行山的桔梗科党参乃被利用起来，至《本草从新》始加区

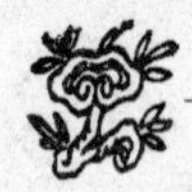

分，名之曰“党参”；也有认为《神农本草经》所载人参，实即桔梗科党参，五加科人参是从宋代苏颂《图经本草》伊始，给党参诸方面的深入研究带来一定的困难。因此，进一步考证党参的本草历史，有着重要的现实意义。

1. 党参药用历史的疑窦

我国是世界上最早开发“参”类药物的国家，就本草记载而言，远在2000多年前的药学专著《神农本草经》中首载人参，梁代陶弘景《名医别录》所载“五参”除人参外，尚有沙参、玄参、丹参、苦参4种，足见其药用历史悠久。然与之相反，在古今常用的“参”类药物中，唯独党参的本草记载较晚，仅有230余年的药用历史。众所周知，党参因最早发现和产于山西上党郡（今山西长治地区）而得名，亦有“上党人参”（《本经逢原》）之称，而古代有关人参产地的记述也多在上党，如《说文解字》云“人参，药草，出上党”；《名医别录》谓其“生上党及辽东”。如此便使人产生这样的疑问：人参与党参皆生产于上党，为何《神农本草经》只载人参而无党参，《名医别录》“五参”中亦未见党参，甚至千余年后集本草学研究之大成的《本草纲目》也未提及。究其原因，是古代医药学家的粗疏遗漏使然，抑或人参与党参混用不分，或《神农本草经》中“人参”即为桔梗科党参，这是研究党参本草历史值得探讨的问题。

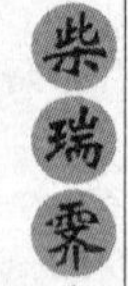

2. 《神农本草经》“人参”的名实考证

中药人参与党参，前者系五加科植物人参 *Panax ginseng* C. A. Mey. 的根，后者为桔梗科植物党参 *Codonopsis pilosula*（Franch.）Nannf. 的根，两者不仅原植物不同，而且产地分布、植物形态、药物功效等方面均有较

大差异。由于受历史等客观因素的限制，古代本草著作对其植物分类不甚严密，因此，考证《神农本草经》所载“人参”的名实问题，似应以其产地分布、植物形态、药物功效等辨别为关键。

(1) 从产地分布来看，古今人参与党参在自然环境中生长，人参主要分布于我国东北地区的辽宁、吉林、黑龙江，以及朝鲜等地；党参主要分布于华北地区的山西、河北、内蒙古，西北地区的甘肃、陕西，西南地区的四川等地。《神农本草经》条下虽未言产地，但《名医别录》明确指出“生上党及辽东”，而且是以上党地区为主。上党为党参最早的发源地，可见《神农本草经》与《名医别录》所载“人参”，不能排除桔梗科党参。

(2) 从植物形态辨别。《神农本草经》“人参”条下未见其植物与药材形态的描述，据《吴普本草》所载“或生邯郸，三月生，叶小锐，枝黑，茎有毛”来看，经考其中“叶小锐”和“茎有毛”两个形态特点，当系桔梗科党参。但是陶弘景《本草经集注》（以下简称《集注》）对“人参”的植物与药材形态有多种描述，如“上党在冀州西南，今魏国所献即是，形长而黄，状如防风，多润实而甘”，此与桔梗科党参的药材形态相同；又如“人参一茎直上，四五叶相对生，花紫色”，据考其植物形态是桔梗科沙参属植物四叶沙参（轮叶沙参），即今之南沙参；再者，陶弘景引高丽人作《人参赞》“三娅五叶，背阳向阴”的植物特征与生长习性，且强调其“如人形者有神”，无疑又是五加科人参。高丽（地名）系今之辽宁新宾县，亦即战国时期燕国辽东郡属地，以盛产五加科人参著称。根据《集注》对人参植物形态与产地的描述，结合古今人参

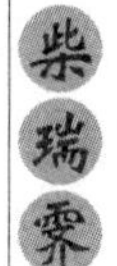

与党参的自然资源综合分析，不难看出，《神农本草经》所载“人参”之名，实则囊括主产于上党地区的桔梗科党参与辽宁地区的五加科人参，以及桔梗科沙参属植物四叶沙参。

（3）从药物功效分析，人参与党参同为补气药，但人参大补元气，救逆固脱，药力强而持久，尤宜于急危重病气虚欲脱之证，党参平补和缓，药力较弱且不持久，多用于慢性虚弱性疾病。二者功效以能否大补元气、救逆固脱为鉴别点。据《神农本草经》“人参……主补五脏，安精神，定魂魄，止惊悸，除邪气，明目，开心益智”，以及《名医别录》“人参……主治肠胃中冷，心腹鼓痛，胸胁逆满，霍乱吐逆，调中，止消渴，通血脉，破坚积”等病证分析，非急危重病之候，似为桔梗科党参的功效描述。这个结论，可从东汉张仲景《伤寒论》与《金匮要略》两书运用人参得以佐证。诚如陈修园分析所说，“余细味经文，无一字言及温补回阳，故仲景于汗、吐、下阴伤之证，用之以救津液，而一切回阳方中，绝不加此阴柔之品，反缓姜、附之功，故四逆汤、通脉四逆汤为回阳第一方，皆不用人参，而四逆加人参汤，以其利止亡血而加之也。茯苓四逆汤用之者，以其在汗下之后也”（《本草经读》）。可见仲景所用“人参”是桔梗科党参。然而，从《名医别录》人参条下强调“如人形者有神”来看，五加科人参在当时已有运用，只不过因资源较少，出现陶弘景所谓“殆不复售”的状况，而且与桔梗科党参混用不分，故未引起足够的重视。

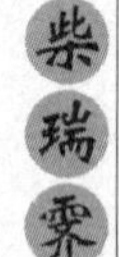

综上所述，《神农本草经》所载“人参”，主要包括桔梗科党参与五加科人参两种，故党参与人参相同，均有着

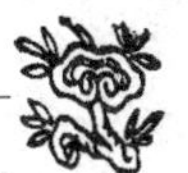

悠久的药用历史。至于两者长期混用，使党参的本草历史断代1000余年，也有其深刻的历史根源。

3. 党参本草历史断代千余年的原因

鉴于秦汉以至晋隋时期，本草学着重于前人药学知识和用药经验的初步总结，又受当时客观因素的限制，《神农本草经》与《名医别录》将人参与党参混为一物是不难理解的。但是，自唐宋元明千余年间，本草学的研究在药物考证、分类、鉴别等方面，取得迄今仍为世人叹服的巨大成就，而人参与党参的混用历史一直未被澄清，以致党参的本草历史断代1000余年。

认真反思其种种原因，约有以下几方面：

(1) 以讹传讹。陶弘景是《神农本草经》最早的注家，所著《集注》在本草学发展史上占有重要地位，唐宋以来的《新修本草》与《证类本草》等本草学专著，均是沿袭《集注》体系发展起来的，直至明末《本草纲目》的问世，逐渐取代于它。由于《集注》在我国本草史上的影响长达1000多年之久，以致《神农本草经》人参与党参混为一物的认识长期讹传，难以分辨。正如赵荩臣撰文所说，“考中国本草，自古迄今上下数千年，除张璐、吴遵程、黄宫绣、屠道和在应用上大略分别言之，再无医界中人认党参为另一种而详细研究者”。

(2) 认识歧化。由于《神农本草经》与《名医别录》将人参与党参混为一谈，党参从药用之始就披上神秘色彩的“人参”外衣。唐宋时期，随着五加科人参广泛地开发利用，使医家误认为《神农本草经》所载“人参”即五加科人参，如宋代寇宗奭《本草衍义》指出“人参，今之用者，尽为高丽所出”；明代李时珍《本草纲目》亦谓“上

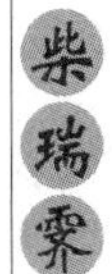

党，今潞州也，民以人参为地方害，不复采取，今所用者皆是辽参”。这种认识上的歧化，不仅使桔梗科党参的开发利用受到影响，而且使其药用历史湮没千余年。

（3）伪品掺入。五加科人参的自然资源有限，难以采集，且珍贵价昂，故历代假冒伪劣之品名目繁多。《本草纲目》载“伪者皆以沙参、荠苨、桔梗采根造作乱之”，即可视其一斑。由于大量伪品掺入，加之上述认识上的歧化，以致党参受其株害一向被认作伪品。如宋代苏颂《图经本草》记述“欲试上党人参者，当使二人同走，一与人参含之，一不与，度走三五里许，其不含人参者必大喘，含者气息自如也，其人参乃真也”。这里的“上党人参”包括五加科人参与桔梗科党参两种，所谓“真人参”无疑为五加科人参，相反即为桔梗科党参，或同科沙参属植物等，只不过苏氏将党参作为五加科人参的伪品看待而已。

（4）张冠李戴。清代以前本草著作虽无党参之名，但因人参与党参长期混用，加之人参资源缺乏，价昂难得，故以党参替代人参药用之实毋庸置疑。近人张山雷指出：“详稽唐宋以后本草及方药，则皆曰人参，而孰为人参，孰为高丽参，孰为党参，在有识者可以心领神悟而分别之”；又强调“凡古今成方之所用人参，无不可以潞党参当之，即百证治之应用人参者，亦无不可以潞党参投之”（《本草正义》）。既总结了唐宋以后人参与党参混用历史延续的史实，又说明党参替代人参药用之功的可能。

4. 结语

（1）《神农本草经》所载“人参”，主要包括桔梗科植物党参 *Codonopsis pilosula*（Franch）Nannf. 与五加科植

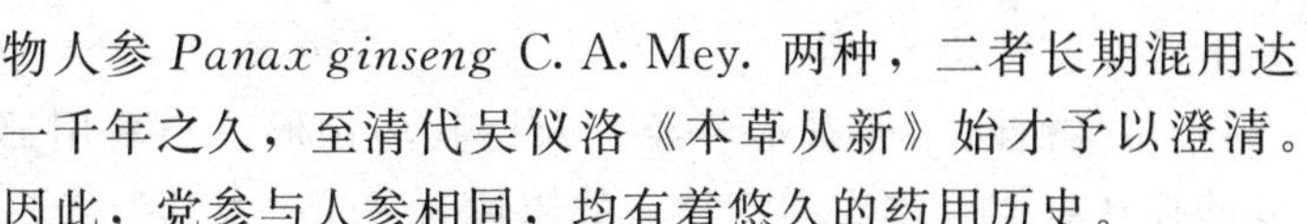

物人参 *Panax ginseng* C. A. Mey. 两种，二者长期混用达一千年之久，至清代吴仪洛《本草从新》始才予以澄清。因此，党参与人参相同，均有着悠久的药用历史。

（2）桔梗科党参资源分布以上党为主，五加科人参资源分布以辽东为主，故《名医别录》谓其“人参”产地“生上党及辽东”，即源于此。所以，目前认为五加科人参古代盛产上党之说是不确切的。

（3）由于人参与党参长期混用，故对清代以前所用“人参”的方剂，应作具体分析，区别对待。

桂枝古今名实考

“桂枝”此药，始见于东汉张仲景《伤寒论》，但汉唐以前的本草著作中却查无此名。对此，有认为桂枝即《神农本草经》所载之“牡桂”；也有认为桂枝出于《唐本草》，谓《神农本草经》的“牡桂”即今之肉桂；还有人认为古代的本草桂枝与肉桂不分。鉴于上述认识的混乱，有进一步考证本草桂枝古今名实的必要。

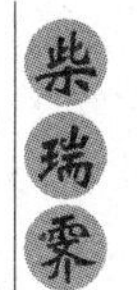

1. 唐以前本草“桂枝”名实的考证

中药桂枝与肉桂，其原植物均为樟科植物肉桂（*Cinnamomam cassia* Presl），前者为当年生细小嫩枝，后者是树干或多年生粗枝之皮，药用部分迥然不同。因此，考证唐以前本草桂枝的名实问题，似应以药用部分的辨别为关键。唐以前本草虽无“桂枝”药名的记述，然与之相关者，《神农本草经》有“牡桂”与“菌桂”，《名医别录》又有“桂”。这些药物，孰为今之桂枝，抑或肉桂？考证

如下。

（1）牡桂：《神农本草经》未见其药物形态与药用部分的描述，但《神农本草经》的辑述者，于“牡桂”条后引东晋郭璞云：“今之呼桂皮厚者，为木桂及单名桂者是也。一名肉桂，一名桂枝，一名桂心。”说明该书的辑述者及东晋学者，均认为“牡桂”为肉桂树之皮，并有肉桂、桂枝、桂心等异名。《唐本草》并谓：“此桂……大小枝皮俱名牡桂。然大枝皮肉理粗虚如木兰，肉少味薄，不及小枝也。小枝皮肉多半卷，中必皱起，味辛、美。”可见，“牡桂”虽有大小枝皮的不同，但药用部分均为“皮”。从“小枝皮肉多半卷”分析，“小枝”乃桂树多年生粗壮未老之枝，与现在使用当年生的细小嫩枝（即桂枝）截然不同。

（2）菌桂：《名医别录》载“无骨，正圆如竹”。所谓“无骨”，指不带木心的桂树之皮；“正圆如竹”，是描述桂皮卷如竹筒状，正如《本草纲目》曰：“菌桂……别录所谓正圆如竹者，谓皮卷如竹筒。”《唐本草》明确指出：“菌桂……大枝小枝皮俱是菌桂，然大枝皮不能重卷，味极淡薄，不入药用。”又云：“其小枝皮薄卷乃二三重者，或名菌桂，或名筒桂。其牡桂嫩枝皮，名为肉桂，亦名桂枝；其老者名牡桂，亦名木桂。”显然，菌桂药用部分亦是桂树之枝皮。

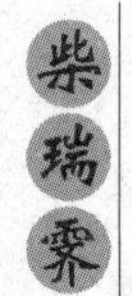

（3）桂：《名医别录》载“十月采皮，阴干”，说明其药用部分为肉桂树之皮无疑。《本草纲目》认为：“桂，即肉桂也。”并指出：“桂即牡桂之厚而辛烈者，牡桂即桂之薄而味淡者，别录不当重出，今并于一。”可见，桂与牡桂同为一物，药用部分皆是肉桂树的皮。根据上述，可以

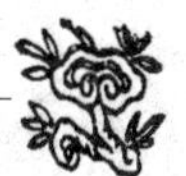

认为《神农本草经》的“牡桂”即今之肉桂。

（4）桂枝：仲景所用桂枝，无论在方中用量大小，抑或主次有别，皆注有“去皮”二字。现今使用的桂枝为当年生细小嫩枝，皮骨难以剥离，且因药效在皮，若去之不用，如何能起治疗作用？据《本草经集注》：“凡用桂心……皆削去上虚软甲错处，取里有味者称之。”《本草纲目》谓：“牡桂……薄而味淡，去粗皮用。”可见桂枝“去皮”，是去浮其皮上“虚软甲错”的“粗皮”（即栓皮）。不难看出，仲景方用桂枝乃唐以前本草“牡桂”。

（5）马王堆出土文物《五十二病方》中有桂、菌桂、美桂的药物记载。其中桂、菌桂与《神农本草经》及《名医别录》的药名记述相同，唯美桂不知系何物。据《唐本草》言牡桂“味辛、美”，析“美”乃形容之词，“美桂”当是牡桂之佳品。此外，马王堆一号汉墓发现薰囊及绢袋中的药物“桂”，经专家鉴定为樟科的桂皮，这与汉唐以前本草牡桂、菌桂的药用部分完全相同。

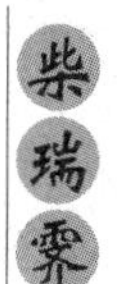

综上所述，唐以前本草“牡桂”“菌桂”及“桂”，其药用部分皆是肉桂树之枝皮，即今之中药肉桂。至于本草名“桂枝”者，与“牡桂”同物异名，并非今之所用桂枝。

2. 唐以后本草“桂枝”名实的演变

如前所述，唐以前本草的“桂枝”为今之肉桂。那么，现在所用的桂枝源于何处？据考证，今之桂枝，原名“柳桂”，始载于宋代陈承《本草别说》：“今又有一种柳桂，桂之嫩小枝条也。尤以入上焦药用。”文中说明三个问题：①柳桂乃宋代始用的一味新药，与唐以前本草记述有别；②其药用部分为桂之嫩小枝条，与今之所用桂枝完

全相同；③其功效特点以治上焦病为宜，符合现在所用桂枝的药性特点。虽然宋代本草著述中已有今之桂枝的药物记载，但因是以“柳桂”为名的，因而未能引起后世医学家的重视，如同时代的《本草衍义》及《图经本草》等本草专著均无类似记载。

迄至明代，《本草纲目》已认识到：“桂（牡桂）之嫩小者为柳桂。”然时珍并未另列专条，以致“柳桂”和“牡桂”在药性与运用上仍混为一谈。由于柳桂为柔嫩之细枝条，含挥发油较少，且不含芳樟醇，较之牡桂似更宜于外感病的治疗，故自明至清，逐渐取代于牡桂，并正式称为“桂枝”。如清《本草汇言》：“桂枝……体属枝条，仅可发散皮毛肌腠之间，游行臂膝肢节之处。”说明此时的桂枝，在药用部分、功效特点及临床运用等方面，均与“柳桂”相同，从而使唐以前本草“桂枝”发生了名同实异的演变。鉴于宋金元以后，对本草“桂枝”的名实问题未及时予以澄清，后世医家很自然地把仲景方中所用的“桂枝”与明清以后本草所载的“桂枝”联系并等同起来，造成了桂枝古今名实不符。彭怀仁考证认为，约在清代初期，柳桂才为桂枝（牡桂）的代用品，并正式称为桂枝至今。这与本文考证结果是一致的。

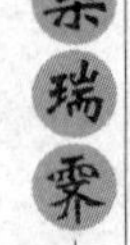

3. 结语

（1）汉代张仲景方中所用“桂枝”，为樟科植物肉桂（*Cinnamomum cassia* Presl）的树干及粗枝之皮，即今所用之肉桂。因其采集肉桂树及枝皮的老幼与加工方法不同，而有“牡桂”“菌桂”“桂心”及“桂”等异名。

（2）现今所用桂枝，原名“柳桂”，始载于宋代陈承《本草别说》。

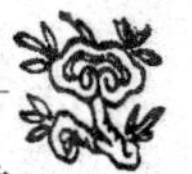

（3）考证仲景方用“桂枝”为今之肉桂，似有必要重新认识仲景方药的治病机理。

京墨止血小考

全国高等院校《方剂学》教材选录陈修园《十药神书》的十灰散，为凉血止血、烧灰存性的代表方剂。其方后注云：“用时先将白藕捣汁或萝卜汁磨京墨半碗，调服五钱，食后服下。”由于教材未对此作解，加之京墨现已很少使用，每使后学疑窦顿生，甚或错解。笔者复习有关文献，拟就其止血作用小考如次：

京墨即墨，称其为“京墨”或“贡墨”者，系指古代宫廷工书诗画用墨之上品，同时亦是良好的止血药。墨首载于唐代陈藏器的《本草拾遗》，然运用其止血远不至此，如晋代葛洪《肘后方》中治崩中漏下，用好墨末一钱匕服；治赤白痢以干姜、好墨各五两，名姜墨丸等，盖属其例。用墨止血，在唐宋时期颇为盛行，宋代官修《开宝本草》载其“止血，生肌肤，合金疮，主产后血晕，崩中卒下血，醋磨服之……又止血痢及小儿客忤，捣筛和水温服之”；寇宗奭《本草衍义》亦载治大吐血用“好墨细末二钱，以白汤化阿胶清调，稀稠得所，顿服，热多者尤相宜”。迄至明清，仍被临床广泛使用，张璐于《本经逢原》中指出“墨，止吐衄血逆上行，或生藕汁，或莱菔汁、鲜地黄自然汁磨服即止”；黄宫绣《本草求真》亦谓：“墨，专人肝肾，色黑味辛，气温。凡血热过下，如瘟疫鼻衄，产后血晕崩脱，金疮并丝缠眼中，皆可治。如止血，则以

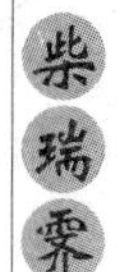

苦酒送韭汁投；消肿则以胆汁、酽醋调；眼有丝缠，则以墨磨鸡血速点；客忤中腹，则磨地浆汁吞。各随病症所用而治之耳。”

京磨何以止血？后学有释为黑能胜红，更有甚者斥之为无稽之谈，殊不知京墨止血有充分的药理根据。古制京墨，虽因时因地而异，但多以松烟和入皮胶汁或糯米汁，或酌加香料加工而成。宋代寇宗奭《本草衍义》谓：“墨，松之烟也。也有粟草伪为者，不可用，须松烟墨方可入药。”明代李时珍《本草纲目》亦谓：“上墨以松烟用梣皮汁解胶和造，或加香料等物。”清代汪绂《医林纂要》又指出：“墨，古用松烟，性近温，今用桐油烟，性近寒，然气味轻虚，俱不失为平。珍之者加入珠、金、冰、麝，陈久为良。”由此可见，京墨的选料与制作颇为考究，与普通所用墨之劣者截然不同。松烟即松枝烧制的油，松烟本身有止血、消肿、生肌、疗疮等作用，这从同植物的松节、松油、松香中可证其功。加入皮胶汁或糯米汁者，盖因皮胶（诸如驴皮胶或其他皮胶等）均有程度不同的养血止血之功，糯米亦为补肺止血之佳品。若加入珍珠、黄金、冰片、麝香之类，则清心凉血、活血止血之功尤著。因此，京墨止血之功，非其色黑以胜红，乃由其制作的各种药物所决定。凡错释京墨止血作用者，皆属对京墨的原料与制作不了解之故。

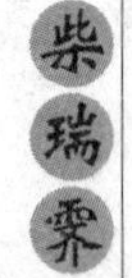

综上所述，京墨止血之功毋庸置疑。《十药神书》的十灰散强调以藕汁或萝卜汁磨京墨半碗调服，意在增强其清热凉血止血的作用。值得引以注意的是，鉴于目前有效的止血药物甚多，加之现今所用之墨，除特殊情况需仿古制作而外，一般制墨的选料和工艺均与古不同，故不宜入方药用。但是绝不能因为现今普通之墨不作药用，便否定京墨的止血之功，更不能以今之墨与京墨混为一谈。

名方妙用桔梗举隅

桔梗为常用的止咳平喘药，现代药理研究表明，该药主要含桔梗皂苷，具有祛痰、镇咳、解热、抗炎、抗过敏、镇痛、抑制胃液分泌、抗消化性溃疡等作用。综观诸多配伍桔梗的有效方剂，除用于止咳平喘外，尚有不少组方并非如此，也不能被现代药理学作解，然而却体现了中医的制方理论和配伍方法。探讨其机理，对正确理解或运用有关方剂，有着重要的理论与临床价值。鉴于此，现将妙用桔梗的代表方剂剖析如次。

1. 提壶揭盖

肺为水之上源，能宣发肃降，通调水道，下输膀胱，维持小便的通畅和水液代谢的协调，肺又与大肠相表里，影响大肠腑气的通降。故对肺失宣降以致膀胱气化不行或大肠腑气不通者，常在利水或泻下方中配伍桔梗开宣肺气，加强利小便或通大便之功。如《类编朱氏集验医方》的鸡鸣散，主治寒湿壅滞下焦、膀胱气化不行之脚气病，方在行气降浊、温散寒湿的同时，佐以桔梗“开上焦之气”（《古方选注》），以宣散寒湿之邪。《实用中医内科学》在癃闭论治中指出：“当急性尿潴留、小便涓滴不下时，可在原方的基础上，加入开宣肺气的药物，如桔梗、荆芥之类，此即‘下病治上’‘提壶揭盖’之法。”与此同理，《伤寒六书》的黄龙汤，在泻下药中少佐桔梗开宣肺气，

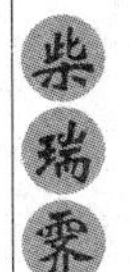

有利于大肠腑气的通降，从而加强其泻下作用，亦寓提壶揭盖之意。

2. 载药上行

心肺同居上焦，凡欲使药力直达上焦或头面者，桔梗“可为诸药舟楫，载之上浮，能引苦泄峻下之剂，至于至高之分成功”（《本草求真》）。因桔梗开提肺气，故能载药入肺。除此之外，许多补心安神方剂亦常配桔梗而收载药入心之功。如《摄生秘剖》天王补心丹与《普济本事方》茯神散中皆配有桔梗，即是其例。诚如缪仲淳分析指出：“诸补心药中，借其（桔梗）升上之力，以为舟楫胜载之用，此佐使之职也。”（《本草经疏》）其论颇为精当。

3. 调理气机

气机之升降出入是脏腑功能活动的基本形式。不同的脏腑，其气机运动变化的形式亦不尽相同。如脾胃为气机升降之枢纽，胸膈乃气机上下之通道，故对气机阻滞于脾胃或胸膈、表现为升降失常者，在理气方中选用桔梗以升、枳壳以降，调整气机，恢复其升降之常。如《类证活人书》的桔梗枳壳汤，以桔梗、枳壳二药升降气机，主治胸膈气滞痞满之证。《张氏医通》《杂病源流犀烛》《重订通俗伤寒论》中三个同名异方的柴胡枳桔汤，皆用桔梗、枳壳升降气机，成为理气方剂常用的一组对药。《医林改错》的血府逐瘀汤为活血行气的代表方剂，其中桔梗与枳壳相配，亦是针对瘀血阻滞胸膈、气机升降失常而设。

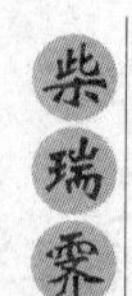

4. 升提宗气

宗气积于胸中，由天地之清气与水谷之精气合化而成，功在“贯心脉而行呼吸”（《灵枢·邪客》）。宗气，张锡纯又称大气，认为“内经之所谓宗气，亦即胸中之大

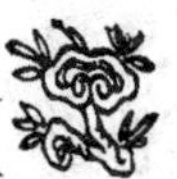

气”（《医学衷中参西录》）。故其对胸中大气下陷、气短不足以息，或努力呼吸有似于喘，或气息将停危在顷刻者，仿补中益气汤之法而变化之，创制升陷汤诸方。该方妙在生黄芪、知母、升麻、柴胡诸益气升陷药中，佐以桔梗升提宗气，成为升举宗气的著名方剂。考桔梗升提肺气，又为舟楫载药之品，较之升麻、柴胡升举中气而有殊功，故更适宜于宗气下陷。又《校注妇人良方》的桔梗饮子，主治心气不足、劳倦者，方以桔梗为君，与黄芪、人参、甘草、麦冬、青皮相配，亦为升举宗气、补养心气而设。

5. 宣肺布精

津液的生成、输布和排泄，是由诸脏腑功能的协调得以完成。《素问·经脉别论》指出：“饮入于胃，游溢精气，上输于脾，脾气散精，上归于肺，通调水道，下输膀胱，水精四布，五经并行。”简明概括了这一生理活动过程。桔梗药性上浮，宣降肺气，能促使津液由脾归肺，进而布散于全身或下输膀胱，完成其输布、排泄的全过程。如《太平惠民和剂局方》中的参苓白术散，其方在大队益气健脾药“游溢精气，上输于脾”的基础上，妙用桔梗一药，加强其“脾气散精，上归于肺”，从而达到“通调水道，下输膀胱，水精四布，五经并行”之目的，使脾气得健，水湿得运而吐泻则止，且水谷精微上达而益肺。后世医家称此为培土生金之剂，其理即源于此。

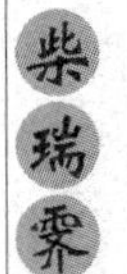

6. 理气排脓

桔梗排脓疗痈之功本草早有载述，尤其用治肺痈，更为后学所宗。其实桔梗不仅用于肺痈，而且适用于一切内痈或痈疽肿毒、瘰疬痰核等证。如《金匮要略》的排脓散与汤两方，皆用桔梗理气排脓，原书条文虽未载主症，但

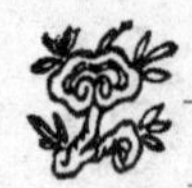

据后世医家经验，凡肺痈、肝痈、胃痈、喉痈等内痈皆为适宜。又两方列于“疮痈肠痈浸淫病”篇，绝非只用于肺痈。诚如徐忠可指出“枳实和桔梗以通达周身之气，则脓自行也，人知枳实能下内气，岂知和桔梗则能利周身之气而排脓耶”（《金匮要略论注》）；尤在泾亦谓其方“得桔梗则利气……以为排脓化毒之本也”（《金匮要略心典》）。再如《兰室秘藏》散中溃坚汤治疗马刀疮、瘰疬，《疡医大全》内消瘰疬丸治疗瘰疬痰核、颈项瘿瘤，《医宗金鉴》托里消毒散治疗痈疽已成、不得内消等，均取其理气排脓、祛痰消痈之功，故桔梗排脓疗痈范围广泛，不可忽略之。

祛瘀止血话荆芥

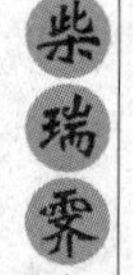

荆芥止血之功，经千百年临床验证，已为世医所谙。全国高等医药院校《中药学》教材指出荆芥炒炭止血，用于衄血、便血、崩漏等证。但是，荆芥止血机理如何，宜于何种出血病证，则鲜有论及。

临床使用的诸多止血药中，因其药性各异，而有收涩止血、凉血止血、祛瘀止血、温经止血等区别。荆芥究属何类？《神农本草经》谓其“破聚气，下瘀血”，甄权《药性论》指出“主通行血脉”，说明荆芥除祛风解表，疗风、疮诸疾，尚有活血祛瘀作用。明代李时珍《本草纲目》用荆芥治疗多种出血病证，并概括其“功长祛风邪，散瘀血，破结气，消疮毒……”故风病、血病、疮病为要药。尤其将“血病”与“散瘀”加以联系，提示荆芥止血作用

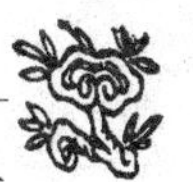

与其活血祛瘀机理有关。清代黄宫绣《本草求真》进一步指出："(荆芥) 通利血脉，俾吐、衄、肠风、崩漏、产后血晕……靡不借其轻扬，以为宣泄之具。"不仅强调荆芥活血祛瘀与其辛温升散、轻扬宣泄之性密切相关，而且说明其止血作用乃通过活血祛瘀实现的。

值得借鉴的是，清代著名医家傅山，擅用荆芥治疗经产崩漏及杂症吐血，颇有效验。所著《傅青主女科》中，配用荆芥止血治崩达十一方之多，这些方中不仅未见一处提及止血，相反有"荆芥通经络，则血有归还之乐""芥穗引败血出于血管之内"等论述，反映了荆芥祛瘀通经以止血的机理，而非单纯止血之品。

据文献报道，目前常用的活血祛瘀药中，辛味药占一半以上，特别是辛温与辛平，分别占 71.4％和 66.7％。其药理作用与所含挥发油、苷类及生物碱有关［《中药通报》1987；12（1）：53］。这与中药辛能行气，促进血液运行的药学理论相一致。荆芥含有挥发油，经药理研究，口服荆芥煎剂，能使汗腺分泌旺盛，促进血液循环；炒炭后能缩短出血和凝血时间，表明荆芥止血机理与其活血祛瘀作用分不开。

由此可见，荆芥辛温升散，轻扬宣泄，于祛风解表之中，又兼活血祛瘀之功；若炒黑成炭，则表散之性大减，而祛瘀作用犹存，且善入血分以理血，故为祛瘀止血之佳品。所以，临床使用时，以瘀血所致出血或出血兼瘀血者为宜，对于气虚失摄或邪热迫血妄行的出血病证，一般不宜使用。

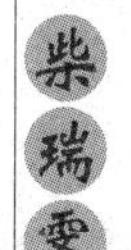

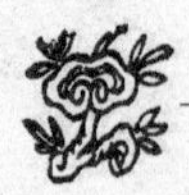

芍药古今名实考

芍药，始载于《神农本草经》，其原植物为毛茛科芍药 *Paeonia lactiflora* Pall. 的根。陶弘景虽将芍药分为赤、白两种，但未曾分用，故汉唐以前本草或方书所载皆以“芍药”为名。对此，多数学者认为，《神农本草经》所载芍药无赤、白之分；汉代赤白芍混用。由于中药赤白芍在炮制方法和临床运用等方面有所不同，加之上述认识的混乱，给研究汉唐以前方剂所用芍药的治疗机理带来一定困难，因而有进一步考证芍药古今名实的必要。

1. 唐以前本草对芍药名实的考证

现用赤芍与白芍，其原植物除赤芍尚有毛茛科植物卵叶芍药 *Paeonia obvata* Maxim，或毛果赤芍 *Paeonia veitchii* Lynch 的根外，多为同科植物芍药 *Paeonia lactiflora* Pall 的根。二者的主要区别在于赤芍不去外皮（木栓层及韧皮部）或仅刮去粗皮，为该植物的野生品；白芍须去外皮，且系该植物的栽培种。因此，考证唐以前本草芍药究竟是今之赤芍，抑或是白芍，似以其炮制加工、药用品种及功效主治等方面的辨别为关键。

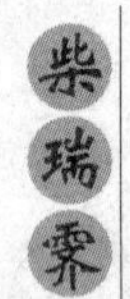

（1）炮制加工。《神农本草经》“芍药”条后无炮制加工的记载，但从《名医别录》“二月、八月采根，暴干”来看，芍药入药不须去皮。东汉张仲景《伤寒论》用药十分讲究修治，凡方中药物需要去皮者，皆有旁注说明，如桂枝、附子、猪苓、大黄、厚朴、杏仁、桃仁等，均有“去皮”或“去皮尖”之类注文。若芍药入药去皮，亦会

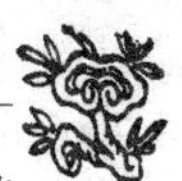

同样注明，然而该书所用芍药的33方次中，均未注明其去皮，与别录所述相同。唐代孙思邈《千金要方》和王焘《外台秘要》两书所载“芍药”，皆不注明去皮；宋代《太平惠民和剂局方》规定芍药“凡使，须锉碎焙干，方可入药用”，同样不要求去皮，由此说明唐以前芍药入药均不去皮。至于《雷公炮炙论》“凡（芍药）采得后，于日中晒干，以竹刀刮上粗皮并头土”之说，因芍药“晒干”后不易去皮，且用“竹刀”之纯刃之器，可见所去“粗皮并头土”，只能是芍药根部之浮皮与杂土，未伤及木栓层及韧皮部之外皮。

（2）药用品种。《神农本草经》谓芍药“生川谷及丘陵”，《名医别录》亦云“生中岳及丘陵”，说明汉代所用芍药采自野生品。又据《图经本草》“芍药……今处处有之，淮南为胜”；《本草别说》“今世所用者多是人家种植，欲其花叶肥大，必加粪壤。每岁八九月取其根分削，因利以为药，遂暴干货卖。今淮南真阳尤多，药家见其肥大，而不知香味绝不佳，故入药不可责其效”。今考用依《神农本草经》所说，“川谷丘陵有生者为胜尔”。显而易见，芍药移作栽培种植，大约始于宋代，而唐以前本草芍药皆为野生品；同时也说明，芍药的栽培品与野生品在药效方面有所区别。

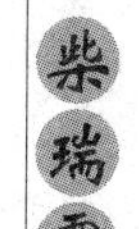

（3）功效主治。《神农本草经》谓芍药“主邪气腹痛，除血痹，破坚积，治寒热疝瘕，止痛，利小便，益气”；《名医别录》亦云“通顺血脉，缓中，散恶血，逐贼血，去水气，利膀胱，消痈肿，（治）时行寒热，中恶，腹痛，腰痛”。这些作用集中到一点，即活血祛瘀，其所治疾病多与此功有关。现代药理研究表明，芍药有效成分主要为

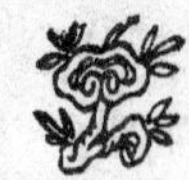

芍药苷，芍药苷除有较好的解痉、镇痛、镇静、抗惊厥及抗菌、解热、消炎作用外，并有扩张血管、增加冠脉血流量、抑制血小板聚集等活血祛瘀的药理作用。芍药皮中芍药苷的含量较去皮者显著为多，故以活血祛瘀的药理作用为主。不难看出，汉唐以前芍药使用时均不去皮，其功效主治与《神农本草经》《名医别录》所载基本一致。

（4）史料佐证。马王堆出土帛书《五十二病方》中多次用到芍药，其中有两点颇有考证价值。一是该书有“屑勺（芍）药”的修治方法，“屑”乃“碎”之义，说明当时芍药入药仅碎为小块，不须去皮；二是用于“疽”病，“疽”系外科偏于虚寒的化脓性疾病，在黄芪、桂、姜、椒、茱萸、白蔹等温阳益气、收涩敛疮的同时，复用芍药活血祛瘀、清热凉血、消痈止痛等多种作用，即今之中药赤芍。

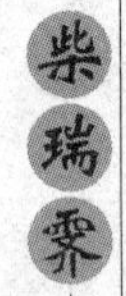

2. 唐以后本草芍药名实的演变

既然唐以前本草芍药为今之赤芍，那么现在所用白芍源于何处？据考，今之白芍，又名“金芍药”，始载于宋代苏颂《图经本草》“芍药二种，一者金芍药，二者木芍药。救病用金芍药，色白多脂肉；木芍药色紫瘦多脉，若去审看，勿令差错。若欲服药，采得净刮去皮，以东流水煮百沸出，阴干……”这段论述说明四个问题：①金芍药为治病用药之佳品，其“色白多脂肉”，与今之白芍的形状、色泽相符合；②金芍药入药须“采得净刮去皮”，并以“水煮百沸出”，与今之白芍的炮制方法完全相同；③金芍药经“去皮”“水煮”，其药材颜色较未经炮制加工者为白；④木芍药虽不宜入药，但据其“药色紫瘦多脉”分析，与今之同科植物卵叶芍药或毛果赤芍的药材形状、

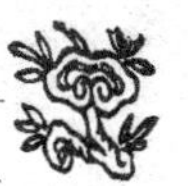

颜色相近似，这可能是后世作为赤芍使用的主要植物来源。据此而知，赤、白芍之分始于宋代，赤芍除毛茛科植物芍药的野生品外，还增添了同科植物卵叶芍药与毛果赤芍的植物来源。

鉴于唐以后本草对芍药采用去皮与水煮的炮制加工方法，其芍药苷的含量大大降低，因此，活血祛瘀的药理作用已不占主导地位，而显现其他尚未充分研究成分的药理作用，与唐以前本草所载芍药的作用有所不同，故金代成无己《注解伤寒论》首次提出“芍药，白补而赤泻，白收而赤散”。此后医家均从其说，将芍药分为赤、白芍两种，并在功效、主治、临床运用等方面予以区别。由于这种因炮制加工与否带来的赤、白芍之分，未能引起后世医家的普遍重视，加之后世所用赤芍又有同科植物卵叶芍药与毛果赤芍两种植物来源，很容易把《神农本草经》所载芍药与唐以后所用的白芍联系并等同起来，以致产生《神农本草经》芍药无赤、白之分，或汉代赤、白芍混用的错误认识，造成了芍药古今名实不符，且沿用至今仍未被澄清。

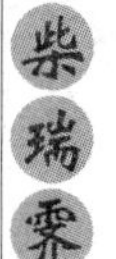

茵陈蒿与绵茵陈之本草厘定

现行全国高等医药院校《中药学》教材及有关专著，所载中药茵陈蒿，系菊科多年生植物茵陈蒿（*Artemisia capillaris* Thunb）或滨蒿（*A. scoparia* Waldst. et Kitaib）的幼苗。其质嫩，绵软，呈灰绿色，以香气浓郁者为佳，又称绵茵陈，二者同物异名。笔者认为，中药茵陈蒿与绵茵陈，古今在采收时间、药用部位及临床运用等

方面存在着显著差异，有进一步考证厘定的必要。

1. 采收时间

“茵陈”之药，始见于《神农本草经》，《名医别录》称为茵陈蒿。其采收时间，《名医别录》云“五月及立秋采”，《吴普本草》谓“十一月采”。《神农本草经》未记述具体采收期，据《神农本草经》“茵陈”条后引《名医别录》之说，亦认为五月及立秋采为宜。而五月及立秋为采收期，那么《神农本草经》所载茵陈，肯定不是现在所用茵陈蒿的幼苗。从唐《新修本草》、宋《政和本草》、明《本草纲目》对茵陈蒿采收时间的记述，均与《名医别录》相同，可见明代以前，茵陈与茵陈蒿同物异名，皆系茵陈蒿成熟之老苗。而非初生之幼苗。

茵陈蒿之幼苗采收于初春二月，古代多作食蔬而鲜为药用。如《本草纲目》指出：“茵陈，昔人多莳为蔬。故入药用山茵陈，所以别家茵陈也……今淮扬人二月二日犹采野茵陈苗和粉面作茵陈饼食之。”所谓“莳”，即移栽种植之意，可见明代以前茵陈幼苗作为食蔬之一较为普遍，尚未作药用。迄今我国民间不少地区仍流传有初春采集茵陈幼苗食用者，茵陈幼苗入药，始见于清《本草述钩元》，该书谓“茵陈，……三月可采”；《医学衷中参西录》亦谓“茵陈……宜于正月中旬采之”；《中药学》明确指出“春季幼苗高约三寸时采收”。不难看出，古代药用之茵陈，采集于阴历五月或立秋，故名“茵陈蒿”；现在药用之茵陈，采收于阴历二三月，幼苗质嫩绵软，清《本经逢原》称“绵茵陈”。

2. 药用部位

茵陈蒿与绵茵陈采集期各异，当然药用部分亦不尽相

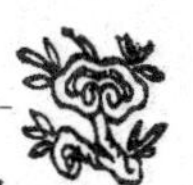

同。茵陈蒿以茎叶为主，如《图经本草》谓“五月、七月采茎叶阴干”；《雷公炮炙论》亦指出“凡使须用叶有八角者，阴干”。因其质重味浓，惟偏苦寒，故仅作药用。绵茵陈用之幼苗全草，质轻味淡，性偏甘平，芳香馥郁，既药用也可供食用。现代药理研究表明，茵陈含蒿属香豆精（scoparone）、绿原酸（chlorogenic acid）、咖啡酸（caffeic acid）和对羟基乙酮（phydro－xyacetophenone）等多种利胆的有效成分。这些有效成分的含量与茵陈的采收期和药用部位密切相关。如菊科植物茵陈蒿中蒿属香豆精，含量以开花期最高。另同属植物滨蒿，测定各段生长期的含量，其茎叶中蒿属香豆精的高含量期在8月下旬，绿原酸的高含量期在7月下旬，对羟基苯乙酮的高含量期在6月初或7月下旬；而茵陈幼苗的含量测定，除含少量蒿属香豆精外，绿原酸与对羟基苯乙酮的含量未测出。这个测定结果，与茵陈幼苗食用、药用茎叶的传统认识相一致，说明古代本草药用茵陈蒿是有一定药理根据的。为此，有人认为茵陈入药，应以我国本草记载五月及立秋采茎叶较为合理，笔者对此深表赞同。但是清代以后，由于不少医家误将茵陈幼苗入药，除治疗黄疸病，尚用于湿温及肝脾郁结等病证，说明绵茵陈有与茵陈蒿不同的临床药用价值。

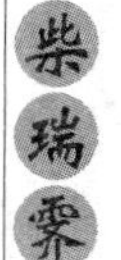

3. 临床运用

自《神农本草经》提出茵陈蒿“主风湿寒热邪气，热结黄疸”。后世医家多以茵陈蒿为组方治疗湿热黄疸或寒湿黄疸，被古今誉为治疗黄疸之要药，说明茵陈蒿利胆退黄的疗效可靠。诚如《本草图解》指出：“发黄有阴阳两种……总之，茵陈为君，随佐使之寒热而理黄证之阴阳

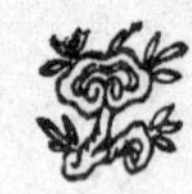

也。”可是清代至今，将绵茵陈的采收期误解为茵陈蒿的采收期，或把茵陈蒿简称为“茵陈”，引起茵陈蒿以“春季幼苗”入药的误会，出现古今茵陈认识和使用上的混乱，很有必要将二者的临床运用加以区别。

绵茵陈的功效，从清代转为药用始，不仅扩大了茵陈蒿原有的治疗范围，而且给重新认识绵茵陈的功效与主治提供了实践机会。如《温病条辨》中的一加减正气散，主治“三焦湿郁，升降失司，脘连腹胀，大便不爽”之证，吴鞠通释方中“茵陈宣湿郁而动生发之气”。此外，《医学衷中参西录》镇肝息风汤中佐茵陈，意在舒肝解郁，有利于肝阳的平潜。张锡纯分析茵陈说：“其性颇似柴胡，实较柴胡之力柔和，凡欲提出少阳之邪，而其人身弱阴虚不任柴胡之升散者，皆可以茵陈代之。”可见茵陈与柴胡药性颇为相似，均能舒肝解郁，仅作用大小而异。同时说明绵茵陈除治黄疸病，尚用于湿温及肝脾郁结等病证。根据绵茵陈采集于初春发生之际，禀受少阳初升之气，其功效长于宣湿开郁，与《本草述钩元》载“发陈致新”的认识相一致；再从幼苗甘淡芳香，古今食用作蔬的事实来看，绵茵陈其性味甘辛，而非苦寒；其利胆有效成分含量测定结果，退黄作用与茵陈蒿有显著差异。因此，茵陈蒿与绵茵陈应作为同属植物的两种不同药用予以重新认识。

4. 结语

（1）茵陈蒿药名始载于《名医别录》，《神农本草经》所载茵陈与《名医别录》同物异名。绵茵陈药名始见于清《本经逢原》。建议有关《中药学》教材或专著修订再版时，更正并明确二者药物的出处。

（2）茵陈蒿含多种利胆有效成分，性味苦寒，功效清

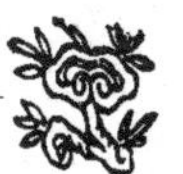

热利湿，退黄疸，为古今治疗黄疸之要药；绵茵陈含少量利胆成分，性味甘辛、平，功效宣湿开郁，除治黄疸外，尚用于湿温及肝脾郁结等病证。临床使用时应严加区分，酌情选用，纠正目前茵陈蒿与绵茵陈认识和使用上的混乱状况。

试论茵陈的宣湿开郁作用

笔者曾考证，中药的茵陈，包括茵陈蒿和绵茵陈两种。由于二者在采集时间、药用部位及临床运用等方面的显著差异，故应严格区别，酌情选用。现行全国高等医药院校《中药学》教材及有关专著，均将二者混为一谈，使后学难以掌握。事实上，现在临床上使用的茵陈即绵茵陈，而非茵陈蒿。

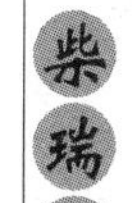

笔者认为，茵陈甘辛性平，质轻味薄，芳香馥郁，功能宣湿开郁，除治疗黄疸病外，尚可用于湿温及肝脾郁结等病证。

1. 茵陈非苦寒之品

由于药食同源，不少中药具有药饵与食蔬双重用途，茵陈即属其中之一。古代茵陈除药用外，亦作为一种菜蔬食用，如《本草纲目》谓："茵陈，昔人多莳为蔬……今淮扬人二月二日犹采野茵陈苗，和粉面作茵陈饼食之。""莳"即移栽种植。可见明代以前，茵陈为人们食蔬已较普遍。迄至现今，我国民间部分地区仍流传有初春采集茵陈幼苗食用者。若茵陈苦寒，何以能为食用者所接受？近年来，临床使用茵陈煎剂防治肝炎的大

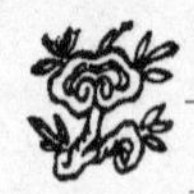

量资料表明，长期服用茵陈，既未体验其苦寒之性味，又未见有苦寒败胃的有关文献。故据古今食用与药用茵陈的事实来看，其性味甘辛平和，寒热属性并不十分明显。历代医家认为茵陈苦寒，多是将茵陈与茵陈蒿汤的作用混为一谈。

2. 茵陈功效非清热利湿

茵陈采集于初春生发之际，禀受少阳初生之气，故芳香透达而能宣湿开郁。《本草述钩元》谓其“发陈致新”，所谓“发陈”，即寓生发上达，陈敷阳和之意，药以“茵陈”为名，其意盖在于此。大凡药物生发透达之功，多为质轻味辛性平之品，若茵陈苦寒，其性沉降，何以能生发少阳之气？从茵陈的采收季节与性味功效综合分析，该药并非苦寒，不具有清热利湿作用。至于茵陈用于诸种黄疸，乃因其能宣湿开郁，并与不同的药物配伍而奏效。

如湿热黄疸，仲景的茵陈蒿汤以茵陈宣湿开郁为君，配伍栀子、大黄清泄湿热；寒湿黄疸，仲景的茵陈五苓散与后世医家的茵陈理中汤、茵陈术附汤等，仍以茵陈宣湿开郁为君，配伍桂枝、干姜或茯苓、泽泻、白术等温化寒湿。诚如《本草图解》指出：“发黄有阴阳两种……总之，茵陈为君，随佐使之寒热而理黄证之阴阳也。”不难看出，湿热黄疸与寒湿黄疸，均以湿郁为共同病机，不同的是兼寒或兼热而阴阳属性各异。因此，诸黄皆以茵陈为君，乃借其宣湿开郁之功，故无论阳黄抑或阴黄，均可配伍相应药物治疗。若将茵陈视为苦寒，功能清热利湿，如何解释阴黄用茵陈为君之理。

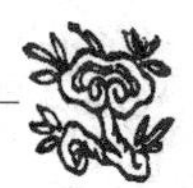

3. 茵陈并非治诸黄疸专药

所谓“专药”，指专用于某病或某证的药物，如常山治疟、使君子杀虫等。茵陈是否为治黄专药？首先要从仲景治黄诸方来看，《伤寒论》中栀子柏皮汤、麻黄连翘赤小豆汤即未用茵陈；《金匮要略》黄疸病篇中硝石矾石散、猪膏发煎、大黄硝石汤等方不仅未用茵陈，而且借用小柴胡汤、小建中汤等治疗黄疸。说明黄疸的成因不一，治疗亦因人而异，茵陈虽为黄疸证治常用之品，但绝非专药。其次，从茵陈的应用范围分析，茵陈除黄疸外，又为湿温病所常用。如《温病条辨》一加减正气散用茵陈组方，主治“三焦湿郁，升降失司，脘连腹胀，大便不爽”之证，吴鞠通于方后注云：“茵陈宣湿郁而动生发之气。”此说颇有见地。又如《温热经纬》中治疗湿温时疫的甘露消毒丹，亦借其宣湿开郁之功。此外，茵陈还可舒肝解郁，如《医学衷中参西录》镇肝息风汤，于大队平肝潜镇药中，佐以茵陈舒肝解郁，“将顺肝木之性使不抑郁”，有利于肝阳的平潜。张锡纯分析茵陈功效时说：“其性颇似柴胡，实较柴胡之力柔和，凡欲提出少阳之邪，而其人身弱阴虚不任柴胡之升散者，皆可以茵陈代之。”由此可见，茵陈与柴胡均有舒肝解郁之功，仅其药力大小而异，同时说明茵陈广泛用于湿温及肝脾郁结等多种病证，而非治诸黄疸之专药。

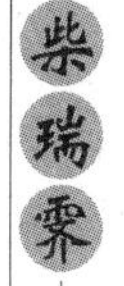

4. 将茵陈与茵陈蒿严加区别

《伤寒论》所载治疗黄疸的著名方剂茵陈蒿汤，是以“茵陈蒿”为名，《本草别录》所载亦以“茵陈蒿”为名。根据《本草别录》论述其药物采收时间为“五月及立秋采”，《图经本草》亦谓“五月、七月采茎叶阴干”，均说

明茵陈蒿的采收时间与茵陈不同，而“茎叶”亦与茵陈药用的“幼苗”不同。加以茵陈蒿性味苦寒与茵陈性味甘平相异。因此，根据《伤寒论》茵陈蒿汤所治黄疸病证来看，茵陈性味苦寒，具有清热利湿作用，可用于黄疸病证的治疗。这与茵陈的性味、功效与临床运用有着明显的不同，故应将二者严加区分，不可混为一谈。

综上所述，中药的功效是从临证中总结而来，并接受临床实践的检验。历代医家及《中药学》教材对于茵陈苦寒，清热利湿，为治诸黄疸之专药的认识，既与茵陈功效不相符，又不能完全解释该药在临床上的广泛运用，故应重新认识才是。

重新认识肉桂“发汗解肌”作用

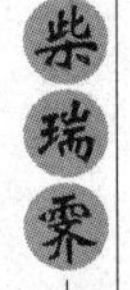

由于《伤寒论》桂枝汤有“发汗”“解肌”之功，且以桂枝为君成名方，故桂枝的发汗解肌作用已为历代医家公允。但据考证，仲景方中所用的“桂枝”，为樟科植物肉桂的树干或粗枝之皮，即今之肉桂。因此，如果说《伤寒论》所用“桂枝”能够发汗解肌，那么现在所用的中药肉桂亦同具此功。鉴于这种观点与目前教科书的内容出入较大，故有重新认识的必要。

1. 肉桂发汗解肌之功由来已久

笔者曾考证，唐以前本草记载的桂枝，为樟科植物肉桂的树干或粗枝之皮，即今之肉桂；现在所用的桂枝，原名“柳桂”，始载于宋代陈承的《本草别说》[《中药通报》1988 年第 10 期]。因此，唐代以前，凡用于发汗解肌皆

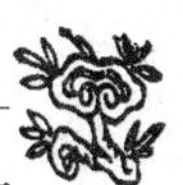
以肉桂为功。现行《伤寒论》各种版本，均于方中桂枝药后注有“去皮”二字，即去肉桂树干或粗枝上虚软甲错之枯皮。诚如陆渊雷谓“桂枝去皮者，盖古人用粗树枝之桂皮，其外层有虚软甲错之枯皮，须去之耳。今用细枝，则无皮可去”（《伤寒论今释》）。可见，仲景所用“桂枝”，确为今之肉桂。肉桂的发汗解肌作用由来已久。日本石馆守三等著《日本药局方》中不载桂枝，只有桂皮，并指出以桂皮为原料的成药有桂枝汤、苓桂术甘汤、柴胡桂枝扬、葛根汤、小青龙汤等多种方剂；日本近代学者矢数道明亦指出“桂枝，基原：肉桂之根皮”（《临床应用汉方处方解说》）。不难看出，日本所用的桂枝，皆系我国的桂皮。这些事实，不仅反映了流传于日本《伤寒论》版本中桂枝的实际所指，而且说明日本在传统或现代用药中，一直是用肉桂发汗解肌的。

2. 肉桂发汗解肌之功有充分的药理学依据

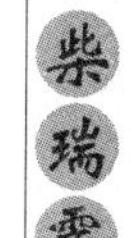

现代药理研究表明，肉桂与桂枝的药理成分基本相同，所含挥发油（桂皮油）主要为桂皮醛、桂皮酸，并含少量乙酸桂皮脂、乙酸苯甲脂等。其中挥发油能扩张血管，调整血液循环，使血液流向体表，有利于发汗与散热。日本细野史郎的实验结果亦表明，桂皮油甚至肉桂（桂枝）的水煎液，也能扩张全身血管，促进血液循环，使身体表面和末梢毛细血管血行畅通（引自《山东中医学院学报》，1977 年第 3 期）。由此可见，肉桂能扩张全身，尤其是体表及末梢毛细血管，促进血液循环，即其发汗解肌之机理所在。虽然肉桂与桂枝均有发汗解肌的作用，但因桂枝为当年生柔嫩之细枝条，所含挥发油较少，且不含芳樟醇，较之肉桂更适宜于外感病的治疗。所以，后世医

家根据二者的药性和主治病证有异，认为肉桂辛甘大热，作用较强，长于温里散寒；而桂枝辛甘温，作用较缓，长于发表散寒。故在临床上，有发汗解肌多用桂枝，温里散寒多用肉桂的区别，从而使二者在治疗方面有所侧重，这无疑是正确的。但绝不能因此而忽略了肉桂的发汗解肌作用。

综上所述，肉桂确有发汗解肌的作用，重新认识肉桂的作用，不仅能澄清古代本草桂枝与肉桂不分的问题，而且为今后的药理、药化等工作带来很大方便，有重要的临床意义。至于目前《中药学》中已将桂枝与肉桂作为两类作用不同的药物介绍，这是后世本草学演变与发展的结果，二者不可混为一谈。

桃仁“止咳”析议

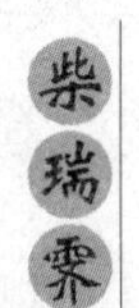

1. 桃仁止咳平喘源于临床实践

《名医别录》提出桃仁“止咳”以来，古今医家使用者不乏其人。如《食医心镜》治上气咳嗽、胸膈痞满、气喘者，用单味桃仁合粳米煮粥服；《圣济总录》所载双仁丸，即桃仁与杏仁相配而成，止咳平喘作用甚佳。笔者临床常于止咳平喘方中易杏仁为桃仁，或桃、杏仁并用，均能止咳平喘，或增强治疗作用。如某老年慢性咳喘患者，发作时每服三拗汤合三子养亲汤缓解；刻诊时见其咳喘较甚，口唇紫绀；辨证为痰壅气逆、瘀血阻肺，仍予原方，将杏仁易为桃仁，服后旋即获效。又治某痰喘宿疾，除冬季发作辨证用药外，嘱其每年夏暑服《金匮要略》茯苓杏

仁甘草汤加桃仁、地枯萝（莱菔出子后的枯根）30剂，连用3年基本治愈。展古抚今，桃仁确有止咳平喘之功。

2. 桃仁止咳平喘有充分的药理学依据

桃仁中含苦杏仁苷比杏仁的含量还高，苦杏仁苷能分离出氢氰酸，氢氰酸对呼吸中枢呈镇静作用，因此有止咳功效（《全国中草药汇编》）。

3. 桃仁止咳平喘的使用宜忌

桃仁止咳平喘，又具活血祛瘀、润肠通便等作用，临床使用时，以慢性咳喘兼瘀血阻肺者为宜。盖气之与血关系甚密，慢性咳喘患者由于长期的肺气逆乱，血亦因之不和，每寓瘀血阻肺的病机及脉证，加之肺气逆乱，势必影响大肠腑气的通降，使肺气上逆加重。对此，桃仁止咳平喘降肺气，活血祛瘀通血脉，润肠通便利腑气，一药三功，标本兼顾。若外感咳喘或咳喘病程短暂者，桃仁虽止咳平喘，但活血祛瘀易伤人之正气，一般不宜使用。

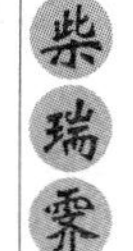

傅山运用荆芥穗经验

傅山，字青主，明末清初著名医学家，“精于方药”，博诸家之长，泄《本草》之秘，用药平淡而效奇。傅氏善用荆芥穗治妇科病。芥穗，本为祛风解表之品，然傅氏对其微炒制其辛温升散之性，借其解郁理血之功，广泛用于经、带、胎、产诸疾。《傅青主女科》处方中配伍芥穗者，达23首之多，正如《傅征君传》（刘绍攽）所言“用药不依方书，多意为之”，应手而效。本文对傅氏运用芥穗的经验试做综述，对扩大芥穗的应用范围，或许有所裨益。

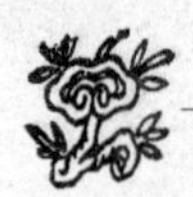

1. 舒肝解郁，调经止带

芥穗功擅祛风解表，为世医所共知。傅氏用芥穗舒肝解郁，则为前贤用药所未逮。盖芥穗辛温升散，芳香馥郁，顺肝木之性，故于祛风解表之中，又兼舒肝解郁之功。尤其芥穗炒黑，则表散之性大减，而舒肝之性犹存，是舒肝解郁之佳品。傅氏妙用芥穗，其意就在于此。如《傅氏女科·调经》治疗由于肝气之郁而致经水先后无定期所用的定经汤和治疗由于肝气之逆而致经前腹痛吐血所用的顺经汤中，皆佐以芥穗舒肝解郁，顺遂肝木之性，正所谓："和血之法，实寓顺气之法也。"后世医家曾在《女科·经水忽来忽断时疼时止》篇中眉批"加荆芥穗（炒黑）一钱尤妙"，提示临床使用《女科》调经诸方时，可根据肝气不舒酌情加入芥穗，以助其收功。

傅山治带方中亦有配用芥穗者，乃借其舒肝解郁以达胜湿止带之功。因"脾气之虚，肝气之郁，湿气之侵，热气之逼，安得不成带下之病哉"！故舒肝之品常为治带方剂所选用。如安带汤少佐芥穗、柴胡舒肝解郁，升提肝木之气，"使风木以闭塞于地中，则地气自升腾于天上，脾气健而湿气消，自无白带之患矣"。

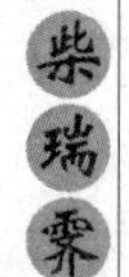

值得注意的是，傅氏对芥穗的用量，少则五分，多则三钱，似难揣度，但若稍加分析，亦有规律可循。一般就其用量而言，单纯舒肝解郁时宜轻，舒肝兼理血宜重，肝郁病机不突出者宜轻，肝郁较甚者宜重，与其他舒肝药同用时宜轻，而独任舒肝之功时宜重。因此，权衡病情与用量的主次轻重，是合理使用芥穗的关键。

2. 引血归经，止血治崩

芥穗乃血中之风药，炒炭后犹善入血分而理血。宋金

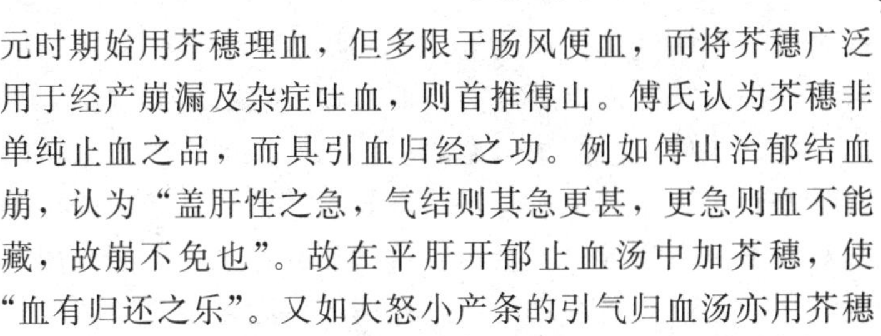

元时期始用芥穗理血，但多限于肠风便血，而将芥穗广泛用于经产崩漏及杂症吐血，则首推傅山。傅氏认为芥穗非单纯止血之品，而具引血归经之功。例如傅山治郁结血崩，认为“盖肝性之急，气结则其急更甚，更急则血不能藏，故崩不免也”。故在平肝开郁止血汤中加芥穗，使“血有归还之乐”。又如大怒小产条的引气归血汤亦用芥穗引血归经。《女科》中不少止血治崩方配伍芥穗，颇收奇功，且用于胎产诸疾，亦多效验。

所谓芥穗的“引血归经”，实则是通过理血通经以达止血治崩之功，而非单纯止血。这在傅氏医学著作中多有论述，如《女科》中有“荆芥通经络，则血有归还之乐”和“芥穗引败血出于血管之内”等论述。以上所论，说明芥穗是通过行血通经以止血，同时芥穗与柴胡并称，还说明其引血归经之功，又可通过调肝舒气，使气归于肝中，血亦归于肝经。

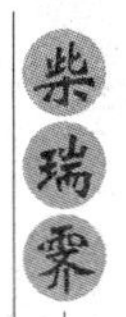

3. 补中寓散，消中寄升

芥穗为阳动升散之品，故傅氏运用芥穗除上述功效外，尚有补中寓散、消中寄升的重要配伍意义。由于傅氏治病最重调补肝、脾、肾，常用人参、黄芪、白术、山药、熟地黄、山萸、菟丝子、当归、白芍等，皆为阴静补益之药，且其用量独重，易产生壅滞之弊，若于大剂调补药中佐以阳动升散之芥穗，则可以动制静，使补中寓散，消中寄升，而收相反相成之妙。例如完带汤是以调补阴静药物为主，重用至两，而方中配伍芥穗、柴胡、陈皮等阳动升散之品，虽量不及钱，却能起补中有散、消中有升、静中有动的作用，傅氏谓此方“寓补于散之中，寄消于升之内”。又如傅氏治疗经前腹疼吐血时，强调“必须于补

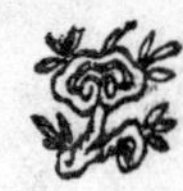

肾之中，用顺气之法始为得当”，所用顺经汤在补肾的同时，少佐一味芥穗以动制静，即寓顺气之法于方中。

此外，傅氏治交感出血的引精止血汤治疗现代医学的宫颈糜烂每因交感出血者，确有效验。已故名老中医岳美中对此配伍方法推崇备至，尝曰“凡补养之静药必重用方能濡之守之，而疏调之动药虽轻用已可煦之走之”（《岳美中医话集》）。可谓深得傅氏用药之心传。

温肾助阳化痰饮　摄纳肾气平喘咳

——补骨脂治疗虚寒喘咳的体会

补骨脂首载《雷公炮炙论》，属温阳收涩之品，具有温肾壮阳、固精缩尿、温脾止泻等作用，多用于脾肾阳虚、下元不固之阳痿、腰膝冷痛、滑精、遗尿、尿频等症。余初读晚清江苏孟河名医丁甘仁先生《丁甘仁医案》一书，曾为该书痰饮、哮喘案中屡用补骨脂一药而大惑不解。后偶查至《医林纂要》，其中载补骨脂有“治虚寒喘咳”之功，而茅塞顿开。复阅《丁甘仁医案》中痰饮、哮喘案共 12 则，其中使用补骨脂的 6 案皆为脾肾阳虚、虚寒喘咳之证。盖因补骨脂温补肾阳，兼有收涩纳气之功，对脾肾阳虚、肾不纳气之虚寒喘咳之证，补骨脂既能温肾助阳以化痰饮，又可摄纳肾气以平喘咳，深寓治病求本之意。丁氏痰饮、哮喘案中屡用补骨脂之秘即在于此。悟其奥旨，笔者临证治疗虚寒喘咳，根据其程度轻重或兼夹病邪的不同，在辨证论治的前提下，每于三拗汤、苓桂术甘汤、真武汤、茯苓杏仁甘草汤、苏子降气汤等方中酌加补

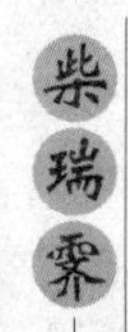

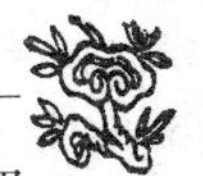

骨脂，往往能提高和巩固疗效。现择验案2则，介绍于下。

例1：杨某，女，39岁。1988年12月15日初诊。

患者有慢性喘咳病史10余年，西医诊为慢性支气管炎，每届冬季喘咳加重，甚至夏日受凉喘咳亦作，病作时需选用中、西药止咳平喘之品方能缓解。现症：咳嗽气喘，活动或受寒加重，痰多清稀，色白透明，面色萎黄虚浮，晨起颜面肿胀。舌淡、舌体胖有齿痕、苔白滑，脉沉细滑。辨证为脾肾阳虚，痰饮犯肺。方用三拗汤合苓桂术甘汤加补骨脂。

处方：炙麻黄6g，炒杏仁9g，茯苓30g，桂枝9g，白术15g，补骨脂15g，炙甘草6g。水煎空腹服。

此方连服15剂，喘咳减轻，痰量减少，去炙麻黄，加陈皮、炒苏子，桂枝易肉桂6g，又服15剂，喘咳基本控制，余症明显改善。遵冬病夏治之法，令其次年暑日服苓桂术甘汤加补骨脂30g，连服2年，年久喘咳基本治愈。

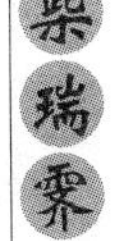

例2：王某，女，72岁。1988年11月6日初诊。

有慢性喘咳病史20余年，每于冬季加重。西医诊为慢性支气管炎、肺气肿。症见咳嗽气喘，痰多清稀，量多色白有泡沫，喘咳甚时不能平卧，每日吐痰约300mL，精神不振，食少嗜睡，疲惫乏力，时感头晕。舌淡、舌体胖、苔滑微腻，脉沉滑。辨证为肾阳虚衰，寒痰壅肺。始用真武汤合苏子降气汤加补骨脂。

处方：熟附子4.5g，茯苓24g，白术15g，白芍9g，苏子12g，半夏9g，前胡9g，厚朴9g，当归9g，肉桂6g，补骨脂15g，炙甘草6g，生姜9g。3剂，水煎服。

11月10日二诊：喘咳减轻，痰量减少，前半夜尚能

平卧。改拟苏子降气汤合三子养亲汤加补骨脂，此方间断服用30余剂，病情较往年明显减轻。嘱次年夏日服用苓桂术甘汤加补骨脂30余剂，来年冬季慢性喘咳得以控制，偶遇外感喘咳发作，随证运用小青龙汤加补骨脂等，即可收效。

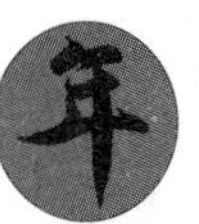
年

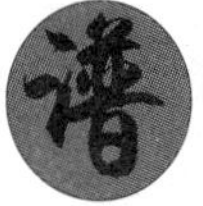
谱

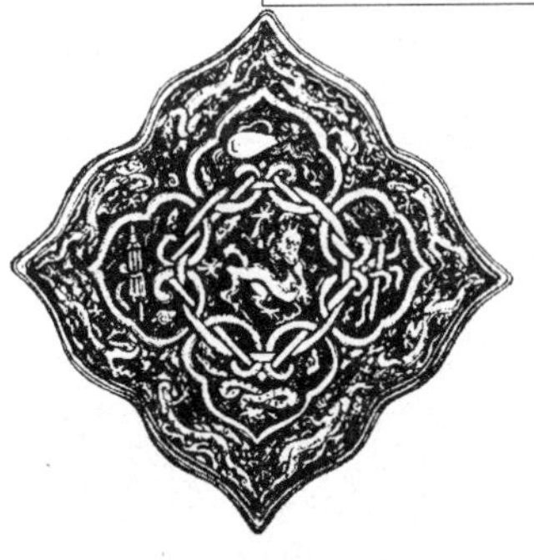

年　谱

1955年2月15日，出生于山西省万荣县荣河镇中医世家，深受熏陶。其父柴浩然为全国首批名老中医药专家学术经验继承工作指导老师，学验俱丰，享誉河东。

1970年初中毕业后，按照国家政策回乡参加农业生产劳动锻炼，业余在父亲柴浩然指导下开始了中医启蒙教育，背诵中医经典，打下扎实基础。

1972年通过选拔、推荐、考试，在山西省中医学校中医专业学习。

1974年毕业分配到河津县人民医院中医科从事中医临床工作。因其家学渊源，功底扎实，敢于在疑难病会诊中坚持自己的辨证，善用经方，并取得预期的疗效，在同行中渐露头角。

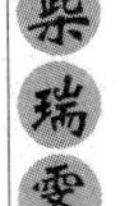

1979年山西省卫生厅筹备成立中医学院，因师资短缺，决定在山西省中医学校和山西医学院中医大学班设中医师资班，向全省招30名学员，报名参加后，一边工作，一边备考。

1980年5月，考入山西省中医师资班带薪学习，重点系统学习中医经典。任课老师大都是在省内外有一定声望的名家。如贾得道讲“内经”、李茂如讲“中医各家学说”、朱进忠讲“伤寒论”、王淑恒讲“金匮要略”等。期间，初步确定将临床与学术研究方向定位在方剂学上。

1981年编年文：急黄. 新中医，1981，(1)：29。

1982年7月，利用师资班临床实习的时间，参加了北京中医学院举办的全国方剂学师资班为期一年的学习。

聆听了全国著名中医大家王绵之、刘渡舟、赵绍琴、任应秋、王渭川、程思德、钱超尘等教授的课程。其中，王绵之主讲方剂学100余学时。

1983年8月，省中医师资班毕业后，调入运城市卫生学校，从事方剂学教学。期间，因其他课程任课老师请假，也曾阶段性地兼讲过“伤寒论”“金匮要略”等课程。同年，邀请北京中医药大学赵绍琴教授及其研究生谢路，到运城地区卫生学校主讲温病学。尤其是赵绍琴教授主讲七天，前后陪同，不仅在学术上受益匪浅，在做人修养上也影响深远。

1984年9月，参加南京中医学院举办的全国方剂学师资班为期半年的学习，与全国方剂学名家李飞教授结下师生情谊和学术之缘。期间，见缝插针挤出时间聆听了著名伤寒论研究专家陈亦人教授的“伤寒论求是”课程，并将尚未出版的油印教材认真抄录，珍藏学习。

1986年编年文：

①桃核承气汤用桂枝小议．中医药学报，1986，(5)：50。

②统考利弊面面观．医学教育，1986，(10)：40。

③肝主疏泄纵横谈．中医药研究，1986，(2)：41。

④治风方剂配伍方法的探讨．山东中医学院学报，1986，10(3)：8。

⑤阳明病成因刍议．陕西中医，1986，7(11)：519。

⑥《伤寒论》第52条之我见．四川中医，1986，4(12)：3。

1987年编年文：

①谈方剂学的教学方法．中医函授，1987，(1)：34。

②活血祛瘀方剂的配伍方法．南京中医学院学报，

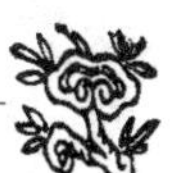

1987，(1)：42。

③理气方剂配伍方法的探讨. 江西中医药，1987，19(2)：39。

④谈傅山运用荆芥穗经验. 中医药研究，1987，(2)：26。

⑤消导方剂配伍方法述要. 中医函授，1987，(2)：20。

⑥论大柴胡汤无大黄. 山西中医，1987，3(3)：46。

⑦《伤寒论》“柴胡证”与“一证”辨析. 国医论坛，1987，5(9)：2。

⑧百合病命名之我见. 四川中医，1987，5(9)：2。

1988 年编年文：

①“透热转气”新识. 中医杂志，1988，(1)：66。

②《千金》神曲丸更名小议. 中医药学报，1988，(4)：41。

③桂枝古今名实考. 中医通报，1988，13(10)：7。

④祛瘀止血话荆芥. 中医杂志，1988，29(4)：69。

⑤京墨止血小考. 黑龙江中医药，1988，(1)：44。

⑥固涩方剂配伍方法的探讨. 河北中医学院学报，1988，3(1)：19。

⑦桂枝汤临证述要. 山西中医，1988，4(1)：48。

⑧张子和论补探析. 山东中医杂志，1988，7(1)：6。

⑨改革方剂学内容与方法的一点意见. 山西省医学教育经验汇编，1988。

⑩温里方剂配伍方法的探讨. 安徽中医学院学报，1988，7(2)：44。

⑪试论逆流挽舟法. 江西中医药，1988，19(2)：2。

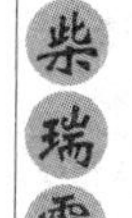

⑫止血方剂配伍方法的探讨．南京中医学院学报，1988，(2)：3。

⑬十灰散用京墨止血小考．四川中医，1988，6(2)：49。

⑭消导方剂配伍方法述要．中医药研究，1988，(3)：28。

⑮《金匮要略》大柴胡汤亦无大黄．山西中医，1988，4(3)：49。

⑯张锡纯中风论治特色．江西中医药，1988，19(4)：45。

⑰试论小承气汤试探法．河南中医，1988，8(4)：9。

⑱狐惑病命名及成因之我见．浙江中医学院学报，1988，12(5)：13。

⑲木为虚中，虫何由萃——论虫病与体质．山西中医，1988，4(6)：1。

⑳肝主疏泄源流考．四川中医，1988，6(8)：2。

㉑越鞠丸君药小议．浙江中医杂志，1988，23(12)：563。

1989年为《经方研究》一书撰稿，该书由黄河出版社出版，1989年7月第一版，6000册。32开本，828页，578千字。博采经方研究资料，并集现代药理研究之大成。由刘渡舟教授做序。

1989年编年文：

①祛痰方剂配伍方法的探讨．山西中医，1989，5(1)：49。

②读《历代名方精编》有感．浙江中医学院学报，1989，13(1)：46。

③《金匮要略》“蒲灰”的本草考证．成都中医学院学报，1989，12（1）：43。

④马王堆医书文物与仲景若干本草用药的考证．湖南中医学院学报，1989，9（1）：21。

⑤茵陈蒿与绵茵陈之本草厘定．辽宁中医杂志，1989，13（2）：32。

⑥《伤寒论》四逆散方证病机探析．四川中医，1989，7（2）：2。

⑦仲景方用桂枝为今之肉桂考．江西中医药，1989，20（2）：42。

⑧柴浩然运用麻黄附子汤治疗重症风水的经验．中医药研究，1989，（2）：29。

⑨柴浩然老中医治吐血验案四则．山西中医，1989，5（3）：11。

⑩麻子仁丸方证刍议．国医论坛，1989，4（4）：5。

⑪桂枝汤“解肌”之我见．山东中医杂志，1989，8（4）：7。

⑫桂林古本《伤寒杂病论》四逆散方证质疑．广西中医药，1989，12（4）：30。

⑬茵陈功效刍议．山西中医，1989，5（5）：44。

⑭太阳中风“营弱卫强”病机的研讨．四川中医，1989，7（6）：4。

⑮中等中医专业毕业生撰写毕业论文的内容与方法．山西医学教育，1989，（6）：127。

⑯试论茵陈的宣湿开郁作用．重庆中医药杂志，1989，（3）：41。

⑰开窍方剂配伍方法述要．江苏中医，1989，10（9）：35。

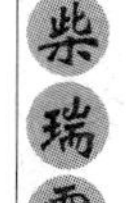

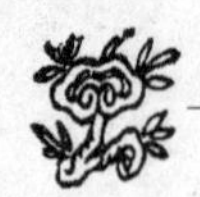

⑱越鞠丸释名质疑. 中医药信息，1989，6（4）：7。

⑲张景岳虫病论治特色. 北京中医学院学报，1989，12（3）：12。

⑳重新认识肉桂发汗解肌作用. 中医杂志，1989，30（5）：55。

1990年编年文：

①中等医学教育短期行为的反思. 中等医学教育，1990，8（1）：10。

②阴阳易证治管窥. 成都中医学院学报，1990，13（1）：10。

③桂枝“去皮”解惑. 吉林中医药，1990，（2）：45。

④越鞠丸释名小议. 陕西中医学院学报，1990，13（1）：56。

⑤四物汤补血之我见. 山西中医，1990，6（3）：54。

⑥名方妙用桔梗举隅. 山东中医杂志，1990，9（3）：8。

⑦中药相反配伍方法的探讨. 江西中医药，1990，21（3）：46。

⑧中医病名规范化方法初探. 中医研究，1990，3（3）：7。

⑨玉屏风散之我见. 贵阳中医学院学报，1990，（4）：53。

⑩《中医外科外治法》评价. 山西中医，1990，6（5）：49。

⑪柴浩然经方治下利验案举隅. 江苏中医，1990，（12）：3。

1990年10月，国家二部一局（人事部、卫生部、国家中医药管理局）确定其为全国首批名老中医药专家柴浩

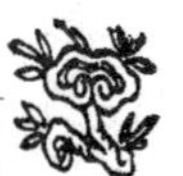

然学术经验继承人，在运城地区中医院跟师临床，开展继承工作。

1991年被评为“运城地区知识分子拔尖人才”。

1991年编年文：

①芍药古今名实考．北京中医学院学报，1991，14(1)：49。

②桃仁止咳析义．上海中医药杂志，1991，(1)：48。

③痰饮胁痛．新中医，1991，(6)：20。

④辛开苦降配伍用药方法探讨．四川中医，1991，9(2)：10。

⑤重新认识桂枝汤方证病机与作用机理．国医论坛，1991，5(5)：6。

⑥半产身痛治验．四川中医，1991，9(1)：41。

⑦黄疸辨证一得．福建中医药，1991，22(3)：56。

⑧中医治疗面神经炎的临床进展．甘肃中医，1991，4(3)：45。

⑨仲景方用人参考．山西中医，1991，7(4)：28。

⑩吴谦生卒年代考．四川中医，1991，9(6)：14。

⑪中医治疗坐骨神经痛临床进展．黑龙江中医药，1991，(6)：51。

1992年，担任《中医历代方论选》编委，江苏科技出版社，1992年第一版，印数1000册。大32开本，586千字，747页。本书对历代医家关于方剂的论述，围绕方剂的各类代表方、常用方、各家名方，查阅一千种中医药书籍精选辑录而成。分总论、各论两部分，各论根据功用分类法分二十一章。每首方剂分组成、功用、方论、注释、按语等项，对有争议的地方，编者做了必要剖析，供高等院校学生和研究人员参考检索。

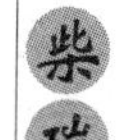
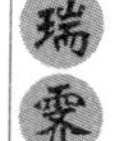

1992年编年文：

①柴浩然老中医治学一得．中国医药学报，1992，7（2）：45。

②治学一得．《中医药治学经验录》；中国中医药出版社，1992年。

③重镇安神方剂配伍方法的探讨．江苏中医，1992，13（2）：30。

④祛暑方剂配伍方法述要．南京中医学院学报，1992，8（3）：139。

⑤痿证．山西中医，1992，8（4）：55；痹证．山西中医，1992，8（4）：56；腰痛．山西中医，1992，8（5）：55；水肿．山西中医，1992，8（5）：55；淋证．山西中医，1992，8（6）：53；癃闭．山西中医，1992，8（6）：53。

⑥党参的本草历史考证．中医药研究，1992，（6）：43。

⑦苏子降气汤中当归析义．四川中医，1992，10（9）：17。

1993年连续两度获得“山西省优秀科技工作者”称号。

参编《实用中医脑病学》，1993年3月学苑出版社，第一版，16开本，951页。本书阐述了中医脑病理论的源流和发展、常见中医脑病证治和中医脑病的辨证论治等。

1993年编年文：

①柴浩然特技绝招．《中华名医医药集成》；中国中医药出版社，1993年。

②急性肾炎证治一得．中国医药学报，1993，8（4）：45。

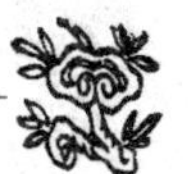

③消渴. 山西中医，1993，9（1）：56。

④柴浩然经方治吐验案2则. 江西中医药，1993，24（1）：8。

⑤血证. 山西中医，1993，9（2）：55。

⑥郁证. 山西中医，1993，9（3）：51。

⑦柴浩然运用经方治疗风水验案3则. 山西中医，1993，9（3）：2。

⑧内伤发热. 山西中医，1993，9（4）：54。

⑨虚劳. 山西中医，1993，9（6）：51。

⑩党参的本草历史探讨. 江西中医学院学报，1993，5（3）：23。

1994年，被卫生部、国家中医药管理局评为“中国百杰青年中医”，并出席同年在北京人民大会堂举办的授奖仪式，受到国家领导人亲切接见。

1994年编年文：

①柴浩然治疗宫外孕验案二则. 中国中医急症，1994，3（1）：38。

②治疗急性肾炎的经验.《杏林真传》；华夏出版社，1994年。

③柴浩然治疗高血压病的经验. 山西中医，1994，10（4）：10。

④柴浩然辨治高血压“反跳”的经验. 山西中医，1994，10（6）：5。

1995年荣获“山西省劳动模范”。

1995年编年文：

①柴浩然治疗高血压变法六则. 中国医药学报，1995，10（1）：58。

②柴浩然治疗肾盂肾炎的经验. 山西中医，1995，11

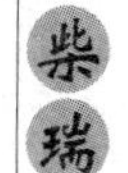

(1)：11。

③柴浩然对慢性肾炎蛋白尿的辨治体会．山西中医，1995，11（2）：1。

④柴浩然运用三物黄芩汤验案举隅．陕西中医，1995，15（4）：167。

⑤柴浩然治疗前列腺肥大合并尿潴留的经验．山西中医，1995，11（3）：1。

⑥柴浩然对慢性肾炎水肿的辨治体会．山西中医，1995，11（5）：1。

⑦柴浩然眼科验案2则．山西中医，1995，11（6）：1。

⑧方剂组成原则的探讨．南京中医药大学学报，1995，11（2）：27。

⑨鸡鸣散服药时间得失谈．湖南中医药导报，1995，1（2）：44。

1996年获运城地区特级劳动模范称号；被山西省委、省政府命名为“山西省第二届优秀专家”。

1996年编年文：

①柴浩然治疗高血压及其“反跳”的经验．中医杂志，1996，37（7）：408。

②十灰散用京墨止血小考．《中国中医药最新研创大全》；中国古籍出版社，1996年。

③柴浩然运用经方治疗尿道综合征经验举隅．山西中医，1996，12（1）：3。

④高血压病中医证治经验谈．河南医药信息，1996，4（12）：74。

1997年6月应邀出席韩国首尔举办的国际中西医结合学术研讨会，并在大会上进行学术演讲。

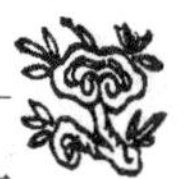

1997年，研制出治疗高脂血症的新药“新脂靖血胶囊”，由山西稷王制药有限公司批量生产。

1997年9月，在从事临床或管理的“两难”选择中，被中共运城地委组织部任命为运城地区卫生学校校长。但仍坚持每周在附属医院出门诊。

1997年编年文：

①柴浩然运用经方治疗肾盂积水验案举隅．山西中医，1997，13（1）：7。

②吴茱萸汤治疗高血压病的体会．四川中医，1997，15（2）：55。

③温肾助阳化痰饮，摄纳肾气平喘咳——补骨脂治疗虚寒喘咳的体会．山西中医，1997，13（4）：49。

1998年11月，被中共运城地委组织部调任运城地区人民医院院长兼党委书记（运城撤地设市后，改为运城市中心医院）。在任职的十五年中，每周门诊，从未放弃热切期待他的患者，即使偶尔耽搁也要补上。

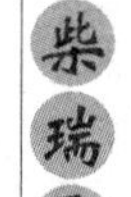

1999年3月，市中心医院做出了“改建不如重建”的历史抉择，从此，作为一院之长的他，踏上了十年曲折而艰辛的新院建设的漫漫征程。

1999年，担任《中医基本知识》一书主编，1999年人民卫生出版社，第1版，印张9.25，16开本，207千字，140页。《中医基本常识》是根据卫生部颁布的四年制护理专业教学计划和教学大纲的要求，遵照“突出护理，注重整体，加强人文，体现社区”的精神编写而成，以适应新的形势下医疗卫生事业对卫生技术人才的要求。供全国中等卫生学校四年制护理专业使用，亦可供基层医疗单位在职护理人员学习参考。在编写过程中，力求做到理论联系实际，深入浅出，便于自学；提纲挈领，眉目清

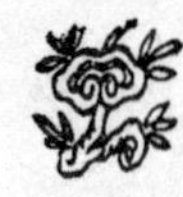

楚，利于掌握。本教材注重思想性、科学性、先进性、启发性和适应性的有机结合。

同年，担任《时方新用》一书编委，该书 32 开本，405 页，中国中医药出版社，1999 年第一版。历代方剂，有时方、经方之别。所谓时方者，除经方而外，多属时方范围。这类方剂，组织严密，运用广泛，具有很高的实用价值。古今医家，经过临床千万次的实践证实，运用时方治病，每能应手取效。本书所选用的方剂，简明扼要，一览了然。所列医案，都有明确诊断，记载完整，内容新颖，义理深邃，理、法、方、药一线贯通，各案之后均有按语，以相互阐发。读者如将本书尽心钻研，对四时疾病和疑难病症的治疗，将有所裨益。

1999 年 12 月，科研成果治疗高脂血症的新药“新脂靖血胶囊”，荣获山西省科技进步应用科研二等奖。

2000 年，担任《中医基本常识学习指导》一书主编，2000 年 8 月由人民卫生出版社出版，第 1 版印张 9.25，16 开本，172 千字，144 页。本书是四年制中等护理专业规划教材《中医基本常识》的配套教材，根据卫生部教材办的通知精神，紧紧围绕教学目标和课程实际，在编写中力求做到重点突出，内容全面，难易适度，切合实用，为学生提供一种学习和掌握该课程的辅导读物和检测依据。

2000 年，卫生部授予“全国卫生系统先进个人”。

2001 年，与李飞教授等合著《方剂的配伍方法》，人民卫生出版社，大 32 开本，230 千字，328 页。方剂是中医临床治疗疾病的主要形式和手段，“配伍”是方剂学的核心，配伍规律是方剂配伍方法在更高层次上的认识和概括。本书就是研究方剂配伍规律、作用实质、临床应用的专著。

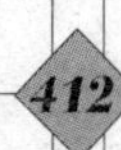

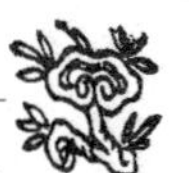

2001年运城撤地设市后，运城市委、市政府授予“河东科技英才”称号，山西省委授予“优秀共产党员”称号；当选市政协二届委员会委员。

2001年，担任《中医概要》一书主编，2001年6月台湾知音出版社第一版，16开本，17千字，140页。概要介绍中医基础理论包括绪论、阴阳五行、藏象、经络、病因病机、诊法、辨证、预防与治则、常用中医疗法等。

2002年，中华医院管理学会授予全国“优秀医院院长”称号。

2005年5月，担任《中国常用中草药》一书副主编，安徽科技出版社，2005年5月第一版，16开本，550页。该书是一部集中草药知识之精华的工具书。书中正文收载传统中草药438种，加上附注中记载的中草药，共计500余种。每种药物均按药物名实、植物（动物）形态、生境分布、采集加工、药材性状、商品规格、饮片炮制、性味归经、功能主治、用法用量、使用注意、方剂精选、附注等项进行系统介绍。内容新颖实用，图文并茂，汇集了近年来国内外中草药研究新成果，并重点介绍了中医药传统经验术语、谚语和歌诀。

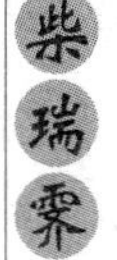

2005年，与李飞教授合著的《方剂的配伍方法》由人民卫生出版社再版。并出版“台湾版”及英文版、西班牙文版。

编年文：不孕症中医辨证治疗的体会．天津中医药，2005，22（增刊）：109。

2006年4月，担任卫生部医院管理研究所出版的《中国医院管理难点要点指导文集》编委。

2006年获得全国优秀医院院长称号；当选中国医院协会理事；山西省卫生厅授予2005—2006年度省卫生系

统有突出贡献人才奖。并两度荣获“山西省优秀科技工作者”称号；当选山西省中西医结合学会副理事长。

2008 年 12 月，“医疗费用增长因素分析与对策研究——抗菌药物及临床路径对医疗费用影响分析”获山西省科技进步二等奖。

编年文：三步联动推动病种临床路径管理. 临床医药实践，2008，17（11）：956—958。

2009 年被聘为山西中医学院硕士生导师；国家卫生部授予“全国医药卫生先进个人”。

编年文：病种临床路径与费用控制研究报告. 中国药物与临床，2009，(3)：251。

2009 年 12 月 26 日，凝结着他热血和生命的新运城市中心医院正式开始搬迁，受到社会各界关注和赞扬。

2010 年被聘为山西医科大学硕士生导师；9 月中共运城市委、市政府授予“运城建市十周年十大功臣”称号。

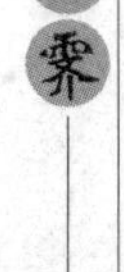

2011 年 1 月 30 日，运城市卫生局下文批准在市中心医院设立“柴瑞霁名中医工作室”，开始中医学术传承工作。2 月 15 日，收宁云峰为徒。

2011 年 6 月，市委组织部人才办选派山西省女作家张雅茜采访撰写其建设新院先进事迹的《大医之道》一书，由山西人民出版社出版发行，在社会上引起强烈反响。

2011 年 8 月 24 日，在市中心医院学术报告厅主讲“高血压及其反跳的中医治疗思路”。

2012 年 2 月 21 日，在医院文化大讲堂上，做题为“打造有温度的医院”专题报告，全面阐述了他在医学人文上的思考，提出了医院“温度文化”建设的整体构架，在全国医院文化年会上引起强烈反响。

2012年6月，在全国医药卫生系统摄影和文学艺术作品征集评选活动中，由其担纲作词的院歌《天使情怀》，荣获歌曲类一等奖。

2012年8月，被卫生部、教育部、人力资源部、国家中医药管理局、国务院五部委确定为全国第五批老中医药专家学术经验继承工作指导老师。选定宁云峰、柴岩为其学术经验继承人。

2013年1月7日，在运城小儿推拿学校为山西省第二批中医临床优秀人才项目研修班“运城、临汾分班”主讲：中医辨证治疗慢性肾炎的临床经验及其用药套路。

2013年3月26日，在市中心医院门诊四楼“小报告厅”为中国医院协会网站“百名临床名家讲座”栏目主讲：中医治疗慢性肾病的临床经验及用药套路。

2013年承担山西省卫生计生委科研课题：“五子黑豆汤”治疗慢性肾炎临床研究。

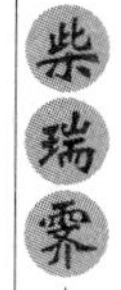

2013年4月24日，在山西中医学院为山西省第二批中医临床优秀人才项目研修班主讲：《金匮要略》百合狐惑阴阳毒病脉证治。

2013年11月，在山西中医学院为山西省第二批中医临床优秀人才项目研修班主讲：从“逆流挽舟法”说开去——关于温病辨治的几点思考。

2014年6月与同德医院合作，承担糖尿病肾病中医药治疗科研项目。

2014年11月24日，在山西中医学院为山西省第二批中医临床优秀人才项目研修班主讲：《内经》中风病的理论梳理。

中国现代百名中医临床家丛书

（第一辑）

（按姓氏笔画排列）

王乐匋	王法德	毛德西
方和谦	邓亚平	石景亮
田从豁	史常永	危北海
刘学勤	刘绍武	刘嘉湘
许润三	许彭龄	张子维
张作舟	张海峰	李士懋
李寿彭	李振华	李乾构
杨家林	邹燕勤	陆永昌
陈文伯	陈全新	迟云志
邵念方	郁仁存	周信有
周耀庭	段富津	郑魁山
赵玉庸	赵荣莱	洪广祥
贺普仁	班秀文	夏　翔
柴瑞霭	晁恩祥	徐宜厚
徐景藩	高体三	郭子光
郭振球	曹恩泽	盛玉凤
屠金城	韩　冰	管遵惠
蔡福养	谭敬书	魏执真